STUDIO / 79

Piera Maghella è educatrice perinatale con *senior status* dell'Active Birth Movement di Londra e IBCLC, consulente professionale per l'allattamento materno. Ha conseguito il *Degree* in 'Adult Education' del City and Guilds of London Institute - Università di Londra. È esperta in tecniche di *bodywork*. Ha frequentato il corso di ipnosi (quattro anni) e di EMDR I e II livello presso il Santa Rosa Erickson Institute e l'EMDR Institute, negli Stati Uniti. A Londra ha lavorato al Mothers Hospital e ha collaborato, in qualità di educatrice perinatale, al progetto di 'Health Education for New Parents' presso l'Hackney Adult Education.
Nel 1985 ha fondato, a Modena, il Centro di informazione/educazione alla nascita MIPA (Movimento Internazionale Parto Attivo). Il MIPA di Serle (BS) organizza corsi e seminari per gli operatori del settore. Il Centro organizza anche incontri pubblici per divulgare una nuova cultura della nascita. Piera Maghella ha tenuto numerosi corsi di formazione e aggiornamento per operatori di incontri di accompagnamento alla nascita presso ASL ed Enti pubblici. Dal 1985 al 1990 ha collaborato con l'OMS (Organizzazione Mondiale della Sanità) come consulente esterno. Dal 2007 è consulente e docente per la formazione sui corsi di accompagnamento alla nascita per l'ISS (Istituto Superiore di Sanità).
Ha pubblicato anche: *Preparazione al parto attivo*, Editore Grasso, Bologna, 1992; *Organizzare e condurre un corso di preparazione al parto. Manuale per operatori*, red!, 1994 e 2005; *Stretching per il parto*; *Il dolore*; *La perdita*, Macro Edizioni, Cesena, 1997-1999; *Handbuch zur Geburtsvorbereitung*, MIPA Edizioni, 2002; *Movimento in gravidanza*, Numeri Primi Editore, Brescia, 2011; *Acquaticità in gravidanza*, Numeri Primi Editore, Brescia, 2013; *Quaderno IAN*, Numeri Primi Editore, Brescia, 2014; *Quaderno per un perineo sveglio e rilassato*, Numeri Primi Editore, Brescia, 2016.
È madre di quattro figli, nati in casa e lungamente allattati.

info@mipaonline.com
www.mipaonline.com

Nuova edizione 2021
www.rededizioni.it

Fotografie fornite dall'autrice
Illustrazione di copertina di Viola Cirullo

Stampa: LEGO Spa, Lavis (TN)

red! è un marchio Il Castello Srl
Via Milano 73/75 - 20007 Cornaredo (MI)
www.ilcastelloeditore.it

Piera Maghella

INCONTRI DI ACCOMPAGNAMENTO ALLA NASCITA

red!

QUESTO LIBRO

Questo libro contiene tutti gli elementi necessari per organizzare e condurre in modo creativo ed efficace gli incontri di accompagnamento alla nascita. Offre molte proposte e spiegazioni sia per chi è già attivo nel lavoro di gruppo, sia per coloro che si trovano all'inizio di questa avventura.

Un buon lavoro di gruppo non richiede soltanto un'ampia conoscenza degli argomenti o della tecnica, ma anche l'abilità di trasmettere queste conoscenze, stimolare le risorse personali dei/delle partecipanti, sostenere le scelte individuali e facilitare le relazioni all'interno di un gruppo.

Questo manuale è dedicato a chi lavora negli incontri di accompagnamento alla nascita e con i gruppi dopo la nascita: è efficace, pratico e chiaro, con molti disegni, fotografie, schede che possono essere fotocopiate, molti esempi e proposte di materiali.

Il percorso nascita e gli incontri di accompagnamento

Fino a pochi decenni fa, e in alcune culture anche attualmente, era assolutamente impensabile 'prepararsi alla nascita'. La nascita era considerata un evento naturale, una delle fasi del ciclo vitale, una circostanza che richiedeva il sostegno della cerchia femminile e familiare.
La gravidanza, il parto, la nascita e i mesi successivi rappresentano un percorso bio-affettivo normale nella storia delle persone. Tuttavia, tra i vari processi fisiologici, sono l'esperienza durante la quale avvengono i cambiamenti fisici più straordinari per il corpo perché comportano più sollecitazione ormonale, agli organi interni, più sensazioni prolungate, più movimento, e più sforzo che in qualsiasi altra funzione fisiologica, e il 'rimodellamento' emotivo, affettivo, relazionale, cognitivo è il più intenso rispetto alle altre tappe evolutive. Il percorso nascita offre un'importante occasione di trasformazione e di consapevolezza.

Il percorso nascita

Quando parliamo di 'percorso nascita' ci riferiamo a un lungo periodo, ai primi 1000 giorni: il preconcepimento, il concepimento, la gravidanza e il parto, che possiamo chiamare 'endogestazione'; i mesi dopo la nascita, che possiamo chiamare 'esogestazione', fino alla minima e graduale autonomia del bambino. La gravidanza, il parto e l'allattamento sono da intendersi processi di salute della biologia umana[1]. Nei processi di salute il corpo subisce adattamenti costanti a stimoli interni ed esterni e questo

1 Scavello P., *Dentro e poi fuori*, Edizioni dell'Asino, 2012, nn. 12-13.

è molto evidente nel percorso nascita. Affetto, cura e una genitorialità sicura, insieme a una buona alimentazione e alla protezione da sostanze tossiche, sono essenziali per la crescita, il benessere e lo sviluppo del bimbo. Questi fattori hanno un impatto diretto e durevole sulla salute e sul comportamento anche nella vita adulta[2].

La gravidanza, il parto e il diventare genitore sono tra i più grandi e profondi cambiamenti nella vita di una persona: rappresentano la tappa evolutiva più intensa dopo quella dell'adolescenza, il cui vissuto rimane nella memoria sensoriale e affettiva.
Il percorso nascita rappresenta un periodo di transizione, di estrema apertura e vulnerabilità ma anche di crescita e di salute, con ripercussioni:

- fisiche e fisiologiche per la donna, per poter accogliere e sostenere il bambino, per poter partorire e allattare;
- emotive, con emozioni anche ambivalenti;
- affettive: tutto è modulato per l'attaccamento;
- relazionali, in quanto modifica il rapporto di coppia e di famiglia;
- mentali, perché si deve fare spazio al nuovo ruolo;
- sociali, economiche e politiche.

Diventare genitori è un processo dal valore intrinseco perché ha la funzione di far continuare la specie e gli affetti, ma che è fortemente influenzato dal modo con cui si è stati accuditi e dalla cultura esistente.
È un processo che avviene in modo graduale e soggettivo. Si possono distinguere diverse fasi.

- Una fase *iniziale* è quella del concepimento e del primo trimestre. La donna e l'uomo, con coinvolgimento, intensità e conflittualità diversi, cominciano ad accogliere, a proiettarsi, a definire le proprie aspettative. Per l'uomo, che ha un ruolo fondamentale, questa fase è molto complessa e più mentale, perché non vede il proprio corpo mutare e non ha percezioni fisiche costanti. Il secondo trimestre, dopo aver adattato lo spazio, è il momento della simbiosi. La pancia è visibile e mostrabile, il battito udibile, i movimenti percepibili. C'è tanta energia e contatto dentro e fuori. La placenta e gli ormoni lavorano tantissimo. Nell'ultimo trimestre si pongono le basi per la separazione

2 NHS, *Preparation for Birth and Beyond*, 2011, n. 406034.

attraverso il parto. L'ambiente utero comincia a essere meno ospitale, offre meno spazio e si verificano ondate funzionali di ossitocina. È il bimbo che, dopo la maturazione di tutti i meccanismi per la sopravvivenza fuori dall'utero, invia un 'avviso' attraverso messaggi biochimici. Anche la madre arriva alla fine della gravidanza un po' usurata e stanca e desidera la separazione, la nascita del bambino, incontrarlo. La coppia prepara il nido.

- La fase *formale* inizia al momento della nascita. Una donna diventa madre e un uomo diventa padre. E questo passaggio richiede un grande lavoro, un enorme impegno, con gradualità, ritmo e disponibilità. Ritmo funzionale anche per incoraggiare il bimbo a uscire. Le contrazioni spingono e le pause distendono e aprono. L'utero da accogliente contenitore diventa organo espulsore. Alcuni ormoni, come l'ossitocina, le endorfine e la prolattina, sono presenti in gravidanza, svolgono un ruolo importante nel parto e si ritrovano nell'allattamento. La donna è concentrata sull'evento, catturata dalla forte fisicità, dal dolore. Il dolore è una guida per cercare le modalità e le strategie per attraversare e contenere l'esperienza. Il sentire del corpo è la base di tutto. Il dolore ha un profondo significato emotivo. L'ambiente, l'assistenza e l'utilizzo delle procedure possono facilitare o al contrario disturbare l'evento. Il bimbo, sorretto da complesse e importanti reazioni neurobiologiche, viene accolto dalle braccia della madre e accostato al seno, per la necessità di ritrovare la simbiosi. Il padre accompagna, sostiene, protegge, è accanto per accogliere il bambino. *Se il bimbo ha come ambiente la madre, la madre ha come ambiente il suo uomo, i suoi affetti. Un maschile che partecipa e contiene*[3]. Alla nascita alcune madri e padri sentono forte il riconoscimento, l'attaccamento mentre altri hanno bisogno di tempo per sentire il bimbo.

- Successivamente si ha una fase *informale*, con i primi approcci e tentativi di interazione con il bambino e nella sua cura. Un lungo periodo di adattamento, caratterizzato dalla rinnovata fusione e dalla disponibilità totale alla cura. L'allattamento permette il cadenzato e frequente appuntamento affettivo del bambino con la sua mamma. Il tempo dei nuovi genitori è totalmente focalizzato sul bambino. Questa fase è caratterizzata da emozioni ambivalenti, incertezze, dubbi e stanchezza.

---

3 Mieli G., *Il bimbo non è un elettrodomestico*. URRA, 2009.

- Segue infine una fase *personale*, quando il genitore sviluppa il proprio stile di relazione col bimbo, riconosciuto da sé e dagli altri. Si afferma la vita familiare. Man mano che il bimbo cresce allarga il suo orizzonte e avrà bisogno di entrare anche nell'orbita paterna per essere accompagnato nell'esplorazione, nell'acquisizione graduale dell'autonomia, nel conoscere e nella sicurezza del fare.

Il percorso nascita si confronta anche con l'assistenza sanitaria. La manifestazione fisiologica, affettiva, la normalità dell'evento e i desideri si scontrano con la consuetudine, con ciò che è diventato norma.
Quasi tutte le donne (il 95%) affermano di desiderare un parto spontaneo con il minimo degli interventi e il 96,5% dichiara la propria intenzione, prima del parto, di allattare al seno.
Negli anni la medicalizzazione è molto aumentata nonostante il massiccio numero di studi e ricerche rigorose ne raccomandino la riduzione. Nel nostro paese si fanno, in modo inappropriato, troppe ecografie, troppe induzioni, non si attribuisce importanza all'esperienza del dolore, al movimento che lo contiene, si praticano troppe episiotomie, manovre di kristeller e tagli cesarei, si dà scarso sostegno all'allattamento e si prescrive troppo latte di formula. È diffusa la convinzione che le procedure, la tecnologia garantiscano la sicurezza.

Breve storia della preparazione al parto

L'educazione perinatale ha una lunghissima storia.
Le donne hanno sempre assorbito informazioni e acquisito abilità e competenze circa la gravidanza e il parto vivendo nella cerchia femminile e partecipando alla gestione domestica della famiglia allargata, vedendo bimbi, collaborando direttamente o indirettamente al parto, all'allattamento, alla cura. Questa esperienza era (e ancora è presso le culture tradizionali nei paesi in via di sviluppo) spontanea ed empirica, trasmettendosi da una generazione all'altra.
A partire dagli anni Cinquanta, in Italia e soprattutto nei centri urbani, il parto si è spostato dalla casa all'ospedale, perdendo così rapidamente qualsiasi legame con l'atmosfera familiare e con il sostegno tradizionale. Il fatto di non appartenere più a una famiglia allargata ha tolto alla donna l'appoggio nel momento del parto e la trasmissione di competenze rispetto alle cure al neonato; la posticipazione dell'età del concepimento, dovuta al miglioramento delle condizioni socioeconomiche, alla scolarizzazione e all'entrata della donna nel

mondo del lavoro, ha determinato un lasso di tempo più ampio tra l'infanzia e il divenire genitori; il lavoro extra-familiare, per un numero sempre crescente di donne, ha contribuito alla notevole diminuzione del numero dei figli, riducendo nel contempo l'apprendimento per esperienza.
Di fronte a tutti questi rapidi cambiamenti, l'organizzazione sociale e culturale del mondo occidentale industrializzato non ha offerto alcun appoggio.

Altri fattori, più recentemente, hanno contribuito ad acutizzare il problema: la mobilità geografica, per cui spesso le nuove coppie vivono in luoghi diversi da quelli della famiglie di origine; l'ospedalizzazione generalizzata in un ambiente sempre più medicalizzato e tecnologico; l'aumento della scolarizzazione e il rinvio dell'ingresso nel mondo del lavoro, che portano a ritardare la scelta di procreare e spesso a scegliere il figlio unico; l'aumento dei nuclei familiari monoparentali.
Nel mondo occidentale, l'accesso al mondo della maternità è diventato strutturato e istituzionalizzato. Ora, quasi la metà delle donne in attesa del loro primo bambino frequenta un corso, e spesso anche i loro partner e altri membri della famiglia. Ed è evidente che nel mondo sviluppato la preparazione alla nascita è diventata un aspetto importante per compensare la mancanza dell'esperienza diretta offerta dalla famiglia allargata della società preindustriale.
I primissimi corsi strutturati di preparazione al parto risalgono alla metà dell'Ottocento, in Francia, dove comparvero le prime rare esperienze per insegnare «la corretta condotta da avere durante il travaglio, così da poter meglio seguire le istruzioni» (A. Oakley, in 'Midwifery Today', 1976). Nel 1906, durante la prima conferenza nazionale sulla mortalità infantile tenutasi a Londra, il concetto della corretta educazione delle madri attraverso la trasmissione di regole e informazioni sulla salute divenne lo strumento fondamentale nella lotta per ridurre la mortalità infantile (A. Oakley, ivi, 1984).
Durante gli anni Trenta, Dick Read, in Gran Bretagna, sviluppò l'idea che il travaglio e il parto potessero essere privi di dolore o con un basso livello di sensazioni dolorifiche e che fossero la tensione e la paura delle donne a rendere le contrazioni dolorose. Propose quindi corsi durante i quali si insegnavano alle donne in gravidanza tecniche di rilassamento per gestire meglio i dolori.

Questo concetto venne ulteriormente sviluppato da Robert A. Bradley, che negli Stati Uniti organizzò incontri per offrire una migliore informazione sui momenti cruciali del parto e insegnare tecniche di rilassamento muscolare. In Russia, anche Velvovski e successivamente Ivan Petrovič Pavlov svilupparono la teoria che le contrazioni erano di per sé non dolorose e che le donne potevano imparare tecniche di distrazione concentrandosi su stimoli diversi dalle sensazioni provenienti dall'utero. In Francia, Lamaze, nel 1958, sviluppò ulteriormente questi concetti, attivando i primissimi corsi di psicoprofilassi al parto e ricorrendo a tecniche di respirazione e rilassamento muscolare e mentale autoipnotiche (distrazione dallo stimolo ecc.). In Italia, dalla collaborazione tra Miraglia e Piscicelli è nato il metodo RAT (Training autogeno respiratorio) che propone alle donne una preparazione e un allenamento anche giornalieri per assorbire la capacità di rilassamento dei vari piani muscolari sia volontari che involontari. Attorno agli anni Settanta i consultori hanno adottato e proposto questo metodo, che è diventato il più diffuso in Italia.
Nei primissimi anni Ottanta, in Inghilterra (Kitzinger, Balaskas, 1982), in parallelo con l'aumento massiccio della medicalizzazione e del numero dei cesarei, si è affermato un approccio più olistico per aiutare le donne a identificare e sviluppare le proprie risorse corporee, con l'idea dell'*empowerment*, del riprendersi un ruolo attivo nell'esperienza del parto. In questo periodo i movimenti femminili hanno cominciato a porre importanti interrogativi sul ruolo della donna nel suo percorso verso la maternità e sul tipo di assistenza prestata nell'ambito ospedaliero, sulla sicurezza ed efficacia delle procedure ostetriche. Anche il mondo scientifico ha contribuito a verificare l'efficacia e la sicurezza delle procedure assistenziali producendo raccomandazioni (OMS 1985) e linee guida. Negli ultimi decenni questo approccio si è consolidato e ampliato allargando il ventaglio dell'esperienza, non più solo concentrata sul parto e sulla prestazione della donna, ma anche sui cambiamenti psicosociali, sull'esperienza intrauterina del bambino, sul coinvolgimento del partner e sul sostegno all'allattamento, al puerperio e alla genitorialità.

Questa evoluzione la ritroviamo anche nella terminologia e nei titoli dei corsi: si è cominciato a parlare di risorse endogene, consa-

pevolezza, *empowerment*, protagonismo, scelte informate, sostegno, condivisione, empatia...
Dalla **psicoprofilassi ostetrica** con il *focus* sul contenimento e riduzione del dolore fisico si è passati alla **preparazione al parto** che mette in risalto anche gli aspetti psicologici, e successivamente ai **corsi di accompagnamento alla nascita** come promozione attiva, attivante e consapevole della salute e del benessere della donna, del bambino e del nucleo familiare e ora agli **incontri di accompagnamento alla nascita** per evidenziare l'aspetto sempre meno didattico e di maggior coinvolgimento del gruppo.

L'atteggiamento socio-culturale verso il parto e la nascita è un aspetto determinante nell'educazione perinatale. Già l'esperienza della propria nascita, infatti, come vissuto corporeo e come vissuto suscitato dai racconti, fa parte del percorso verso la maternità, ed è arricchita dalle esperienze di vita proprie e di altri, oltre che dagli atteggiamenti e dai valori trasmessi dall'ambiente. Ogni persona che si avvicina all'evento 'nascita' è portatrice di un preciso bagaglio socio-culturale.

I racconti e i disegni dei bambini: lo specchio della cultura

Per dimostrare la forte connotazione culturale del parto, ho fatto una ricerca collezionando 250 disegni di bimbi di 10 anni nell'arco di diversi anni e in città diverse del Nord Italia: a Bologna e Modena nel 1989, a Genova nel 1995 e a Brescia nel 2001 e 2007. Questa ricerca è stata così stimolante che 30 di questi disegni sono esposti, dal 2002, anche nel Volksmuseum di Vienna e ciò ha dato lo spunto per una ricerca allargata a tutto il territorio europeo. I disegni di questi bimbi possono essere considerati lo specchio della nostra cultura del parto.
Ho scelto il disegno perché rappresenta una delle più precoci attività grafiche del bambino, che proietta nei suoi disegni i contenuti del proprio mondo interiore, esprimendo così pensieri, emozioni, collegamenti inconsci e immediati che vengono rappresentati anche simbolicamente. Con il disegno il bimbo (ma anche l'adulto) esprime ciò che sente e ciò che pensa essere la realtà.
Potete leggere il resoconto di questa ricerca alle pagine che seguono.

L'esperienza e i disegni dei bambini

I racconti e i disegni (vedi l'inserto a colori al centro del volume) dei bambini di quinta elementare di scuole pubbliche costituiscono il materiale di una ricerca che mette in evidenza il loro vissuto e l'influenza culturale che tutti noi subiamo dall'infanzia a proposito del 'percorso nascita'.
I titoli dei racconti e dei disegni sono stati dati 'a freddo'; l'insegnante non doveva intervenire in alcun modo in seguito a richieste di chiarimenti e precisazioni. Si voleva garantire la certezza che le elaborazioni contenessero quanto i bambini avevano già assimilato della cultura dominante.
Sia i disegni sia le descrizioni scritte dai bambini sono stati quindi eseguiti dai bambini con spontaneità. I bambini hanno trovato semplice raccontare e disegnare sull'evento della nascita perché lo considerano un fatto di tipo 'tecnico'. Infatti il parto e la nascita, nella cultura della nostra società, sono fatti 'tecnici' e i bambini, che già li hanno interiorizzati, ne riferiscono le varie fasi: l'uso del bisturi in sala operatoria, la pesatura...
L'immagine (e probabilmente il vissuto trasmesso) del 'percorso nascita' è sempre in una situazione molto medicalizzata, con un forte senso di isolamento; le donne sono sempre sdraiate; è evidente la relazione gerarchica tra medico e ostetrica; i neonati vengono sempre separati dalla madre, oltre che sculacciati...
L'immagine del rischio e della morte è molto presente (da qui la sculacciata, la pacca sul sederino, il pianto, i giri di cordone...) Si rileva anche che il parto è considerato un evento che necessita di aiuto da parte di tecnici (soprattutto medici), di tecnologia e inoltre, nei casi difficili («quelli che nascono con i piedi»), di un intervento chirurgico, il cesareo.
Dopo questa iniziale raccolta, sono stati richiesti disegni e racconti ai bambini nati con parti 'diversi' da quelli convenzionali (in casa, in ospedali 'umanizzati', in acqua, con la presenza del compagno ecc.). I disegni e i racconti sono molto diversi, come si può vedere di seguito.

Giovanni, 10 anni, racconta:
«Ho già sentito dire da una mia amica che si chiama Paola come si fa a partorire un bambino. Dice che quando è il momento di partorire si deve andare in ospedale e aspettare che le altre donne finiscono di partorire il bambino. Poi si entra nella sala parto: i dottori dicono di sdraiarsi sul letto e aspettare. Certe donne le addormentano, però non le addormentano del tutto, perché così possono spingere quando ce n'è bisogno. Dopo aver addormentato il corpo solo, tranne la testa, incominciano l'operazione.
Prima di tutto allargano la vagina e poi dicono alla donna di spingere. Dopo si vede la testa del bambino. Dopo che il bambino esce fuori dalla pancia, cuciono il buco dove è uscito il bambino, cioè la vagina. Dopo avere fatto tutto

questo lavoro, lavano il bambino perché è pieno del sangue della mamma e alla fine mettono il bambino a testa in giù e gli danno delle sculacciate e degli schiaffetti in faccia.
Adesso la mamma, possiamo dire così, è tutta contenta e sta meglio. Escono dalla sala parto e quando il padre, possiamo dire così, li vede è tutto felice e possono trascorrere la loro vita insieme con il loro figlio. Per me avere un figlio è bello, così hai qualcuno che ti aiuta».

Simona, 10 anni, racconta:
«Non ho mai capito perché solo le femmine possono stare incinte e i maschi no! Le femmine durante il parto soffrono molto perché debbono spingere una specie di buco che si trova nella vagina e fa male. Questa spiegazione l'ho capita guardando la TV dove facevano vedere la faccia disperata della donna.
Quando penso che mia madre ha sofferto quattro volte durante il parto, mi vengono i brividi. Se dovessi partorire e ci dovesse essere la scelta fra la mia vita e quella di mio figlio, sceglierei la mia. Quando è nato il figlio, la prima cosa che si fa è metterlo a testa in giù e picchiarlo piano per sentire se è vivo o morto. Se è vivo piange, se è morto sta zitto. La seconda fase che fanno i dottori o le dottoresse è lavarlo.
Secondo me la cosa più bella al mondo è dare alla luce un bambino che ti terrà compagnia finché muori e questo bambino ti dà la felicità».

Massimo, 10 anni, racconta:
«Se un uomo e una donna vanno a letto insieme può capitare che in un certo periodo del mese tra la fine del mese e l'inizio dell'altro gli spermatozoi del maschio si uniscano all'ovulo della femmina e da questo punto ha inizio la gravidanza. Inizia con un primo semino che si ingrandisce man mano; è contenuto in una sacca elastica ed è alimentato dal cordone ombelicale. Il bambino intanto diventa sempre più grande e dopo sette o otto mesi si comincia a sentire qualche dolorino e al nono si hanno dolori acuti, e si deve andare in maternità dove ti curano e dopo ti fanno partorire.
Si viene portate in sala parto dove si viene stese su di un letto e poi la donna, spingendo, ha una dilatazione della vagina da dove esce il figlio. Credo che far nascere un figlio faccia sudare e che si senta dolore. Non vorrei essere al posto di una donna perché si patisce molto. In seguito viene tagliato il cordone e annodato al bambino e poi vengono date delle pacche sul sedere del bambino e questo non lo trovo giusto perché il bambino subisce uno shock. Poi viene messo in una vaschetta dove viene lavato perché è sporco di sangue ecc.
Dopo viene dato alla mamma che viene riportata nella stanza. Poi il bambino viene messo assieme agli altri, così ho visto alla televisione, e vengono curati da una dottoressa. In alcuni casi capita, anche se è difficile, che la madre muore o il figlio muore o che viene fatto un cesareo. Molte cose le

ho sentite dai genitori, dalla televisione, dalla maestra. Io penso che per fare un figlio non bisogna prendere decisioni troppo affrettate, perché dopo bisogna curarli e anche altre volte sacrificarti perché dopo non puoi fare tutto quello che facevi prima».

Luca, 10 anni, racconta:
«Da mia mamma, quando è nata la mia sorellina, ho sentito dire che ha fatto fatica a partorire perché doveva allargarsi la vagina. Quando il bambino esce dall'utero, lo mettono in una vasca piena di acqua per lavarlo bene dal sangue e dai liquidi. I bambini che nascono prima dei nove mesi li mettono nell'incubatrice per farli crescere, sennò non sarebbero capaci di mangiare, camminare, scrivere e leggere...
Quando una femmina deve partorire va in ospedale perché lì la curano per bene. Quando una donna deve partorire va in una stanza da sola perché credo dia fastidio alla gente e credo che non stia bene guardare la vagina di una persona. A me piacerebbe avere un figlio fino a quattro anni perché dopo i cinque fa il birichino. Quando qualsiasi persona deve partorire, la sua carnagione (ho visto alla tele) diventa rossa perché si fa fatica.
A me è dispiaciuto per mia mamma perché è stata in ospedale tanti giorni e non sono stato in compagnia con lei».

Luna, 10 anni, racconta:
«L'uomo e la donna si devono mettere insieme e dal pene del maschio escono gli spermatozoi, dall'ovaio esce un solo ovulo, dipende però se sono gemelli, e si incontrano e fanno il bambino. Dopo 9 mesi di gravidanza, il bimbo può nascere da un momento all'altro, in qualsiasi mese dell'anno e la donna deve essere molto pronta.
Si hanno le contrazioni che sono quella cosa che spinge il bambino, così nasce. La madre ha un po' di dolori, ma non troppi, e fa un poco di fatica a muoversi. Il bambino nasce dalla vagina e può nascere di testa, di piedi, col culetto e può anche nascere tutto d'un colpo.
La madre deve tirar fuori la placenta, poi dà il latte al bambino e gli possono fare il bagnetto.
I bimbi nascono a casa, in clinica, in ospedale ed è una cosa bella perché si dà alla luce un figlio».

Queste rappresentazioni pittoriche devono far riflettere: l'*educazione* perinatale non inizia durante la gravidanza e ancor meno negli ultimi 2 mesi prima del parto, ma è ben radicata nel vissuto di ciascuno.

L'organizzazione generale degli incontri

Gli incontri di accompagnamento alla nascita sono un importante strumento di salute pubblica e di empowerment[4]. Dovrebbero cercare di rispondere ai bisogni informativi, di appoggio e condivisione dei futuri genitori, di aiutare le nuove famiglie ad assumere il controllo sulla salute dei vari componenti e di incoraggiarle ad attivare le competenze e a sviluppare nuove conoscenze, atteggiamenti e abilità di vita. Gli incontri devono essere improntati al potenziamento della consapevolezza, delle capacità e competenze anche per poter meglio riconoscere le eventuali fragilità.

Tutte le donne prima o all'inizio della loro gravidanza devono essere informate di questo importante strumento di promozione della salute e di prevenzione primaria.

Chi organizza gli incontri deve trovare modalità creative per raggiungere e coinvolgere le donne meno abituate a cercare risorse e servizi (come le donne meno istruite, che non lavorano o che provengono da altre culture). Quando si coinvolgono attivamente le donne socialmente più fragili e che non verrebbero spontaneamente agli incontri si espone tutta la comunità a beneficiare di maggiore salute, benessere e adeguati stili di vita.

«Alle donne e coppie in gravidanza deve essere offerta la possibilità di seguire gli incontri di accompagnamento alla nascita, organizzati con

4 Ministero della Sanità, *POMI Progetto Obiettivo Materno Infantile.* Decreto Ministeriale. Gazzetta Ufficiale n. 131, 2000.

modalità che consentano l'interazione tra i partecipanti e i conduttori dei corsi. Le donne chiedono e devono ricevere informazioni sulla gravidanza, modalità di parto, allattamento al seno, cura del bimbo e genitorialità»[5].

Situazione attuale

Chi partecipa agli incontri in presenza secondo le indagini

Assumendo le informazioni dal recente *Progetto sulla promozione e valutazione della qualità dei modelli operativi del percorso nascita* con le due indagini[6] che hanno coinvolto, negli anni 2008-2009 e 2010-2011, undici Regioni italiane, la fotografia attuale degli incontri di accompagnamento alla nascita si presenta come segue:

- A livello nazionale i corsi sono frequentati dal 39,5% delle donne italiane e dal 23,3% delle donne straniere. Le donne alla prima esperienza che hanno partecipato agli incontri sono: il 74,8% delle italiane e il 47% delle straniere nelle Regioni del Nord; il 73% delle italiane e il 32,4% delle straniere del Centro; il 44,7% delle italiane e il 31,7% delle straniere al Sud e Isole.
- Le donne straniere che frequentano i corsi sono soprattutto originarie del Centro-Sud America.
- Più della metà delle donne sono alla loro prima gravidanza.
- Il 66% delle donne italiane che partecipano agli incontri ha un livello di istruzione alto, per le straniere la percentuale è del 42,4%.
- Lavorano il 65% delle donne italiane e il 44,5% delle straniere.
- Il 65% ha un'età pari o superiore ai 34 anni.
- Il 76% delle italiane e il 79% delle straniere partecipano ai corsi organizzati dai consultori familiari (CF), e il 24% delle italiane e il 20% delle straniere in ospedale o presso strutture o associazioni private.
- Circa il 70% delle donne ha iniziato i corsi dopo il 7° mese di gravidanza.
- L'informazione sull'esistenza dei corsi è arrivata nel 38% da parenti e amici e nel 32% dagli operatori del CF per le donne italiane, mentre per più della metà delle donne straniere la fonte di informazione è stata il CF.
- La non partecipazione ai corsi è dovuta soprattutto a problemi di

---

5 SNLG-ISS, *Gravidanza fisiologica. Linea Guida 20*, 2010.

6 ISS, *Percorso nascita: promozione e valutazione della qualità di modelli operativi.* Rapporto Istisan 12/39, 2012.

tempo (più del 40%), altra motivazione è il non ritenerli utili (20%) e per le donne straniere non conoscerne l'esistenza.

- Il 20% delle donne che hanno partecipato a un corso lo hanno abbandonato all'inizio o a metà del programma.
- Gli argomenti più trattati sono stati il travaglio/parto e l'allattamento. Gli argomenti poco trattati sono stati la contraccezione, le normative e le vaccinazioni.
- La percentuale delle donne che hanno giudicato adeguatamente trattati 7 argomenti su 10 è del 60% circa se i corsi sono stati organizzati dal CF e del 40% se il corso è stato organizzato dal Punto Nascita o da privati.
- Quasi tutte le donne raccomanderebbero il corso a un'amica.
- Hanno partecipato a gruppi di sostegno sull'allattamento il 12% delle donne italiane e l'11% delle straniere.
- Negli incontri di auto-mutuo-aiuto tra mamme sono state coinvolte il 18% delle italiane e il 14% delle straniere.

L'identikit di una donna che partecipata ai corsi è: con cittadinanza italiana, di 34 anni, diplomata o laureata, sposata, che lavora. Un'amica l'ha informata della possibilità di seguire un corso di accompagnamento alla nascita, si organizza per andare al consultorio di zona con qualche difficoltà per gli orari proposti. Il corso comincia dal 7° mese, gli incontri hanno cadenza settimanale e durano 2 ore circa. La donna è abbastanza soddisfatta delle informazioni condivise; al corso ha conosciuto la figura dell'ostetrica. Il gruppo si ritrova dopo un paio di mesi con i bambini per un unico incontro.

Aree critiche

Dalle indagini ISS, dai risultati di questionari di valutazione dei corsi e da ricerche internazionali risulta che:

- Non c'è offerta attiva. Le donne (tutte!) non ricevono informazioni all'inizio della loro gravidanza su servizi, corsi o incontri. Lasciare a disposizione dei volantini è impersonale e non crea il contatto.
- Quando le donne lasciano il loro telefono per essere ricontattate per la partecipazione ai corsi, la chiamata arriva dopo molto tempo.
- Le donne con bassa scolarità, che non lavorano, non vengono informate e coinvolte.
- Le donne provenienti da altre culture non vengono informate, attratte e coinvolte.

- I corsi vengono sconsigliati da parte di molti medici (medico di base o ginecologo), perché non ritenuti utili.
- I corsi iniziano troppo tardi (ultimo trimestre della gravidanza).
- Gli orari dei corsi sono inadeguati (faticosi per le donne che lavorano e per chi le accompagna).
- Offrono una scarsa possibilità di partecipazione per il partner (solo 1 o 2 incontri).
- I titoli dei corsi e degli incontri hanno un linguaggio troppo ricercato.
- La modalità di conduzione è troppo direttiva, poco coinvolgente.
- Non c'è omogeneità tra operatori, soprattutto tra consultoriali e ospedalieri o tra professioni diverse.
- L'ambiente è inadeguato: sedie scomode, troppo caldo e stanza piccola per il numero di persone presenti.
- Scarsità di materiale didattico, illustrativo e per far pratica.
- Troppe informazioni in poco tempo, mancanza di fotocopie da portar via alla fine dell'incontro con gli aspetti più importanti.
- Mancano incontri, strutturati e non, nel periodo successivo al parto.
- Mancano incontri specifici per donne con particolari necessità o condizioni (che hanno già perso uno o più bambini, con cesareo programmato, che attendono gemelli...).
- C'è incongruenza tra informazioni e realtà assistenziale ospedaliera.
- Le informazioni sulle procedure ostetriche sono scarse.
- Più della metà delle donne non ha avuto l'assistenza che avrebbe voluto durante il travaglio e il parto, più della metà delle donne è restata a letto durante il travaglio, il 60% ha ricevuto un'assistenza con molte procedure ostetriche.
- Informazioni poco approfondite per il contenimento del dolore; l'incontro sull'argomento è poco pratico.
- Hanno bisogno di più informazioni sulle possibili difficoltà dell'allattamento, sulla prima settimana e sull'accudimento pratico del bimbo.
- Richiedono maggiori informazioni sulla vita di coppia e sulla sessualità dopo la nascita del bimbo.
- Tra gli uomini che hanno partecipato agli incontri, molti si sono sentiti poco preparati alla realtà del periodo prodromico, all'intensità del travaglio, all'immediato post-partum, alla prima settimana e sul pianto del bimbo.
- Manca una mappatura dei servizi soprattutto per il dopo (cosa aspettarsi e a chi rivolgersi).

Efficacia dei corsi

Prendendo in esame oltre 60 articoli e studi recenti sulla valutazione dell'educazione perinatale[7] si evince che i benefici dell'educazione perinatale sono difficili da valutare in modo sistematico e che sono necessarie ulteriori ricerche per determinare i reali effetti e per concordare gli indicatori di efficacia certi. Questa difficoltà sembra essere attribuibile agli standard di raccolta dei dati, alle diverse metodologie e tipologie dei corsi, all'influenza di ciò che succede durante il travaglio e il parto, alle tipologie e al ridotto numero delle donne che partecipano ai corsi. Tuttavia, studi di buona qualità concordano che le donne che frequentano i corsi:

- sono a minor rischio di ricorrere a un taglio cesareo;
- sono a minor rischio di ripetere un cesareo, aumentando la possibilità di un parto spontaneo;
- scelgono preferibilmente il luogo del parto in base alle modalità assistenziali offerte;
- richiedono meno frequentemente l'uso di analgesici farmacologici, preferendo utilizzare prima altre strategie di contenimento del dolore (movimento, massaggio, sostegno emotivo, uso della voce, tecniche di rilassamento, acqua...);
- vanno in ospedale in travaglio attivo dai 5 cm di dilatazione (OMS 2018);
- allattano al seno in sala parto e successivamente in modo esclusivo e per più tempo;
- sono a minor rischio di vivere disagi emotivi nel periodo dopo la nascita del figlio;
- hanno più informazioni sulla contraccezione per il periodo successivo al parto e il 40% di probabilità in più di usare un anticoncezionale efficace;
- smettono più facilmente di fumare e riprendono in minor misura o non riprendono.

---

7 - Grandolfo M. et al., *Il percorso nascita: promozione e valutazione della qualità dei modelli operativi*, ISS, Roma, 2010 e successive indagini campionarie (2015-2018).
- Grandolfo M. et al., *Indagine Conoscitiva sul percorso nascita*, ISS, Roma, 2002.
- Maimburg R.D. et al., *RCT of structured antenatal training sessions to improve birth process*, University of Aarhus, DK, BJOG 2010.
- McMillan A. et al., *Birth and Beyond: A Review of the Evidence about Antenatal Education*, Department of Health UK, novembre 2009.
- SNLG-ISS, *Gravidanza Fisiologica. Linea Guida 20*, ISS, Roma, novembre 2010 aggiornato settembre 2012.
- NHS, *Preparation for birth and beyond*, UK 2011.
- Newbum M. et al., *Preparing for birth and parenthood: report on first time mother and father attending NCT antenatal courses*, London, NCT 2011.

fondere le informazioni durante le quotidiane interazioni con il pubblico. Le donne che hanno lasciato il loro numero di telefono si aspettano di essere richiamate dopo poco tempo (al massimo un mese) per conoscere le modalità di partecipazione agli incontri.
Un altro importante indicatore di risultato riguarda il numero di donne che partecipano agli incontri di accompagnamento alla nascita. L'obiettivo minimo è quello di coinvolgere nei corsi l'80% delle donne al primo figlio. Il POMI ci dà indicazioni di valutazione rispetto al numero di donne che dovrebbero partecipare agli incontri in una determinata area: con un semplice calcolo possiamo riconoscere quanto siamo vicini o lontani dall'indicatore di riferimento.
Dobbiamo conoscere la popolazione totale del paese, della città, dell'area di appartenenza: come esempio, ipotizziamo 50.000 abitanti, l'1% dei quali è in gravidanza (= 500 donne); se il 50% di queste donne è alla prima gravidanza (= 250 donne), sono quindi almeno 200 (cioè l'80% delle donne alla prima gravidanza) le donne che dobbiamo coinvolgere negli incontri tra i servizi che propongono gli incontri.

I padri

Negli ultimi 20 anni un crescente numero di studi e indagini hanno esplorato le aspettative e i vissuti dei padri. Negli ultimi anni sono stati anche pubblicati tanti libri sulla paternità.
È stato dimostrato che i padri sono molto coinvolti, sia per desiderio sia per necessità, durante la gravidanza, al momento del parto e nell'accudimento e crescita del bambino. Sono importanti non solo per il sostegno che danno alla loro compagna ma anche per il ruolo genitoriale svolto.
Da una ricerca sulla figura del padre[10] è emerso che gli uomini assorbono informazioni e abilità:

- da amici, ma sono indicazioni generali (gli amici dicono solo che «devi esserci»);
- dalla televisione, dai video, ma sono impreparati a capire le immagini dei parti e le procedure;
- dai corsi, che però sono finalizzati alla donna: gli incontri dedicati sono pochi, a volte in gruppo la presenza dei compagni è minima (2 o 3 papà su un gruppo di 14 mamme), gli orari sono impossibili, le informazioni non sono pratiche e non si fa riferimento al nuovo ruolo paterno e al coinvolgimento con il bambino.

10 NCT, *Preparing for birth and parenthood*, London NCT 2011.

Alcuni papà avanzano il diritto a essere coinvolti, perché il bambino che si aspetta è nato da una relazione e in essa crescerà. In gravidanza le donne, spontaneamente, pongono molta attenzione allo stile di vita, all'alimentazione, a ridurre l'esposizione a sostanze o ambienti tossici, coinvolgendo il resto della famiglia. Gli uomini possono quindi sostenere le loro donne in queste attenzioni anche attraverso maggiori informazioni. Hanno bisogno, per poter meglio prendere decisioni all'interno della coppia, di informazioni rispetto agli esami, alla diagnosi prenatale. Secondo un'indagine inglese[11], il 99% delle donne desidera avere vicino il proprio compagno durante il travaglio e il parto per ricevere un sostegno emotivo e pratico e l'11% vuole la presenza, insieme al marito, anche di una donna della propria famiglia. In Italia, il 93% dei padri è presente alla nascita[12]. L'85% degli uomini presenti al travaglio e al parto hanno definito l'esperienza positiva, anche se per il 45% dei padri il parto non è stato come l'avevano immaginato.
Rispetto alla vita dopo col bimbo, secondo recenti indagini ISS, il 77% delle donne italiane e il 62% delle donne straniere riceve un significativo supporto generale significativo dal marito. In particolare, il 70% delle donne italiane dichiara che il proprio partner partecipa alla gestione del bambino in modo significativo, mentre il 26,7% delle donne afferma che la condivisione è modesta. Per quanto riguarda l'organizzazione domestica, l'aiuto pratico proviene dal 55% dai compagni e il 32% dalle nonne. Quando si presentano difficoltà per l'allattamento al seno, una volta a casa, il 30,7% delle donne ha ricevuto sostegno dal proprio marito e solamente il 5% delle donne l'ha ricevuto dal pediatra e dall'ostetrica.

> «Andare insieme agli incontri ha significato per noi avere più informazioni, capire meglio cosa volevamo per noi, come potevamo sostenerci reciprocamente per gestire il tutto prima, durante e dopo.»
> «Fare il corso ci ha permesso di guardare insieme al futuro.»

Si può facilmente evincere che coinvolgere i compagni è necessario. Ci sono servizi che organizzano incontri paralleli con la presenza di soli uomini che stanno per diventare padri o che hanno un bambino piccolo, con un operatore uomo e padre, per approfondire le varie tematiche

11 NCT, *Preparing for birth and parenthood*, London NCT 2011.
12 CEDAP, *Analisi dell'evento nascita – anno 2018*, pubblicato nel 2021.

sul ruolo paterno, per parlare delle proprie ansie più liberamente, senza dover proteggere le compagne da immaginari preoccupanti. Gli uomini richiedono di conoscere le possibili realtà del dopo, per esempio come poter sostenere la propria compagna pur lavorando tutto il giorno fuori casa e quali sono le responsabilità economiche della nuova famiglia.

I nonni

Abbiamo tanti pregiudizi sui nonni. Ogni volta che si parla di nonne i capelli si arricciano! Tuttavia, per molte donne e coppie la presenza e l'aiuto delle nonne sono irrinunciabili anche per la crescita del bambino. I timori riguardano i diversi stili di vita, di allattamento e di accudimento che la coppia vorrebbe mantenere. In effetti alcune nonne si sostituiscono alle madri nella cura dei neonati e non è sempre facile comunicare richieste diverse. Le modalità di allattamento possono differire da quelle di decenni fa, quando l'allattamento era a orari o a base di latte di formula. Alcuni incontri estesi anche ai nonni possono sostenere la coppia a definire i ruoli, la qualità della cura del neonato o dell'allattamento, aggiornando le informazioni dei nonni e permettendo loro di condividere con altri le esperienze e i nuovi eventuali compiti. I nonni sono una grande risorsa.

I bisogni dei partecipanti e gli obiettivi degli incontri

Le risposte dei partecipanti ai corsi di formazione per operatori alla domanda «Quali sono, secondo voi, gli obiettivi degli incontri di accompagnamento alla nascita?» possono essere sintetizzate nei seguenti punti:

- conoscenza dei processi fisiologici legati alla gravidanza e al parto;
- conoscenza dei processi emotivi tipici della gravidanza, del parto e del primo periodo di vita con il bambino;
- atteggiamento positivo verso il parto come evento naturale della vita di famiglia;
- fiducia nelle proprie competenze come futura madre o futuro padre;
- consapevolezza del proprio stato di salute e stile di vita;
- possibilità di scegliere la struttura ospedaliera e il tipo di assistenza;
- facilitare la conoscenza degli operatori e la relazione territorio-ospedale;
- interazione con altre persone in attesa e con altri genitori che abbiano già vissuto l'esperienza del parto e delle prime settimane di vita del bambino;
- incoraggiare una buona interazione all'interno della coppia.

Bisogni dei partecipanti secondo gli operatori

Le risposte alla domanda: «Perché le persone partecipano ai corsi?» si possono riassumere nei seguenti punti:

- per vincere la paura;
- per rassicurarsi;
- per confrontarsi;
- per ricevere informazioni;
- per poter affrontare l'evento;
- per curiosità;
- per conoscere l'ambiente ospedaliero e gli operatori;
- per sentirsi 'a posto';
- per solitudine;
- per moda;
- per approfondire le precedenti esperienze;
- per la preoccupazione che se non partecipano agli incontri non saranno in grado di partorire;
- per ridimensionare le credenze popolari;
- perché consigliate dal ginecologo, da un'amica ecc.;
- per fare domande;
- per coinvolgere il partner;
- per preparare il proprio corpo;
- per imparare a gestire il neonato.

Aspettative dei partecipanti

Ecco la lista delle aspettative dei partecipanti agli incontri di accompagnamento alla nascita per coppie, espresse rispondendo alla domanda «Da questi incontri vorrei...»:

- ricevere informazioni;
- sapere che cosa fare;
- fare qualcosa insieme come coppia;
- avere meno ansie;
- sapere come gestirsi in ospedale al momento del parto e con il bambino nei primi giorni successivi;
- sapere che cosa fare in pratica, a casa, con il bambino;
- sapere come affrontare alcuni problemi (necessità del taglio cesareo, disturbi fisici ecc.);
- conoscere altre coppie che vivono la stessa esperienza.

Alcune donne frequentano gli incontri di accompagnamento alla nascita

anche perché l'ha caldamente consigliato un'amica, perché sentivano che era una cosa giusta da fare. Altre hanno deciso di partecipare per sentirsi a posto, per non sfidare il destino, perché hanno paure e speranze. Quando hanno già altri figli, seguono un corso per prendersi tempo per il bimbo che attendono e si sentono in colpa per non avergli dato altrettanta attenzione che al primo figlio. Per le donne lo scopo è anche per capire come avere un travaglio sicuro e meno doloroso, per gli uomini essere aiutati a capire che cosa vuol dire 'dare sostegno' ed essere presenti. Alcuni papà partecipano perché sentono che diventano genitori e che hanno bisogno di orientarsi e acquisire strumenti.
Le donne e gli uomini seguono un corso per:

- ricevere informazioni ampie e oggettive riguardanti gravidanza, parto e vita con il bambino;
- acquisire abilità pratiche e corporee (fare, sentire, produrre, provare);
- ricevere sostegno da parte del facilitatore, del gruppo, dato dall'interazione attiva;
- acquisire capacità assertive (identificare o chiarire le proprie posizioni, sostenerle e proporle nel rispetto di sé e gli altri);
- interagire con altri divertendosi (in un ambiente piacevole si interagisce meglio!).

Dai questionari dei corsi MIPA degli ultimi 25 anni, emerge la seguente valutazione espressa dalle partecipanti.

Che cosa ho trovato utile

- Condivisione e discussione, trovarmi con altre donne e coppie.
- La partecipazione di mio marito ad alcuni incontri.
- Ricevere informazioni.
- Il lavoro corporeo.
- Il clima e il sostegno.
- Sperimentare le strategie per il travaglio e gli aspetti pratici dell'allattamento e della cura del bambino.
- Acquisire più fiducia e sicurezza.

Che cosa mi è mancato o che cosa avrei approfondito

- Maggiori informazioni sulle procedure ostetriche e sugli imprevisti.
- Maggior tempo dedicato al rilassamento e all'attività fisica (movimento, massaggio, respirazione...).
- Più informazioni sul bambino dopo il parto, sul pianto, sul sonno.

- Frequentare altre coppie con bambini piccoli.
- Più informazioni e pratica sulle difficoltà dell'allattamento.
- Un maggiore spazio per i papà e incontri solo tra papà.
- Fotocopie da portare a casa alla fine di ogni incontro.
- Più incontri, e in orari serali.
- Più cose pratiche da provare per la cura del neonato.

Differenza tra gli obiettivi e le aspettative delle coppie e degli operatori

Questi dati ci inducono a riflettere. I risultati dei questionari sono molto diversi tra loro per quanto riguarda l'atteggiamento di fondo, l'importanza attribuita ai diversi obiettivi.
Gli operatori attribuiscono maggiore importanza all'aspetto cognitivo e informativo, mentre sottovalutano le capacità e le abilità fornite dall'esperienza, dalla riflessione e dalla comunicazione tra le persone che partecipano agli incontri. Poca importanza viene data agli aspetti pratici, al lavoro corporeo e alle difficoltà che si potrebbero incontrare. Per le mamme e i papà le aspettative sono molto più pratiche.

Le tipologie di corso

Il diverso atteggiamento dell'équipe o del singolo operatore che conduce un corso determinerà la tipologia del corso stesso. Partendo da questo atteggiamento, possiamo suddividere i tipi di corso in tre 'modelli' principali.

Istruzioni per l'uso

Il tipo di corso 'Istruzioni per l'uso' facilita e aiuta le persone ad adattarsi, a prendere confidenza con la struttura scelta e l'assistenza offerta. Serve a far accettare il modello proposto, a insegnare alla donna a collaborare con l'operatore che *la farà partorire*. L'intento è quello di istruire le donne al comportamento richiesto dalla struttura e dagli operatori coinvolti.
Questo tipo di corso, che tende a mantenere lo *status quo* e la completa delega da parte dei futuri genitori, è piuttosto discusso. D'altra parte, chi propone questo modello di corso pensa in questo modo di poter proteggere le donne contenendo ansie, confusioni e fantasticherie; crede di preparare i futuri genitori a quello che realmente incontreranno in quella sala parto.

Obiettivi degli incontri di accompagnamento alla nascita

- Offrire uno spazio sociale, uno spazio di condivisione.
- Promuovere la salute offrendo anche strumenti di sostegno ed elaborazione negli imprevisti.
- Attivare consapevolezza (percettiva, corporea, emotiva e cognitiva) e far emergere quanto già c'è nel patrimonio personale, rafforzando autostima nelle proprie risorse.
- Dare significato (mediante informazioni anche tecniche) alle esperienze che si vivono.
- Promuovere capacità assertive, di presa di responsabilità, di mediazione e di scelta.

SOCIALE
sostegno, condivisione

INFORMATIVO
conoscere che cosa succede, che cosa avviene...

OPERATIVO
il fare, il provare

INTROSPETTIVO
consapevolezza, assertività

Insegnare ad adattarsi al modello esistente in una specifica struttura significa per gli operatori non crearsi problemi, talvolta dalle conseguenze anche serie, come la perdita dell'incarico, con colleghe/i, medici o direttore; può voler dire anche non avere problemi con l'utenza, visto che, con una preparazione critica, a volte le coppie dopo il parto restano deluse, con la sensazione di non essere riuscite a realizzare le proprie aspettative. Il corso 'Istruzioni per l'uso' è di più facile gestione quando è condotto da un'équipe, e le diverse figure professionali espongono ciascuna la propria materia senza porsi troppe domande sulla gestione complessiva del corso e senza confronto.
Si tratta di un corso che parte dai bisogni dell'organizzazione (norme e procedure interne) della struttura e mantiene la consuetudine, anche inappropriata, dell'assistenza. Secondo questa tipologia, molto diffusa, sono le donne a doversi adattare e collaborare.

Formula magica

Il corso 'Formula magica' propone il modello ideale (per quel periodo, per quella precisa situazione sociale) di gravidanza, parto e vita con il bambino. È forse il modello di impostare un corso più antico, più radicato e più ricorrente: cercare di influenzare il pensiero e le azioni dei futuri genitori. È facilissimo ritrovarsi, come operatori, a essere direttivi e a lanciare forti messaggi (verbali e non) su come si dovrebbe essere, pensare o agire. Questo porta a volte a orientare l'accompagnamento su precisoi tipi di parto, accudimento e genitorialità.
I messaggi sono molto forti anche se dati in buona fede. L'educatore ha un ruolo forte, diventa un modello, una guida. In tal modo l'esperienza, il bagaglio personale e le opinioni dell'operatore diventano una trappola: le partecipanti al corso possono sentire di 'non essersi comportate bene, di non essere state brave', di doversi discolpare per aver avuto una fase espulsiva in posizione litotomica, per non allattare a richiesta del bambino, per non dormire con lui o per non portarlo con la fascia. Indirizzare il contenuto di un corso esclusivamente in base alle opinioni e orientamenti personali, offre un panorama riduttivo. L'informazione data con questo atteggiamento non tiene conto delle diverse circostanze, delle diverse esperienze o valori di ciascuna persona. Questo è un corso basato sulle convinzioni, sugli obiettivi dell'operatore che lo conduce, su quello che l'operatore crede di dover *insegnare* alle donne.

Favorire la consapevolezza e le scelte personali

'Favorire le scelte personali' è un tipo di approccio che consente alle persone di fare le proprie scelte, offrendo loro gli strumenti e l'appoggio adeguati senza giudizi. Significa condurre un corso che dia fiducia ai futuri genitori, affinché possano capire i propri bisogni così da poter compiere le loro scelte. Questo atteggiamento mette al centro del corso le donne, le coppie, il gruppo. Per esempio, si può chiedere alle coppie di decidere il contenuto del corso stesso. Il conduttore deve in questo contesto identificare e soddisfare i bisogni e creare un ambiente tale da permettere alle persone di parlare liberamente e di far emergere ciò che sta realmente loro a cuore. Un corso di questo tipo offre ai futuri genitori le informazioni e le abilità pratiche rilevanti per loro. È un corso all'insegna della flessibilità e della metodologia attiva. Si tratta di un percorso non facile, anche perché il risultato finale può non essere conforme al modello dell'operatore. È un corso che offre strumenti per poter fare scelte consapevoli, che stimola l'*empowerment*. *Empowerment* è un termine che è entrato persino nel lessico delle istituzioni sanitarie (Progetto Obiettivo Materno Infantile - Ministero della Salute, 98-2000). Tuttavia non è così semplice perché non basta dire a una donna che ha potere, occorre che lei lo senta e lo riconosca. È un corso che ha bisogno di un continuo riadattamento, centrato su 'quel' gruppo e sui bisogni di 'quelle' persone. Un corso con una metodologia attiva e attivante, che ha come base i bisogni espressi dai partecipanti.

In pratica

Spesso il corso è un miscuglio dei vari atteggiamenti. La situazione più comune è quella di un corso in cui si passa la 'formula' secondo la propria ideologia attraverso la discussione, e l'operatore ha un ruolo meno direttivo, è più attento alle specifiche esigenze individuali. È importante che ogni operatore esamini il proprio modello e i propri atteggiamenti e utilizzi strumenti di valutazione per verificare la direzione e l'effetto del proprio lavoro.

Opportunità di incontri sul territorio nazionale

Le proposte esistenti sul nostro territorio nazionale sono le più diverse.

- Molti corsi prevedono 8 incontri nell'ultimo trimestre della gravidanza e uno dopo la nascita.
- Altri corsi prevedono 2-3 incontri a tema nei primi due trimestri per orientare le persone, 6-8 incontri con cadenza settimanale nell'ultimo trimestre e 2-3 incontri dopo la nascita, per un totale di 10-14.
- Alcuni prevedono una proposta corporea (movimento, acquaticità, rilassamento, training autogeno respiratorio...) integrata nel corso (1 ora di movimento o rilassamento e 1 ora e mezzo per lo scambio di informazione) oppure parallela a esso (2 giorni alla settimana: un incontro di movimento e l'altro per informazioni).
- Alcuni corsi sono facilitati dallo stesso operatore, dall'ostetrica, con l'eventuale partecipazione di altri professionisti.
- Altri sono tenuti da un'ostetrica e da una psicologa, sempre presenti a tutti gli incontri.
- Altri sono condotti dai diversi professionisti dell'équipe (ostetrica, infermiera pediatrica, psicologo, ginecologo, pediatra e assistente sociale...).
- Altri sono facilitati da educatrici perinatali con la collaborazione di un'ostetrica.
- I corsi organizzati dai consultori familiari sono completamente gratuiti.
- Altri richiedono il pagamento di un ticket, come quelli organizzati dagli ospedali.

- Altri sono privati e richiedono il pagamento di una quota mensile o per l'intera durata del corso.
- Altri sono organizzati da associazioni private ma gratuiti.

Ecco un elenco dei vari tipi di corsi:
- Corso per donne, con cadenza settimanale dal terzo mese di gravidanza.
- Corso per donne, a cominciare dal sesto mese di gravidanza.
- Corso per coppie di 8-10 incontri.
- Incontri di lavoro corporeo per la gravidanza, con accesso libero rispetto al periodo gestazionale.
- Corso in acqua.
- Corso per coppie che scelgono il parto a casa.
- Corso per coppie con gravidanze a rischio.
- Corso di richiamo per coppie con altri figli (4 incontri).
- Corso di richiamo per coppie, con i bambini presenti.
- Incontri per bambini sull'arrivo del fratellino.
- Incontri (2-4) sull'allattamento entro la 32ª settimana (OMS-Unicef 2020).
- Incontri per coppie con precedenti esperienze di perdita del bambino.
- Incontri per coppie con bambini diversamente abili.
- Incontri (2) per donne con cesareo programmato.
- Incontri per donne con precedenti cesarei.
- Incontro con il pediatra (*amico dell'allattamento*).
- Incontri con donne di diverse culture, con le nonne per cucinare insieme una piatto tipico, e parlare degli argomenti attorno all'arrivo di un bambino
- Incontri per nonni.
- Incontri di sostegno durante l'allattamento.
- Incontri per visione di filmati e discussione.
- Incontri *Ti racconto una buona nascita* con 2-3 coppie che hanno partorito.
- Incontri per papà in attesa o nel periodo dopo la nascita.
- Incontri per coppie in attesa di gemelli.
- Corso per genitori adottivi.
- Incontri di sostegno per il dopo parto, 'il cerchio delle mamme'.
- Una "sbirciatina" nel cerchio delle mamme (donne in attesa e mamme con bimbi).
- Incontri di lavoro corporeo per il dopo parto.
- Corsi di acquaticità genitori-bambini.
- Incontri gioco genitori-bambini.

Un'esperienza pratica: il MIPA

Nel centro MIPA, da oltre 30 anni si organizzano corsi di movimento dall'inizio della gravidanza con gruppi aperti, corsi per coppie (di sera o nei weekend), corsi di richiamo, corsi di acquaticità in gravidanza, incontri informativi serali aperti a tutti, incontri dopo il parto, sull'allattamento, svezzamento e massaggio al bambino.

La nostra esperienza ci ha portato a rilevare che le donne hanno bisogno di tempo solo per sé, tra donne, e che l'interazione viene facilitata da una precoce (all'inizio della gravidanza) possibilità di incontri settimanali di lavoro corporeo, di movimento, di proposte di percezione, di respirazione, di rilassamento. In questo tipo di incontri una parte del tempo è dedicata allo scambio di vissuti o ad argomenti vari, in un'atmosfera assolutamente informale e spontanea.

I corsi di movimento sono frequentati da donne di diverse età gestazionali, così che può accadere che in un gruppo vi siano donne all'inizio della gravidanza e altre al termine; donne che entrano nel gruppo e altre che escono perché hanno partorito; e ciò senza che si creino problemi, in quanto il nucleo centrale del gruppo rimane inalterato per parecchio tempo (alcuni mesi). Questa eterogeneità va considerata positivamente, perché permette che al gruppo siano offerti supporto e informazioni pratiche. Per l'acquaticità abbiamo organizzato, nella piscina della scuola del Comune (meno profonda e più calda), incontri per sole donne, durante l'ora di pranzo una volta la settimana, con possibilità di più incontri. Inoltre abbiamo richiesto che una delle piscine pubbliche riservasse per 3 giorni la settimana, alternati, corsie speciali per le donne gravide. Le donne sanno che possono frequentare la piscina in quei giorni, in gruppetti spontanei o da sole.

Il partner o un'altra persona cara può partecipare agli incontri a tema che si ripropongono a ciclo oppure a un programma più intenso (8 incontri o un week-end) verso la fine della gravidanza, focalizzato sul parto e sulla vita iniziale con il bimbo. Questi gruppi di coppie sono spontaneamente omogenei per età gestazionale, in quanto più vicini al momento del parto.
Gli incontri di richiamo ci sono stati richiesti dalle coppie al secondo o terzo figlio, che non riuscivano a organizzarsi per uscire di casa per tante sere, oppure che, avendo figli piccoli (entro i 2 anni), non sentivano l'esigenza di ripetere le informazioni di base già ricevute nel corso della gravidanza precedente, ma preferivano poter elaborare il vissuto del parto precedente,

il dopo parto e la nuova situazione. Questi incontri vengono svolti in due giornate (dalle ore 16 alle 20).

Dopo la nascita la continuità del sostegno è data dalla possibilità di incontri informali, non fissi, ai quali possono partecipare (quando sono in grado di organizzarsi per uscire!), le donne con i propri bambini e una volta al mese anche i partner (massaggio, incontri sull'allattamento, svezzamento, vaccinazioni...).
Gli incontri dopo il parto devono avere un tempo dilatato: non possono durare 2 ore! Meglio sarebbe considerare la mattinata o il pomeriggio per offrire più tempo per organizzarsi, per arrivare con un bimbo piccolo.

Organizzazione dei corsi MIPA

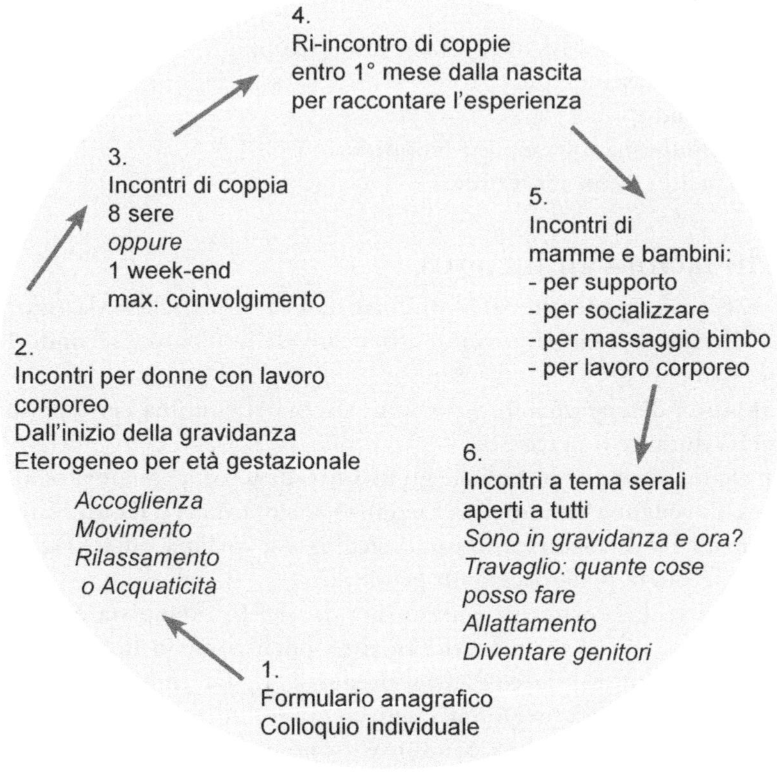

Oltre ai corsi organizzati dal MIPA, un altro esempio di incontri organizzati dalle strutture pubbliche sono i corsi organizzati dai Consultori familiari dell'ASL3 di Torino, che sono strutturati nel modo seguente.

Incontri a tema mensili, aperti a tutti, ripetuti a ciclo:
1. La gravidanza. *Strada facendo: il cambiamento in gravidanza.*
2. Il travaglio/parto. *Il travaglio: momento di passaggio... e quante cose posso fare.*
3. Dopo la nascita e l'allattamento. *Sono nato e so fare un sacco di cose.*

Incontri con cadenza settimanale (10 in gravidanza e 2 dopo la nascita) sui seguenti argomenti:
- gravidanza (anche in coppia);
- travaglio/parto (2 incontri di cui uno di coppia);
- il luogo del parto;
- allattamento (2 incontri di cui uno di coppia);
- dopo la nascita e puerperio;
- il neonato;
- diventare mamme e papà (coppie);
- sessualità e contraccezione.

Chi facilita gli incontri

I corsi sono generalmente condotti dall'ostetrica, che è la figura di riferimento, cui si possono affiancare altri operatori secondo le necessità.
Oppure i diversi operatori possono alternarsi con una certa periodicità durante il percorso.
In alcune strutture pubbliche gli incontri di accompagnamento alla nascita vengono condotti da operatori sociosanitari o da un'équipe formata da un'ostetrica, uno/a psicologo/a, un/una ginecologo/a, un'infermiera pediatrica o un pediatra.
In altre realtà l'ostetrica è affiancata da una fisioterapista o da un insegnante di scienze motorie. In altre, pochissime in Italia, i corsi vengono condotti da educatrici prenatali, figura ampiamente diffusa in Inghilterra, negli Stati Uniti, e un po' meno in Francia e in Germania. In altri casi i conduttori sono assistenti sociali o sanitarie.

Negli ultimi anni sono nati gruppi di auto-mutuo-aiuto per il sostegno dopo la nascita e l'allattamento, oltre agli storici incontri organizzati dalla Leche League (Lega per l'allattamento materno) su tutto il territorio nazionale. Sono spazi sociali importantissimi, facilitati da donne che alla pari sostengono altre mamme.
Se i corsi sono condotti da un'équipe, è necessario un costante lavoro collettivo di programmazione e valutazione dei singoli incontri. In talune situazioni gli operatori che conducono sono due: uno principale e l'altro di appoggio, oppure si alternano a seconda del programma.
In quest'ultimo caso è importante che le due persone che conducono siano presenti e che organizzino prima l'incontro, rivedendolo subito dopo. Questa formula non è facile da gestire, in quanto le dinamiche possono essere complesse, soprattutto se i due operatori non hanno avuto la possibilità di scegliersi, ma può diventare sicuramente arricchente e stimolante. Il conduttore deve possedere informazioni sulle dinamiche di gruppo, capacità e strategie di coinvolgimento.

I luoghi

Il luogo degli incontri dovrebbe essere architettonicamente predisposto con uno spazio adeguato al numero di persone (vale a dire per 15 persone di almeno 40 mq) e facilmente accessibile: consultorio, palestra, ospedale, biblioteca, scuola, sedi delle circoscrizioni comunali, centro benessere oppure presso studi professionali o associazioni.
Il luogo deve disporre di un bagno in perfette condizioni igieniche e dotato di un semplice meccanismo di chiusura. Il luogo deve essere pulito e offrire comodità. Dovrebbe essere arredato con semplicità ed essere attraente. La sala dovrebbe offrire la possibilità di una buona aerazione e di regolare l'intensità della luce.
Per il materiale specifico vedi il capitolo 'Materiali necessari per la conduzione'.

Gli orari

Qual è l'ora migliore per organizzare gli incontri? Se l'obiettivo è quello di proporre incontri dall'inizio della gravidanza, l'ora deve essere adeguata alle necessità delle tante persone che lavorano,

quindi dopo le ore 17-18, con la possibilità di appuntamenti al mattino per le donne non occupate o per le lavoratrici autonome, con turni, con bambini o in maternità.
Per le coppie, gli orari dovrebbero essere fissati verso sera, il sabato mattina oppure durante il week-end. Per il dopo parto ci dovrebbero essere incontri sia il mattino sia il pomeriggio.
La durata degli incontri può essere di 2 ore per il lavoro corporeo con le donne, 2 ore e mezzo per le coppie e almeno 3 ore per il dopo parto (le mamme con i bimbi hanno bisogno di flessibilità e sapere che anche se arrivano tardi possono usufruire dell'incontro e del gruppo).
Alcune realtà hanno affrontato il problema in questo modo: un'ora di lavoro corporeo e subito dopo un'ora e mezzo per la parte informativa o per le coppie.

La pubblicità

La più sicura e proficua pubblicità, se la qualità del servizio è buona, è quella fatta dalle donne stesse: il cosiddetto 'passaparola'. È un canale sicuro, economico, ma molto lento.
È importante quindi stampare e diffondere dépliant, volantini, biglietti da visita, locandine, cartoline o adesivi. Il materiale informativo deve essere chiaro, attraente e contenere tutte le informazioni necessarie con un linguaggio semplice e immediato (come si chiama il centro o la struttura che propone gli incontri, l'eventuale forma giuridica, gli obiettivi, a chi è rivolto, la data di inizio degli incontri, il luogo, l'ora, la durata, da chi sono tenuti, l'indirizzo, il telefono, il sito web, la mail, il percorso per giungervi e i mezzi pubblici, eventuale abbigliamento consigliato, gratuità o costi...).
Il materiale dovrebbe essere consegnato di persona a laboratori di analisi, centri di prenotazione, ambulatori di medici di base, studi privati di ginecologi o ostetriche, negozi di articoli sanitari, per la prima infanzia, farmacie, erboristerie, edicole, supermercati, sedi di giornali, radio e TV locali, librerie, biblioteche, uffici comunali, uffici informa-giovani, palestre, polisportive, parrucchieri, asili nido e scuole. Utilizzare i vari canali di internet; produrre storie o infografiche da postare periodicamente. Avere una propria pagina o un sito o un blog.
Si possono fare annunci e comunicati stampa sui giornali locali o regionali, o alle radio, offrendo eventualmente anche la propria

collaborazione per trasmissioni informative di appoggio ai servizi pubblicizzati (come, per esempio, trasmissioni o articoli dedicati all'allattamento).
Un buon canale pubblicitario è rappresentato anche da conferenze, incontri pubblici su argomenti inerenti, opuscoli informativi, incontri (con tavolino, materiale informativo, contattando e parlando direttamente con le persone) nei mercati, all'ingresso dei supermercati. I mercati e le fiere di paese sono un'ottima occasione per incontrare le donne e informarle dei servizi e degli incontri.
Altri canali rivelatisi utili ai fini pubblicitari sono articoli o lettere pubblicate su giornali o riviste.
Ancora, è possibile invitare a un incontro con buffet e visione di un filmato le donne e le coppie in gravidanza e professionisti, come ostetriche, medici di base, pediatri, ginecologi, donne impegnate politicamente, gestori di palestre, giornalisti... Un incontro può essere dedicato ai dati delle valutazioni dei corsi e dell'esperienza delle persone. È importante, inoltre, che la sede sia facilmente riconoscibile: una bella e chiara insegna sulla porta, ripresa poi su adesivi, magliette, cartoline, poster...

Organizzare i contenuti

Come programmare un corso in modo flessibile

Per facilitare la programmazione e lo svolgimento degli incontri vi propongo questo metodo che vuole essere creativo, flessibile e pragmatico allo stesso tempo. Non è uno strumento per il gruppo di donne o coppie, ma è per gli operatori che organizzano il percorso e gli incontri.
Una volta elaborato e discusso il programma potete appendere il cartellone nella vostra stanza o sulla parete della cucina della struttura utilizzata solo dall'équipe. È molto importante che i cartoncini con gli argomenti scelti siano incollati al cartellone con un adesivo facilmente rimovibile perché, per meglio seguire le necessità del gruppo, dovete avere la possibilità di spostare e modificare il vostro programma.
Per scrivere gli argomenti che volete proporre al gruppo potete applicare la tecnica del *brainstorming* (letteralmente 'tempesta di cervelli'), utilizzando cartoncini di quattro colori diversi: tre colori per

il percorso (un colore per la gravidanza, uno per il parto, uno per il dopo nascita) e un altro colore come cartoncino 'jolly' cioè per tutte quelle attività importanti, come l'apertura e la chiusura dell'incontro, che necessitano di tempo ma che non sono un argomento o una strategia.
Sui cartoncini jolly scriverete:

- accoglienza del gruppo, saluti, pause, che saranno ripetuti per tutti gli incontri;
- presentazioni dei partecipanti e operatore, accordi di convivenza, aspettative;
- la tipologia dell'incontro (a tema aperto a tutti, incontro con gruppo chiuso...) e gli eventuali operatori di appoggio o dell'équipe.

Alcune considerazioni

Scorrendo le varie liste o dopo aver scritto la vostra, vi verrà il sospetto che per trattare tutti gli argomenti ci vorrebbe una vita!
Bisognerà selezionarli, prendendo in considerazione anche il tipo di corso che intendete proporre e i bisogni del gruppo una volta che l'avrete incontrato. Assicuratevi che la lista comprenda argomenti di reale interesse e prioritari per le persone che partecipano agli incontri.
Sui cartoncini scrivete il titolo dell'argomento e non le strategie di conduzione per sviluppare quell'argomento.

In pratica

Prima fase:

a) Preparate il materiale: cartoncini di 4 colori (che si possono ottenere da qualsiasi tipografia o ritagliare da un foglio di cartoncino), pennarello, forbici, foglio grande su cui collocare gli argomenti, nastro adesivo di carta (quello usato da grafici o imbianchini) facile da scollare e una busta in cui conservare i cartellini che non potrete sistemare perché in eccesso. Avrete bisogno di un ampio tavolo o di una zona libera del pavimento.
b) Scegliete un colore per gli argomenti della gravidanza, un altro per il parto, per il dopo e i jolly.
c) Scrivete su ogni cartoncino, in stampatello, un argomento (ci sono argomenti che possono richiedere anche più cartoncini) rispettando i colori.

Seconda fase:

a) Decidete quanti incontri potete o volete fare e la loro durata.

b) Disponete orizzontalmente i cartoncini col numero degli incontri. Se potete svolgere 10 incontri avrete 10 colonne.

c) Sistemate i cartoncini con i jolly e gli argomenti come quando giochiamo a carte. Evitate di incollare subito i cartoncini con gli argomenti perché spesso devono essere spostati prima di ottenere una programmazione che vi soddisfi.

Ora che avete tutti i cartoncini di colori diversi disposti davanti, controllate se c'è equilibrio tra i loro colori.
Continuate a spostare i cartoncini fino a che troverete un giusto equilibrio, sempre controllando che gli argomenti dell'incontro abbiano una certa attinenza l'uno con l'altro.
Questo sarà il vostro schema iniziale (potrete ora usare il nastro adesivo di carta e fissare i cartoncini) prima di conoscere il gruppo, la sua tipologia e i suoi bisogni. Non fissate i cartoncini in modo definitivo.

La flessibilità del metodo sta nel fatto che i cartoncini possono essere usati per tutti i tipi di corso, e che potrete facilmente spostarli, riorganizzarli e cambiarne la disposizione a seconda delle necessità. Se, per esempio, nel primo incontro emerge la necessità di affrontare il tema della scelta del luogo dove partorire, mentre voi lo avete programmato solo per il quarto incontro, potreste affrontarlo subito, modificare il cartellone, spostando il cartoncino relativo all'argomento dal quarto al primo incontro e ricordandovi, nel contempo, di spostare a un successivo incontro l'argomento non affrontato nel primo.

Per la strutturazione di ogni singolo incontro, vedi la Scheda di lavoro n. 22, a pag. 175.

La tecnica del brainstorming per programmare un corso

Prima fase

Scrivete sui cartoncini, di quattro colori diversi, tutti gli argomenti che ritenete importanti in un corso.

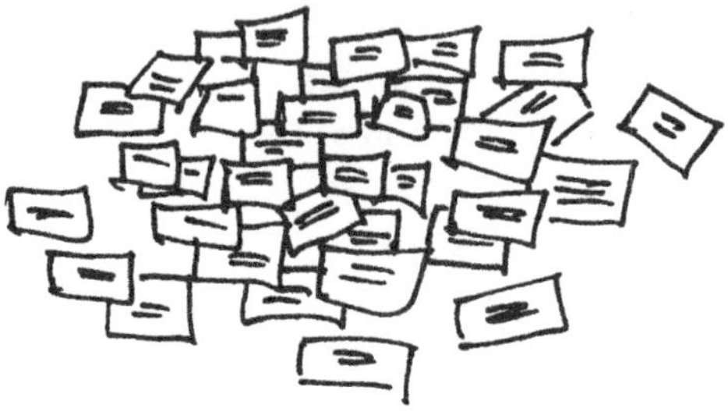

Seconda fase

Provate a distribuire i cartoncini in base al numero di incontri stabilito.

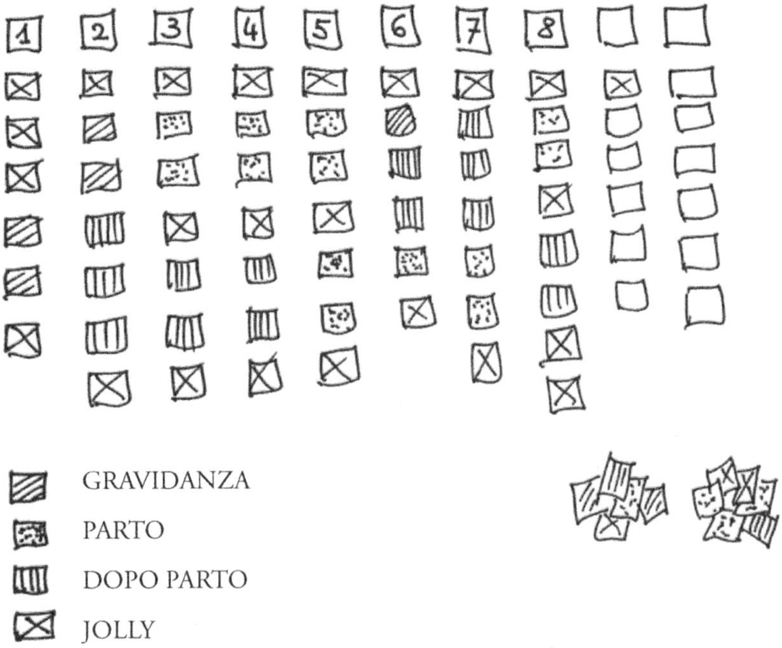

Esempio di brainstorming su cartoncino (si suddivide la parte informativa da quella pratica)

GRAVIDANZA

fisiologia	esami	disturbi	alimentazione
vissuti	igiene	modificazioni corporee e relazionali	sessualità
tutela gravidanza	sviluppo del bambino	anatomia	

Abilità pratiche

respirazione	rilassamento	movimento	posture
massaggi	consapevolezza del perineo		

PARTO

Informazioni

scelta del luogo	che cosa aiuta	oggetti in borsa	fisiologia del travaglio/parto, cosa succede
fase espulsiva	quando partire verso l'ospedale	sensazioni del travaglio/parto, dolore	pelle a pelle e prima poppata
che cosa fare in auto	come inizia	ruolo di chi accompagna	atteggiamento e sensazioni
l'ostetrica e gli altri operatori	viaggio del bambino	alcuni imprevisti	taglio cesareo
secondamento	procedure ostetriche	giorni di degenza	bisogni del bambino

Abilità pratiche

movimento	posizioni	uso della voce	respirazione
visualizzazione	rilassamento	massaggio	tocco semplice
rebozo			

VITA CON IL BAMBINO

Informazioni

bisogni	competenze e bisogni bimbo	allattamento	materiale di accudimento
ritmi	alcune difficoltà di allattamento	salute	organizzazione casa
relazione coppia	il corpo dopo	umori dopo	contraccezione
rete di sostegno	faccende burocratiche e diritti	gestione di altri figli	servizi sul territorio

Abilità pratiche

posizione allattamento	bagnetto	pulizia bimbo	cambio pannolino
attacco al seno	massaggio del bambino	alcuni esercizi madre	spremitura manuale del latte
massaggio seno	portare il bimbo		

Scheda di lavoro n. 3

Il programma

Provate ora a fare voi il programma, la scaletta degli incontri.

1	2	3	4	5	6	7	8	x

Scheda di lavoro n. 4

10 passi per gli incontri di accompagnamento alla nascita

Durante la formazione tenuta da Piera Maghella e Maita Sartori, organizzata dall'Istituto Superiore di Sanità per gli 80 operatori socio-sanitari delle 25 ASL coinvolte nel progetto 'Percorso Nascita: promozione e valutazione della qualità di modelli operativi - ISS 2008-2011' e sostenuta da Michele Grandolfo e Laura Lauria, sono stati elaborati i 10 passi per gli incontri di accompagnamento alla nascita. Questa proposta è stata poi discussa da altri 1000 operatori durante la formazione sui corsi organizzati dal MIPA Centro Studi e dalla ASLTO3 nell'arco di due anni (2011 e 2012). Questi passi sono stati riconosciuti dall'Istituto Superiore di Sanità e pubblicati dallo stesso nei Rapporti Istisan 12/39.

1. **Promuovere salute nel percorso nascita**. Attivare e sostenere le competenze della mamma, del bambino, del papà o del nucleo familiare.
2. **Formazione comune** degli operatori coinvolti. Integrazione territorio-ospedale-gruppi di donne alla pari. Definire raccomandazioni scritte esplicitando obiettivi e modalità di svolgimento. L'ostetrica è figura centrale di riferimento.
3. **Offerta attiva**: informare tutte le donne all'inizio della loro gravidanza degli incontri e dei servizi. Facilitare la partecipazione delle donne al primo figlio, non occupate, con bassa scolarità e straniere.
4. **Iniziare precocemente** in gravidanza con incontri periodici a tema nei primi due trimestri e nell'ultimo con cadenza settimanale. Gli incontri devono prevedere orari accessibili per coinvolgere anche i papà e le famiglie.
5. **Continuare gli incontri dopo** la nascita favorendo anche iniziative di auto-mutuo-aiuto.
6. Offrire **informazioni** basate sulle aggiornate evidenze scientifiche su gravidanza, parto, allattamento, cura del bimbo e genitorialità.
7. Adottare una **metodologia interattiva** dove il gruppo condivide, produce, sperimenta, si sente competente in un'atmosfera accogliente, rispettosa, non giudicante.
8. Utilizzare gli **spazi nella comunità**: consultori, scuole, biblioteche, farmacie, sale comunali, circoscrizioni, ospedali, associazioni, mercati o altro.
9. **Valutare** periodicamente secondo gli indicatori di esito, risultato e processo.
10. **Condividere pubblicamente** e periodicamente i dati delle valutazioni.

P. Maghella, *Incontri di accompagnamento alla nascita*, edizioni red!

Corsi e incontri online

I corsi online hanno trovato un grande e diffuso ruolo durante le diverse fasi del lockdown della pandemia da Covid-19 del 2020, tuttavia gli incontri per via telematica venivano già utilizzati dall'inizio degli anni 2000, prevalentemente tramite l'utilizzo di Skype, per:

- donne italiane che abitano e lavorano all'estero;
- chi desidera un percorso personalizzato;
- donne con gravidanze a rischio, disabilità o problemi;
- residenti in località con offerta inesistente o limitata o non corrispondente ai propri bisogni o desideri;
- partner che non hanno frequentato corsi o incontri dedicati;
- mamme alla seconda o più gravidanza;
- donne o coppie che non vogliono far parte di un gruppo;
- donne che lavorano e chiedono un determinato orario, in questi casi con un numero di incontri concordati e a pagamento.

La caratteristica principale di questi incontri è che sono di tipo individuale, rivolti cioè singolarmente alla donna in attesa o con il bimbo dopo oppure alla coppia. Non sono coinvolti gruppi di persone.

La pandemia da Covid-19 ha stabilito una semplice regola: stare a casa! Ma la nascita non si ferma durante una pandemia! Ha portato anche molta solitudine sia alle donne in attesa o nel puerperio sia agli operatori.
Per le donne in gravidanza, solitudine per mancanza di contatto, interazioni con pari nei gruppi e negli incontri spontanei. Solitudine durante i controlli periodici. Timore e solitudine durante il travaglio e il parto nei tanti punti nascita dove è stato sospeso il diritto delle donne a essere accompagnate e supportate da una persona di loro scelta per l'intera durata della loro permanenza.
Per gli operatori, perché si sono trovati improvvisamente a far fronte a un grande cambiamento in termini di sicurezza e di interazione.
Gli operatori nei punti nascita hanno spesso dovuto negoziare anche con la direzione per poter mantenere alcune regole fondamentali per garantire un'esperienza positiva della nascita, come la presenza di una persona scelta dalla donna durante le visite di controllo, il travaglio e il parto e durante i giorni di degenza. I punti nascita più virtuosi hanno mantenuto o reinserito rapidamente, dopo un iniziale periodo di sospensione, la possibilità di avere un caregiver o un partner per tutto il

tempo necessario, l'imprescindibile mobilità in travaglio/parto, la possibilità di avere il bimbo accanto. Per molti altri punti nascita c'è stato come un tornare indietro rispetto a pratiche già acquisite. In alcune aree le associazioni hanno fatto pressioni per mantenere le condizioni di base per un parto accompagnato e per l'offerta di buone pratiche. Hanno negoziato il complesso equilibrio tra salute pubblica e diritti riproduttivi in un momento di crisi.

Nelle realtà pubbliche, come nei consultori familiari (CF), sono aumentati:
- le visite ambulatoriali individuali con ostetrica consultoriale;
- gli incontri individuali via Skype in gravidanza e nel dopo nascita a sostegno dell'allattamento;
- la partecipazione dei papà durante le proposte online, dato che molti di loro lavorano a casa;
- le visite domiciliari nel dopo nascita.

Il passaggio alla modalità online ha portato a una riduzione del numero degli incontri per ogni corso, a una riduzione del numero dei corsi offerti in un anno e alla riduzione del numero dei partecipanti per ogni corso (4-8 persone al massimo).
Le difficoltà o le nuove sfide sono state e sono:
- la mancanza di tecnologia, di computer e la scelta di piattaforme adeguate a una modalità di interazione attiva e coinvolgente;
- la mancanza di risorse pubbliche o di tempi veloci per scegliere e abbonarsi a una piattaforma. In alcune realtà sono state le donne stesse a garantire la piattaforma tramite una spontanea raccolta fondi, oppure le ostetriche hanno personalmente acquistato l'abbonamento, e in altri casi l'Ordine Provinciale delle Ostetriche ha provveduto in tal senso;
- l'eccesso di contenuti, non sempre appropriati, che le donne trovano nei video registrati nel vasto panorama di internet;
- il timore da parte delle donne di tornare a incontrarsi in presenza.

L'organizzazione o operatore/facilitatore deve:
1. Scegliere la piattaforma. Sono veramente numerose. Consiglo di orientarsi verso una piattaforma che permetta: la suddivisione in sottogruppi nelle diverse stanze o sessioni secondarie; l'utilizzo di una lavagna interattiva su cui scrivere insieme ciò che emerge o per i *brainstorming* di gruppo; la possibilità di condividere materiale; un utilizzo

La riorganizzazione dei servizi pubblici in tempo di pandemia

Secondo un'indagine campionaria (EPIPREV sett-dic 2020), ai tempi del coronavirus in otto ASL in diverse regioni (Trento, Torino, Milano, Euganea Padova e Bologna per il Nord; Firenze e Roma per il Centro e Napoli per il Sud) i servizi pubblici si sono prontamente adattati alla nuova situazione proponendo:
- visite domiciliari;
- colloqui periodici via telefono o con videochiamata;
- servizio telefonico di sostegno allattamento, accudimento bambino e supporto psicologico;
- Corsi di accompagnamento alla nascita (CAN) online (8 incontri prima e 2 dopo);
- informazioni online: audio-video registrati, canali YouTube aziendali, dirette FB (Facebook);
- gruppi di sostegno alla pari, social network, auto-mutuo-aiuto;
- incontri online dopo il parto;
- in alcune ASL (aree meno colpite), corsi in presenza con ambienti e modalità adattati, rispetto della distanza interpersonale di 2 metri e utilizzo di mascherine oppure all'aperto, nei parchi.

illimitato di tempo, per meglio organizzare la durata e la frequenza degli incontri; di mantenere invariate, se lo si desidera, le credenziali di accesso per tutta la durata del corso; di ammettere le persone riconoscendo il loro nome quando accedono alla sala d'attesa per avere una sorta di controllo.
2. Avere un computer e una buona connessione internet. A seconda della rumorosità dell'ambiente può servire avere cuffie e microfono compatibili con il computer usato.
3. Avere conoscenze di base nell'utilizzo del computer, competenze di base di scrittura informatica e di creazione grafica di presentazioni per la parte espositiva dell'incontro.

Gli incontri online sono pensati e offerti con due modalità.
1. Con materiale pre-registrato. Video pre-registrati sui temi della gravidanza, del parto e dell'allattamento; lezioni e interviste pre-registrate con professionisti diversi; audio con guida per rilassamento e materiale cartaceo scaricabile. Molta cura deve essere posta al contenuto e alle informazioni.
2. Con incontri *live*, interattivi e gruppi WhatsApp o Facebook.

La durata del percorso online proposto nelle diverse realtà varia dai 3 ai 10 incontri in gravidanza e generalmente 1-2 incontri nel dopo nascita, preferibilmente al mattino o in orario pre-serale.
Il numero dei partecipanti varia moltissimo; più diffusamente il numero è ridotto (da 4 a 8 partecipanti), ma alcune proposte prevedono fino a 60 o più partecipanti.
Questi incontri sono gratuiti per le strutture pubbliche e in alcune associazioni, a pagamento per le strutture convenzionate e le realtà private.

Vantaggi e difficoltà per chi organizza e facilita

I possibili vantaggi

- Continuare con i corsi, con gli incontri. Per alcuni operatori, soprattutto nell'ambito privato, collegarsi dalla propria casa comporta il vantaggio di spendere meno tempo negli spostamenti.
- Raggiungere persone che in presenza non potrebbero frequentare. Potenzialmente, tutti hanno un cellulare.
- Per chi lavora privatamente, riduzione di spese per affitto di sale, studi, spazi. Se invece le spese per l'affitto o per mantenere una sede rimangono, questa diventa una risorsa inutilizzata e un costo non ammortizzabile.
- Acquisire competenze, abilità e sviluppare creatività per creare materiale e condividerlo dal proprio schermo.
- Essere in due facilitatrici, fortemente consigliato quando il gruppo supera le 10 persone.

Le possibili difficoltà

- Organizzarsi per quanto riguarda la famiglia e l'eventuale presenza di animali domestici.
- Creare nella propria abitazione un angolo neutro, esclusivo e adattabile (se e quando si propone lavoro corporeo, occorre avere a disposizione uno spazio comodo e pulito sul pavimento e una parete libera).
- Rendere pubblica la propria casa! Mai come in questo periodo si è entrati nelle case, nell'organizzazione, negli stili di vita delle persone.
- Avere una connessione internet debole o condivisa.
- Trascorrere tanto tempo davanti al computer.
- Dedicare molto più lavoro di preparazione prima e di revisione dopo l'incontro. Scelta accurata delle parole e delle informazioni. Online le

parole restano registrate. Le parole non sono mai neutre e sono un'azione!

- Minima interazione con il gruppo. Come facilitatori ci si può sentire molto soli perché si vedono solo i visi, le persone hanno l'audio spento per non disturbare, a volte, se ci sono difficoltà di connessione, si vede solo un quadratino nero con il nome o l'icona. Vengono a mancare sia l'interazione corporea, non verbale, sia i commenti spontanei. A volte può essere difficile creare un clima di gruppo, il grande rischio è che diventi una lezione frontale.
- Mancano le pause di gruppo, le interazioni spontanee, magari davanti a una tisana!
- Se si è da sole a facilitare può essere faticoso gestire e coinvolgere adeguatamente il gruppo.
- Si tende, ancor più che in presenza, a non utilizzare questionari di gradimento o di valutazione.

Ricordarsi di...

- Avere una connessione internet e un abbonamento a una buona piattaforma.
- Utilizzare un computer e non un dispositivo tablet o cellulare.
- Fare un'indagine per capire quali orari potrebbero essere facilitanti per un potenziale gruppo.
- Organizzarsi: strutturare il corso e ogni singolo incontro, evidenziare le priorità (il tempo online ha un peso diverso), fare un cronogramma, rivederlo alla fine dell'incontro alla luce di quanto effettivamente svolto.
- Fare offerta attiva per informare e promuovere gli incontri.
- Preparare il materiale da avere accanto o a disposizione sullo schermo e renderlo attraente ed efficace.
- Fare delle prove per non dover cercare nei propri documenti ciò che serve durante l'incontro e adattare il riquadro di ciò che le persone vedranno.
- Accompagnare le persone prima, durante e dopo gli incontri con le informazioni di orientamento necessarie, eventualmente creare una chat su Whatsapp o piattaforme simili per guidare il gruppo durante tutta la durata del corso.
- Decidere quale materiale condividere indicandone sempre le fonti. Il materiale una volta condiviso non sarà più controllabile (nonostante gli eventuali accordi); è necessario quindi che siano divulgate informazioni appropriate e di buona qualità!

- Anche online attivare e coinvolgere il gruppo adattando le tante strategie che si utilizzano in presenza. Se si è in due facilitatrici, concordare l'alternanza.
- Proporre periodicamente pochi minuti (1-3) di movimento del corpo. Può essere efficace preparare delle proposte corporee su dei bigliettini posti in una scatola da estrarre e sperimentare ogni 15 minuti circa.
- Utilizzare modalità diverse per conoscere le aspettative del gruppo prima del corso e per valutare il gradimento e l'efficacia degli incontri durante e dopo il corso, al fine di adattare e migliorare *in itinere* quel corso e i successivi incontri o corsi.

Cosa emerge dai questionari su corsi e incontri online

Vantaggi e criticità per gli operatori e i facilitatori

Ecco, a titolo di esempio, la sintesi che emerge da 140 questionari di valutazione anonimi dopo corsi di formazione MIPA per operatori/facilitatori.

1. Cosa ha funzionato secondo te del corso di formazione online?
- L'alternanza tra i diversi argomenti.
- La parte teorica (mai più di 7-15 minuti) e il coinvolgimento attivo ed esperienziale.
- Il coinvolgimento attivo e accogliente tramite l'interazione con uno stimolo preciso e un tempo ipotizzato a coppie, in piccoli sottogruppi.
- Le facilitatrici con chiari e definiti ruoli.
- La metodologia e il linguaggio: empatia comunicativa, chiarezza, precisione, semplicità e modalità diverse di spiegazione (canali diversi e uso di metafore).
- Un clima (lo stare insieme) accogliente, libero e non giudicante.
- Il materiale utilizzato e inviato.
- L'organizzazione del corso: il tempo tra un incontro e l'altro per sedimentare e rivedere, le mini pause di attenzione al corpo, il dinamismo.
- Nonostante il fatto di essere online, sentirsi gruppo!

2. Cosa hai trovato faticoso?
- L'organizzazione personale: la presenza di bambini e familiari. La necessità di avere qualcuno che accudisca i bimbi per potermi dedicare al corso. L'orario, dopo una giornata di impegni.

- Il tempo: più tempo per parlarsi e confrontarsi in sottogruppo. Tanto tempo davanti a uno schermo.
- Le proposte corporee, che sarebbe meglio dividere in sessioni più brevi.

Vantaggi e criticità per le donne e le coppie che partecipano agli incontri

Ecco alcuni aspetti emersi da 80 questionari di gradimento dopo incontri proposti a donne, coppie in attesa e mamme con bimbi dall'Associazione Oasi di Cuneo, che condivide la metodologia di conduzione del MIPA.

1. Quali vantaggi offre un corso online?

- È pratico: non occorre spostarsi.
- Offre la possibilità di partecipare anche a chi vive lontano e non si impazzisce a cercare parcheggio.
- Utile e ci si può sentire unite e in armonia tra mamme.
- Incontrarsi e sentirsi meno sole.
- Anche i papà hanno la possibilità di seguire e interagire.
- Una boccata di ossigeno nelle lunghe giornate vissute in casa da sola col mio bambino.
- Una ricarica.
- Un supporto fondamentale. Aspettavo l'incontro con gioia, felice di potermi affacciare al mondo tramite questa strana finestra: uno spazio in cui potersi confrontare, riflettere, condividere in un periodo così particolare.
- Una valida rete di supporto.
- Condividere la propria quotidianità, la propria casa.
- Nelle ultime settimane di gravidanza, quando si ha meno voglia di muoversi e di mettersi al volante, gli incontri online sono stati fantastici! Li manterrei anche in futuro, anche quando sarà possibile incontrarsi e fare gruppi in presenza.
- È stata un'ottima esperienza, inaspettata perché si è creata una bellissima sinergia e condivisione, anche grazie alla modalità interattiva utilizzata.

Il 25% delle persone dichiara di sentirsi molto a proprio agio nella versione online, forse più che in presenza.

2. Quali criticità?

- Gli incontri online sono interessanti ma meno coinvolgenti rispetto a quelli in presenza. Si sente molto la mancanza delle relazioni di vicinanza tra donne e di uno spazio esterno dedicato e accogliente, uno spazio oltre le mura di casa.
- La mancanza del cerchio, dell'interazione dei bambini, della condivisione che continua e delle chiacchiere all'uscita.
- Più difficoltà a creare legami con le altre mamme.
- In presenza è più semplice 'staccare la testa' e concentrarsi sul corso.
- Gli incontri online sono apprezzati nel periodo di lockdown, ma nulla a che vedere con il cerchio in presenza!
- Tempi più lunghi, gli scambi sono meno spontanei: si deve riattivare l'audio senza parlarsi sopra...
- Fare più movimento.

Alla luce di questa esperienza possiamo affermare che gli incontri online-live possono essere considerati una modalità valida da continuare a proporre parallelamente agli incontri in presenza con le imprescindibili modalità del coinvolgimento e dell'attivazione di tutto il gruppo.

La comunicazione

Non possiamo non comunicare! (P. Watzlawick, 1967, Scuola di Palo Alto). Qualunque comportamento è comunicazione. È stato stimato che l'80% del tempo di una persona è dedicato alla comunicazione nelle sue varie e più comuni forme: parlare, ascoltare, scrivere, leggere, telefonare, chattare, e così via. Quindi la comunicazione è strettamente legata alla vita stessa; eppure, malgrado la sua cruciale importanza, niente è così tanto lasciato al caso!

Se cercassimo su un dizionario il termine 'comunicazione' troveremmo che è la «trasmissione di informazioni mediante messaggi da un emittente a un ricevente». La comunicazione è sempre un tentativo di scambio. Quindi un'informazione parte da un emittente che ha assemblato e costruito il messaggio, l'ha codificato e poi espresso con le 'azioni' del corpo scegliendo un canale (vocale, visivo, tattile, cinestetico...) e un codice (un sistema di regole più o meno condivise); il ricevente ascolta e osserva il messaggio, lo decodifica e rimanda al ricevente un messaggio non verbale e a volte anche verbale. Il ricevente con la sua decodificazione e reazione influenza e regola il processo di trasformazione del messaggio dell'emittente.

«Il significato della comunicazione viene attribuito dal ricevente. Non è possibile in alcun modo essere certi della corrispondenza esatta tra i significati che intende comunicare l'emittente e quelli che ha inteso il ricevente» (Guelfi, Spiller, Scaglia, 2000). La comunicazione è costellata di difficoltà che affrontiamo e superiamo quotidianamente.

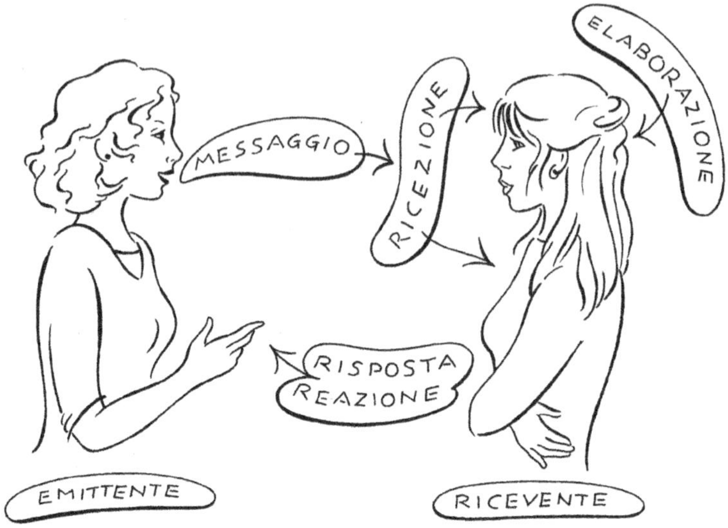

La comunicazione comprende sia il messaggio esplicito, verbale e intenzionale sia la metacomunicazione, caratterizzata da messaggi impliciti che riguardano i rapporti tra i comunicanti.
Questo passaggio dinamico e circolare è inoltre influenzato dal contesto.

Molti sono i fattori che influenzano la comunicazione interpersonale:
- ambiente: spazio fisico, intimità, contesto, tempo, clima, condizioni di libertà o di restrizione;
- territorio e spazio: distanza, affollamento, ruoli, status sociale;
- aspetto fisico e abbigliamento: sesso, razza, età, struttura corporea, odore, abbigliamento, divise, gioielli, trucco...;
- segni non verbali, come l'espressione facciale, il movimento degli occhi, la durata dello sguardo, la postura;
- fattori interpersonali, come lo stato d'animo, il concetto di sé, le proprie convinzioni, le modalità percettive, l'assertività, la padronanza linguistica.

Il linguaggio non verbale

Con la comunicazione si inviano e si ricevono costantemente messaggi tra due o più persone. I pensieri e i sentimenti vengono comunicati tramite le parole e il loro ritmo, mentre le emozioni passano attraverso la comunicazione non verbale. Il linguaggio non verbale esprime la dimensione emozionale della persona, il suo stato emotivo in quel preciso momento e rispetto a quello specifico argomento. Le varie ricerche sulla comunicazione concordano che quella non verbale è la forma più arcaica e immediata di cui la persona dispone, e che il 55% del contenuto di un messaggio viene trasmesso con la mimica facciale e con i gesti, il 38% con l'inflessione e il tono della voce, e solo il 7% con le parole.

Il linguaggio non verbale comprende

- Il linguaggio dei segni: movimenti della testa che facciamo per dire sì o no quando ci sentiamo in accordo o in disaccordo con una persona; il movimento della testa è molto importante perché è un chiaro indicatore del procedere dell'interazione e ha funzione di rinforzo; le forme di saluto, la stretta di mano ecc.
- Il linguaggio delle azioni: l'espressione del viso che riflette più di qualsiasi altra parte del corpo la nostra esperienza soggettiva; la postura del corpo che definisce la relazione con l'altro e con il contesto; il movimento. I gesti illustrano ed enfatizzano un'informazione, una richiesta (quando non parliamo una lingua, sono i gesti che ci permettono di comunicare). Ci sono gesti di chiusura quali arti incrociati, pugni chiusi, il muoversi in continuazione, gesti ripetitivi e il distanziarsi; gesti di apertura sono invece mani e arti aperti e il portarsi leggermente in avanti verso l'interlocutore. Il ritmo del respiro rivela le emozioni. Lo sguardo diretto manifesta l'intenzione di instaurare un rapporto e può comunicare interesse e fiducia, mentre lo sguardo fisso e insistente manifesta aggressività, potere e invadenza. Il tocco è un forte segno di comunicazione, ha connotazioni culturali e di appartenenza, può rafforzare il sentimento di vicinanza, di sostegno, di fiducia, tuttavia può anche essere inappropriato, non richiesto e manipolativo.
- Il linguaggio dello spazio e della distanza: l'essere umano è territoriale, e desidera avere un proprio spazio attorno a sé che sia riconosciuto dagli altri; nei gruppi ognuno tende a mantenere una propria zona, una zona cuscinetto. Questa zona si riduce rispetto agli altri quando entriamo in relazione o quando le altre persone ci diventano amiche, mentre si allarga con gli sconosciuti, gli esterni, i diversi. Quando qualcuno entra nella nostra zona intima o personale senza il nostro permesso attiviamo una reazione muscolare di irrigidimento, e il nostro corpo lo manifesta immediatamente.

Esistono quattro tipi di distanza (E. Hall): 1) distanza intima, fino a 45 cm, che permette relazioni intime, contatto fisico, permette di sentire l'odore, di percepire l'intensità delle emozioni; 2) distanza personale, fino a 120 cm: l'odore e il calore del corpo non sono più percepiti, si alza leggermente il volume della voce; 3) distanza sociale, fino a 350 cm: si annulla completamente la possibilità di contatto fisico, che è compensata dallo sguardo, la voce diventa ancora più alta; 4) la zona pubblica, oltre i 350 cm: qui la gestualità viene amplificata come pure il volume e il tono della voce.

- Il linguaggio delle cose/oggetti: viene usato per tracciare i confini, per definire le regole della relazione e la gerarchia sociale; l'abbigliamento; il linguaggio tecnico (audiovisivi) permette di illustrare meglio un messaggio, un'informazione, un'azione.
- Il paralinguaggio: le inflessioni e il tono della voce, il volume, la velocità, le esclamazioni (ummm, oh, ah, il colpo di tosse, lo schiarirsi la voce, lo sbuffare...), la scansione ritmica.

Il linguaggio non verbale segnala atteggiamenti, trasmette emozioni, illustra, enfatizza e regola la comunicazione.

La comunicazione è un processo dinamico mediante il quale una persona entra in relazione con un'altra. È un mettere in comune: una persona mette in comune qualcosa con un'altra, ma prende anche qualcosa dall'altra.

Quando comunichiamo qualcosa, anche quando semplicemente descriviamo una situazione, esprimiamo opinioni, osservazioni, emozioni, idee, orientamenti, sensazioni, bisogni, ordini, proiezioni, giudizi.

Quando comunichiamo compiamo sempre un atto di traduzione, e il linguaggio rivela il nostro sistema di convinzioni, la nostra storia, il nostro bagaglio personale, il modo in cui ognuno di noi percepisce la realtà.

La comunicazione implica un coinvolgimento personale, interviene e orienta le relazioni interpersonali, crea il destino di quel gruppo, la qualità dei rapporti, la possibilità di interagire, aprirsi e scoprirsi, sostenersi...

Ogni messaggio è costituito dal contenuto, da cosa vogliamo trasmettere e dalla proposta relazionale e quindi da come lo diciamo, da cosa ci aspettiamo dall'altro e dal rapporto tra chi interagisce. La proposta relazionale, il come diciamo le cose è sovente il punto fragile della comunicazione.

Scheda di lavoro n. 5

Comunicare

La mia migliore abilità di comunicazione è:

....

La comunicazione per me significa:

....

Parlo meglio con le persone quando:

....

Ascolto meglio quando:

....

Le cose che mi disturbano sono:

....

Non riesco a parlare quando gli altri:

....

Le migliori condizioni di comunicazione sono:

....

Le cose che migliorano le abilità di comunicazione sono:

....

Scheda di lavoro n. 6

Modalità e tecniche che facilitano la comunicazione

Modalità	Definizione	Obiettivo/Valore	Esempio
Ascolto	Modalità attiva di ascolto per poter raccogliere e capire.	Permettere alla persona di potersi esprimere senza interruzioni in un clima empatico, rispettoso, che esprime riconoscimento, interesse, disponibilità a coinvolgersi.	Gesti di apertura, annuire con il capo quando la persona parla, contatto visivo, lieve spostamento verso la persona a una distanza inferiore a 1 metro. Fare domande aperte: «Come sta? Come va? Com'è stata la sua esperienza?». Aiutare la persona a continuare senza interpretare, rimanendo al passo di chi parla ed evitando di dare subito consigli, di normalizzare e banalizzare.
Silenzio	Periodo di non comunicazione verbale tra l'emittente e il ricevente. Tuttavia il 'non verbale' continua a trasmettere.	Rispetta i tempi dell'altro, permette di riflettere, di chiarire, di organizzare i successivi messaggi o idee. Mostra la capacità di reggere emozioni anche forti. Offre tempo alla persona per continuare.	Contatto visivo, postura rilassata e aperta, ritmo della respirazione tranquillo, tocco.

Modalità	**Definizione**	**Obiettivo/Valore**	**Esempio**
Chiarire	Chiarire il messaggio, stabilire se il messaggio espresso coincide con il messaggio ricevuto e assorbito. A volte è difficile seguire o capire un'esperienza.	Esprime il desiderio di comprendere ciò che viene trasmesso e di mostrare che si sta al passo. Permette alla persona di potersi spiegare meglio, di aggiungere, di approfondire. Aiuta l'altra persona a darsi già delle risposte.	Chiedere se si ha capito: «Ho capito bene che...?»; «Se ho ben capito lei/tu...»; «Mi ha detto che...?»; «Mi faccia provare a riassumere quello che mi ha detto...».
Rispecchiare	Rispecchiare, rimandare alla persona le sue idee, il significato espresso, le emozioni.	Riconosce e legittima il vissuto e le idee della persona. Dà la possibilità alla persona di acquisire maggiore consapevolezza sul proprio vissuto.	Ripetere quello che la persona ci ha detto, usando le sue ultime parole: «Non dovrei piangere. Sono felice con questo bambino, mi sento veramente stupida». La tentazione sarebbe di dire: «Non è affatto stupida, molte donne piangono dopo aver partorito», il che la bloccherebbe. Per aiutarla a continuare ad approfondire e forse a capire può essere utile ripetere: «Stupida?» in modo empatico.
Focusing	Incoraggiare la persona a sviluppare e ad approfondire un messaggio evitando di divagare.	Aiutare a rimanere concentrati sul vissuto, sull'idea, l'esperienza, per poter eventualmente raccogliere dati e soluzioni.	«Mi stava raccontando com'è difficile dire a...».

Modalità	Definizione	Obiettivo/Valore	Esempio
Soluzioni	Trovare soluzioni e strategie appropriate. Aiutare la persona a trovare possibili fonti di sostegno.	Quando la persona si sente pronta, è stata ascoltata e si è espressa, trovare soluzioni diventa più semplice. È utile offrire un ventaglio di soluzioni in modo che la persona possa darsi delle priorità o scegliere la soluzione e la strategia che più si avvicinano al suo stile di vita e alla sua situazione.	«Se potesse cambiare qualcosa, cosa vorrebbe che succedesse?»; «Se potesse immaginare qualcosa o qualcuno che possa esserle di aiuto ora... prenda un momento... che cosa o chi potrebbe essere? Con chi potrebbe parlare?»; «Cosa direbbe a una cara amica?».

P. Maghella, *Incontri di accompagnamento alla nascita*, edizioni red!

Scheda di lavoro n. 7

Modalità e tecniche che bloccano la comunicazione

Modalità	Definizione	Obiettivo	Esempio
Non ascolto attivo.	Non prestare attenzione, non ascoltare.	Disinteresse, negazione dell'altro, giudizio prevenuto. L'ascolto attivo non va usato quando si provano sentimenti di rabbia o altre forti emozioni verso l'altra persona, quando non si ha tempo, quando l'altra persona è coinvolta nel nostro problema, quando si vuole che l'altra persona faccia come diciamo noi, quando si è tentati di fare molte domande.	Assenza di contatto visivo, corpo in movimento, distanza superiore a 1 metro, fare altro o guardare altrove. Gesti di chiusura (mani, braccia, gambe intrecciate).

Modalità	**Definizione**	**Obiettivo**	**Esempio**
Banalizzare e normalizzare	È una falsa rassicurazione l'utilizzare frasi stereotipate e fuori luogo per sdrammatizzare il silenzio o le forti emozioni nel tentativo di rassicurare l'altra persona.	Nega le emozioni, la paura, l'esperienza, il parlare delle proprie esperienze cambiando così ruolo.	«Su, coraggio, non faccia così... Vedrà che passerà. Forse è meglio così.»; «Ma cosa le salta in mente ora... si rende conto?»; «Sa, succede a tutti, ne vedo tante...»; «So esattamente come si sente perché è successo anche a me...».
Cambiare argomento	Dirigere la conversazione su un argomento diverso o di interesse personale, anziché seguire la direzione dell'altra persona.	Mancato riconoscimento dei sentimenti o dell'esperienza dell'interlocutore, genera rabbia e ansia.	Quando la persona parla, oppure manifesta forti emozioni, porle domande che non hanno attinenza con il momento o con l'esperienza, del tipo: «Mi scusi, ma i suoi dove abitano?»; «Mi scusi, ma cosa le ha detto la mia collega?».
Dare giudizi	Approvare o disapprovare un comportamento, una scelta, dire ciò che è giusto o sbagliato.	Crea dipendenza, la relazione non si basa su reciproca fiducia. Soddisfa il bisogno di autoapprovazione dell'operatore.	«È sbagliato rifiutare questa procedura»; «Questo suo modo... secondo me è sbagliato»; «Fa male a far così»; «Sono contenta che abbia deciso di... perché è la soluzione migliore».
Dare consigli	Dire subito all'altra persona ciò che deve o non deve fare.	Nega la possibilità di esplorare, di condividere decisioni e strategie personalizzate.	«Bene, ho capito guardandola che lei ha bisogno di...»; «Se fossi in lei io farei...»; «Deve assolutamente fare...»; «Si fidi, è meglio che faccia questo...».
P. Maghella, *Incontri di accompagnamento alla nascita*, edizioni red!			

L'empatia

La comunicazione ci permette di instaurare e mantenere un clima empatico con un basso rischio di giudizio.
Empatia significa, per chi ascolta e accoglie, centrare l'attenzione sull'altra persona o sul gruppo, sospendendo il proprio giudizio e i timori, cercando di accogliere e comprendere veramente quello che viene espresso, l'esperienza soggettiva dell'altra persona. Non è identificarsi pienamente. La persona che ascolta non perde la consapevolezza della propria individualità anche quando l'esperienza che viene raccontata è simile alla propria.

In pratica

La capacità di comunicare con efficacia è la più importante delle risorse personali sia nella vita privata sia nel lavoro. Il saper comunicare con chiarezza e coerenza e il sapere ascoltare attivamente sono tra le abilità da sostenere e migliorare il più possibile. Rispetto all'accompagnamento nel 'percorso nascita' la comunicazione ha un ruolo fondamentale:

- nel primo incontro con la donna o la coppia, sia telefonico (quando chiedono informazioni) sia di persona: l'impressione, la fotografia che si trattiene rimane a lungo;
- durante i colloqui individuali, per esempio per esporre le modalità di iscrizione ai corsi, e durante tutto il percorso dei controlli clinici, per sostenere le scelte, per incontrare e capire i bisogni e i timori, oppure per raccontare l'esperienza del parto, nel sostegno durante l'allattamento e le prime cure del bimbo, nell'assistenza domiciliare ecc.;
- per creare e mantenere un buon clima nel gruppo;
- per sostenere e attivare l'*empowerment* e le risorse delle persone;
- per stimolare la partecipazione nei gruppi;
- per gestire la condivisione, le discussioni e le diverse opinioni durante gli incontri di gruppo;
- per fornire informazioni chiare, semplici, comprensibili e stimolanti;
- per riconoscere e adattare un linguaggio;
- per mantenere il feedback che ci permette di recuperare o cambiare direzione e sostenere i bisogni del gruppo;
- per attivare riti di consolidamento e chiusura;
- per lavorare in équipe;
- per scrivere progetti;
- per diventare agenti di cambiamento.

Durante le riunioni dell'équipe, quando ci sono situazioni di tensione, per evitare che la comunicazione degeneri si può proporre un momento di riflessione individuale e compilare la griglia riportata qui sotto, dopodiché lasciare a ognuno 10 minuti per fornire la propria versione. È importante, soprattutto quando il clima è teso, che il coordinatore del gruppo garantisca a chi parla che non sarà disturbato né interrotto e che assicuri a tutti uguali tempi di intervento. È comodo utilizzare un timer portatile da cucina, ce ne sono di varie forme e colori!

Riflessione individuale			
Che cos'è successo per me	Come mi sono sentita/o	Come questa cosa ha influenzato il mio lavoro (o la mia vita)	Come vorrei che fosse

Mantenere un buon clima nei corsi

- Attivarsi per una buona accoglienza (invito, indicazioni di arrivo, accogliere ogni persona con un sorriso sincero presentandosi, chiamarla con il nome, predisporre un ambiente il più confortevole, pulito e piacevole possibile).
- Favorire un clima e un atteggiamento informali e rilassati.
- Stabilire insieme con il gruppo accordi di convivenza e di organizzazione (darsi del tu, chiamarsi per nome, possibilità di dire ciò che si pensa nel rispetto degli altri, garantire la riservatezza, rispettare l'orario ecc.).
- Prendere coscienza della propria postura e del proprio linguaggio non verbale. È importante quello che diciamo ma è ancora più importante come lo diciamo.
- Essere coerenti con un atteggiamento di accoglienza, senza pregiudizi, non manipolativo né aggressivo.
- Rispettare i tempi e i silenzi, stimolando la partecipazione di tutti i componenti del gruppo con un'adeguata divisione dei tempi di intervento e di ascolto; quando si chiede o si sollecita di intervenire su un argomento, aspettare in silenzio (contare almeno fino a 20) le possibili risposte o aggiunte.
- Mantenere un contatto visivo, guardare e mantenere lo sguardo sul gruppo.
- Ringraziare quando qualcuno condivide qualcosa.

- Evitare di infantilizzare il gruppo: «Su, ragazze!» Evitare di usare termini e atteggiamenti che ricordino le modalità scolastiche tradizionali: lezione = incontro.
- Personalizzare il linguaggio anche nelle descrizioni anatomiche: il tuo/vostro bambino, il tuo utero, il tuo bacino, la tua placenta ecc.
- Utilizzare un linguaggio semplice: feto = bambino; paziente = donna, uomo; puerpera = madre... Può servire aiutare i componenti del gruppo a familiarizzare con termini tecnici che incontreranno nelle strutture ospedaliere o in travaglio, anche per farli sentire in grado di capire la situazione, ma sempre partendo dal termine comune (acque = fluido amniotico).
- Mantenersi nei tempi: trasmettere l'informazione con linguaggio chiaro, preparando il gruppo a una breve esposizione: «E ora mi prenderò 15 minuti per parlare di...»
- Quando si descrive qualcosa (situazioni, eventi, processi, oggetti, sentimenti, sensazioni esterne o interne, procedure, a volte anche lontane dalla quotidianità), farlo in modo accurato e realistico: 1) che cos'è; 2) cosa potrebbero vedere, sentire, annusare, toccare; 3) che cosa possono fare; 4) come possono sentirsi; stimolando anche il gruppo a contribuire.
- Evitare di dare giudizi (male, bene, importante, intelligente...): «Questa è una domanda importante!»; «Questo è fatto/detto bene!»; «Questo non è vero!» e anche interpretazioni.
- Evitare di correggere informazioni errate. Di fronte all'affermazione: «Ha avuto 40 punti...», la tentazione sarebbe di dire: «No, non è possibile, neppure quando abbiamo una lacerazione di quarto grado». In tal caso è meglio coinvolgere il gruppo («Altre hanno sentito racconti simili?») per attivare la discussione, oppure replicare con frasi del tipo: «Fermiamoci un attimo perché l'esperienza che ci hai riportato è probabilmente carica anche di tutto il vissuto di chi te l'ha raccontata: forse quella donna si è sentita sola, senza informazioni, senza che le dicessero o le mostrassero... forse è stato difficile dopo... forse ha pensato... forse non aveva il bimbo con sé... Perché, se consideriamo solo l'aspetto dei punti di sutura veri e propri, possiamo dire che...»
- Aiutare le persone a interagire come gruppo, organizzando spesso sottogruppi per anticipare o sviluppare un argomento.
- Evitare di entrare in polemica su argomenti vari. Quando ci sono opinioni contrastanti, si può dividere il gruppo in due: un gruppo

trova (anche se le singole persone possono essere in disaccordo) tutti vantaggi per la soluzione o la scelta 'x' e l'altro gruppo fa la stessa cosa per la soluzione o la scelta opposta. Si stabilisce un tempo di discussione e poi si scrivono su due cartelloni diversi o con due colori diversi i vantaggi di una scelta e di quella opposta. Dopodiché si espongono le indicazioni basate sulle evidenze in modo chiaro e comprensibile. Ognuno trarrà quindi le proprie conclusioni e farà le proprie scelte. Non è utile fare opera di convinzione, anche perché quando vogliamo convincere qualcuno otteniamo spesso l'effetto contrario: la persona farà la cosa opposta!

- Accogliere, ringraziando, i contributi, qualsiasi sia l'aspetto che la persona condivide con il gruppo, senza aggiungere alcunché o commentare durante i riti di chiusura.

Assertività significa:

- essere consapevoli dei propri bisogni, opinioni, diritti;
- essere consapevoli del punto di vista altrui;
- saper esprimere la propria idea usando la forma verbale io, senza ledere, manipolare o prevaricare gli altri: «Mi rendo conto che per lei è..., io ho bisogno di..., propongo di...»

Il processo di apprendimento

Abbiamo enormi capacità di apprendere già durante la vita intrauterina, siamo spontaneamente portati ad assorbire informazioni, abilità e competenze che riguardano noi stessi, gli altri e il mondo che ci circonda. Questo forte bisogno di apprendimento ci permette di affrontare e gestire le tante situazioni della vita.

Il procedimento attraverso il quale acquisiamo nuove conoscenze e abilità non è facilmente misurabile. È un fenomeno molto complesso, che non può essere direttamente osservato o controllato. Non si tratta di un processo unidimensionale, ma di un'evoluzione che avviene a diversi livelli.
Nell'evoluzione di questo processo multiforme, riveste enorme importanza anche il processo individuale antecedente, il proprio bagaglio acquisito ancora prima di ricevere informazioni e nozioni.

Prima di parlare del processo di apprendimento è necessario, perciò, anteporre alcune considerazioni di tipo culturale, sulle motivazioni e sull'influenza del *setting* (ambiente) e di tutto il sistema di comunicazione.

L'andragogia

Quando parliamo di apprendimento in rapporto ad adulti abbiamo a che fare con un modello che è giusto definire non pedagogi-

Scheda di lavoro n. 8

Che cosa funziona per me

1. Pensando al migliore insegnante che hai avuto, elenca le sue qualità o le cose che faceva.

....

....

....

2. Pensando al peggiore insegnante che hai avuto, elenca le cose che diceva o faceva.

....

....

....

3. Considerando ora la tua esperienza da adulto, ricorda una situazione in cui hai avuto bisogno di acquisire nuove conoscenze, abilità o atteggiamenti

....

....

....

Che motivazioni avevi?

....

....

....

Che risorse hai usato?

....

....

....

Quale approccio, quali modalità... *che cosa* ti ha aiutato?

....

....

....

....

Per trattenere meglio le informazioni o acquisire nuove abilità ti è servito vedere, leggere, ascoltare, discutere, provare, sperimentare?

....

....

....

P. Maghella, *Incontri di accompagnamento alla nascita*, edizioni red!

co, ma 'andragogico'[13]; questi modelli hanno presupposti diversi tra loro. Vorrei fare questa distinzione, perché molti operatori coinvolti nell'organizzazione e nella conduzione di corsi per adulti tendono ad assumere la modalità dell'insegnamento tradizionale.

Il modello pedagogico attribuisce all'insegnante la piena responsabilità di prendere tutte le decisioni su quello che verrà appreso, come e quando verrà appreso e se è stato appreso. È un'istruzione diretta dal docente, che lascia allo studente solo il ruolo subordinato di seguire le istruzioni dell'insegnante. I discenti devono imparare solo quello che insegna loro il docente, se vogliono andare avanti ed essere promossi; la motivazione è esterna ed è data dai voti, dalle approvazioni o disapprovazioni dell'insegnante, associate alle pressioni da parte dei genitori; al discente è attribuita una personalità dipendente e l'apprendimento è centrato sulle materie e sul contenuto.

Quando negli Stati Uniti si è cominciato a organizzare la formazione degli adulti, dopo la prima guerra mondiale, il modello pedagogico tradizionale era l'unico a cui gli insegnanti potevano riferirsi. Fino a pochi decenni fa si è continuato a insegnare agli adulti utilizzando la stessa modalità direttiva. Solo alla fine degli anni Sessanta è emerso un termine specifico, 'andragogia', coniato da Malcolm Knowles per definire l'apprendimento degli adulti con i seguenti presupposti.

- Il bisogno di conoscere: gli adulti sentono l'esigenza, la necessità di apprendere qualcosa prima di intraprendere il processo dell'apprendimento. Essa agisce sul livello di consapevolezza del proprio bisogno di conoscere tramite esperienze reali o simulate: «Riconosco dove sono e riconosco dove voglio arrivare».
- Il concetto di sé: gli adulti hanno un concetto di sé come persone responsabili della propria vita e delle proprie decisioni. Hanno un sistema di convinzioni proprie anche rispetto a se stessi.
- Il ruolo della propria esperienza precedente: gli adulti portano con sé la propria esperienza. Un gruppo di adulti sarà eterogeneo in termini di *background*, di stili di apprendimento, di motivazioni, di bisogni, interessi, valori, obiettivi e competenze. Tutti i componenti di un gruppo sono nati e sono stati bambini; tutti sanno qualcosa sulla gravidanza e sul parto. Devono poter avere possibilità di interagire tra loro. Le risorse

13 M. Knowles et al., *Quando l'adulto impara. Andragogia e sviluppo della persona*, Franco Angeli 2008.

La gerarchia dei bisogni umani secondo Abraham Maslow

Le persone hanno 5 livelli di bisogni, ciascuno dei quali deve essere soddisfatto prima che nascano quelli del livello successivo.

1. **Sopravvivenza biologica**. Fame, sete, sonno, mantenere una buona temperatura corporea, evacuare sono bisogni fondamentali connessi con la sopravvivenza. È difficile che una persona che partecipa a un corso possa interagire o trattenere informazioni nuove se ha qualche disturbo, ha sete oppure ha molto caldo. Quando si organizza l'ambiente per gli incontri è bene ricordare questi bisogni fondamentali: ambiente con temperatura gradevole e arieggiabile, possibilità di bere, accesso a un bagno pulito, intervalli con piccoli spuntini (frutta secca, biscotti...), comodo spazio per sedersi.

2. **Bisogni di sicurezza**. Quando le necessità biologiche sono soddisfatte, ecco emergere il bisogno di sicurezza. Quando non ci sentiamo sicuri abbiamo timore e questo può anche 'congelare' le nostre capacità cognitive e relazionali. In un gruppo abbiamo bisogno di sentirci sicuri e liberi dalla minaccia del ridicolo e dal rischio dell'imbarazzo. Le donne in attesa e i loro compagni possono sentirsi particolarmente vulnerabili durante questo periodo.

3. **Bisogni di relazione**. Sono importanti quanto i bisogni biologici. Siamo esseri sociali e abbiamo bisogno del rapporto con gli altri, di soddisfare il senso di appartenenza, di accettazione, di affetto, di intimità e di condividere in un clima di tranquillità, fiducia e calore. La non realizzazione di questo livello porta a solitudine, tristezza, emarginazione, dolore. Le persone del gruppo dovrebbero potersi sentire realmente accolte, avere la possibilità di interagire, di condividere un clima amichevole.

4. **Bisogno di stima e successo**. Una volta che le precedenti necessità sono state soddisfatte, nasce il bisogno di essere produttivi, di conseguire risultati e di avere successo nelle attività che si intraprendono. La stima include senso di gratificazione, valore, merito, rispetto; la gioia di aver compreso o realizzato qualcosa è una sorta di trampolino di lancio per raggiungere la competenza desiderata, implica il desiderio di tradurre in pratica la possibilità di accedere alle competenze acquisite. Quando questo bisogno non viene soddisfatto le persone si sentono inadeguate, frustrate, senza capacità. Questo aspetto, durante l'endo e l'esogestazione, influenza profondamente la donna e conseguentemente il resto del suo nucleo familiare per molto tempo. Può influenzare la fiducia nelle competenze e abilità come madre e padre.

5. **Bisogno di autorealizzazione**. Questo bisogno porta all'*empowerment*, all'assertività, al senso di padronanza. Anche qui la comunicazione è una chiave d'accesso, per sostenere il gruppo nel processo di scelta, di attuazione e di elaborazione delle varie esperienze.

di apprendimento più ricche risiedono nei partecipanti al corso. Da qui l'enfasi sulle tecniche esperienziali con discussioni di gruppo, simulate, *problem solving*, discussioni di situazioni.

- La disponibilità ad apprendere: gli adulti sono disponibili ad apprendere e a far emergere ciò che hanno bisogno di sapere e di saper fare per far fronte efficacemente alle situazioni della vita reale. Il 'percorso nascita' è particolarmente stimolante nel loro caso perché si tratta di un'intensa tappa evolutiva.
- L'orientamento verso l'apprendimento: negli adulti è centrato sulla vita reale. Gli adulti sono motivati a investire energia quando sentono che ciò che fanno li può aiutare ad affrontare situazioni della vita reale.
- La motivazione più potente per gli adulti è data dalle pressioni interne, come il desiderio di evolversi, di aumentare l'autostima e la qualità della vita, di concretizzare esperienze significative e gratificanti.

Gli elementi dell'apprendimento

Il processo di apprendimento è composto di vari elementi, ciascuno con una sua importanza, che vale la pena vedere brevemente.

La persona

Componente fondamentale del processo cognitivo è la persona stessa, con tutto il suo bagaglio biografico, culturale, la sua capacità di ricevere stimoli e di interpretarli, di dare loro un significato e di passare all'azione. È più facile raccogliere un'idea, uno stimolo che siano, in qualche modo, relativi a qualcosa di già conosciuto. L'apprendimento è più efficace e veloce se il nuovo richiama le esperienze passate o le risorse personali. L'acquisizione dell'informazione è facilitata quando la persona riconosce analogie e differenze tra le esperienze passate e la situazione presente. L'informazione risulta perciò più efficace se è strutturata, organizzata e correlata alle conoscenze precedenti di chi ascolta. Ogni persona, inoltre, filtra le informazioni attraverso la propria realtà o, meglio, quello che percepisce e vive come realtà. Per ciascun individuo la percezione dei messaggi è in relazione all'*esperienza personale*. Questo spiega come mai lo stesso messaggio venga spesso interpretato in modo diverso da persone diverse.

Il processo di apprendimento investe la persona nella sua globalità e diviene efficace quando viene dato spazio ai livelli cognitivo (informazione, conoscenza), psicomotorio (provare, fare) e affettivo (il mondo

Gli elementi che hanno reso più efficace l'apprendimento

Chiedendo a un gruppo di operatori, durante un corso di formazione, di cercare nella loro esperienza una situazione o un corso particolarmente efficace e arricchente in termini di apprendimento, sono emersi i seguenti fattori/elementi:

- la prontezza interna
- la motivazione, aver bisogno di qualcosa
- un buono stato d'animo
- un gruppo che ha legato
- un clima piacevole
- riassunti, sintesi e schemi
- un buon momento della mia vita
- un momento forte della mia vita
- il gruppo, il confronto
- un buon rapporto con chi conduceva
- un insegnante carismatico, che stimolava e apprezzava
- un bel clima
- lavorare nel gruppo
- poter chiedere
- sentirmi a mio agio
- non essere giudicati
- sperimentare
- stimoli diversi, creativi
- il fare
- il provare
- tradurre subito in pratica quanto appreso
- vedere
- fare
- toccare
- provare con sostegno
- curiosità
- condividere
- poter seguire i propri tempi
- osservare e rimodellare
- avere stimoli nuovi
- capire i termini tecnici usati nel corso
- vedere bene la presentazione
- rispetto e fiducia
- un insegnante che conosce in modo approfondito l'argomento e trasmette passione
- tempo per metabolizzare
- momenti di riflessione
- buona relazione con il docente e reciproco rispetto
- ripetizioni creative
- esempi
- mettersi in gioco
- riflettere sugli errori
- ambiente confortevole
- essere gratificati
- impostazione realistica del corso
- divertimento
- ricevere dispense
- ritrovarsi
- *feedback*

emozionale, che include valori, atteggiamenti, autopercezione, relazione interpersonale con gli altri, e così via).
Perché l'apprendimento sia efficace, è necessario che l'adulto che partecipa al corso abbia un ruolo attivo. Un proverbio cinese dice: «Se ascolto, dimentico; se vedo, ricordo; se faccio, capisco». Le motivazioni giocano un ruolo importante nella 'pronta' ricezione di un'informazione. Gli adulti sono motivati ad apprendere quando identificano il bisogno

di acquisire nuove competenze o informazioni e imparano quello che possono realmente usare e applicare immediatamente.
Le motivazioni possono essere anche di segno negativo, come, per esempio, la paura, la minaccia, l'obbligatorietà che sicuramente interferiscono con l'attenzione, rendendo molto più complesso il processo di apprendimento. Ciò significa, per riassumere, che le motivazioni non solo devono esserci ma, idealmente, devono anche essere positive.

Gli stimoli

Le informazioni ci raggiungono se sono registrate attraverso i sensi. Possiamo parlare di sette sensi: i cinque che conosciamo (vista, udito, olfatto, gusto e tatto), che ricevono costantemente informazioni e sono più complessi di quanto pensiamo, e altri due: il senso cinestetico e quello dell'equilibrio, che riguardano il movimento, la localizzazione nell'ambiente, la posizione. Nella consueta metodologia di insegnamento, generalmente predominano il senso visivo e quello uditivo, dimenticando che alcune persone filtrano e memorizzano più facilmente attraverso gli altri sensi e molte volte con la memoria cinestetica.
I sensi sono estremamente importanti nel processo di apprendimento in

L'apprendimento

- Implica un coinvolgimento personale.
- Coinvolge l'intera persona con i suoi aspetti affettivi, cognitivi e pratici.
- La persona è coinvolta nell'atto dell'apprendimento. È attiva.
- Parte sempre dall'interno anche quando l'impulso o lo stimolo provengono dall'esterno. Il senso di scoperta, della possibilità di progredire, di afferrare, di comprendere viene dall'interno. Dipende dalla prontezza interna e dalla soggettiva capacità di ritenere.
- Implica un cambiamento.
- Presuppone una variazione nel comportamento, negli atteggiamenti.
- Viene valutato dalla persona stessa che sa se il suo apprendimento va incontro ai suoi bisogni, se lo conduce verso ciò che vuole sapere, se riesce a illuminare la zona di ombra che sta sperimentando. Il luogo della valutazione risiede definitivamente nel discente.
- La sua essenza è il significato. Quando si realizza tale apprendimento, l'elemento del significato per il discente si costituisce entro l'intera esperienza.
- È permanente.

Carl Rogers, 1969

quanto ci mettono in contatto con l'esterno e svolgono un ruolo costante di filtro. Osserviamo, per fare un esempio, come si comporta il senso della vista e come filtra le esperienze mentre guidiamo: siamo costantemente bombardati da informazioni, ma, per poter guidare, diventiamo selettivi, filtrando solo quelle necessarie. Infatti gli occhi non sono solo uno strumento ottico che riceve, ma si comportano come un incredibile *network* elettronico che seleziona quello che deve mettere a fuoco.
Siamo, quindi, in una costante situazione di selezione e di attenzione verso determinate cose.

Preferenze sensoriali

Abbiamo anche delle preferenze sensoriali: c'è chi, quando legge un libro, ha bisogno di sottolineare o evidenziare; altri hanno bisogno di registrare un incontro, una conferenza e poi riascoltare; altri ancora hanno bisogno di provare, e quando si fa il *tour* in sala parto sono quelli che si mettono sullo sgabello, sul lettino, nella vasca...
Durante un incontro, i sensi che possiamo stimolare sono soprattutto il visivo, l'uditivo e il cinestetico.

Persona 'visiva'

La persona visiva ha bisogno di vedere e quindi trattiene le informazioni più efficacemente se l'esposizione è accompagnata da: immagini, cartelloni, diapositive, modelli, dimostrazioni, mappe anatomiche, video.

- Le informazioni rilevanti devono essere scritte con caratteri visibili anche da lontano e stimolanti.
- Le parole chiave che emergono dal gruppo devono essere scritte a caratteri grandi su grandi fogli lasciati poi appesi alla parete.
- Vanno usate metafore e immagini.
- I partecipanti hanno bisogno di tempo per crearsi immagini mentali e portare a casa materiale sull'argomento trattato.
- La facilitatrice, l'ostetrica non deve spostarsi troppo nella stanza perché per la persona visiva è importante il contatto oculare.

Persona 'uditiva'

La persona uditiva ha bisogno di sentir ripetere i concetti salienti con una buona scansione ritmica.
Con le persone uditive è utile:

- musica di sottofondo;
- ripetere le cose emerse con un buon tono di voce;

- ripetere frasi o parti positive dell'argomento;
- scegliere alcune parole chiave e ripeterle;
- usare affermazioni positive;
- servirsi di audio e video;
- promuovere la discussione in piccoli gruppi.

Per loro l'apprendimento è a gradini, sequenziale, dalla A alla Z, per esempio dai prodromi al secondamento.

Persona 'cinestetica'

La persona cinestetica assorbe tramite il corpo accompagnando il contenuto del discorso con il movimento e quindi ha bisogno di:

- fare pratica;
- provare;
- fare delle simulazioni;
- alternare spesso momenti teorici a momenti di movimento;
- toccare o toccarsi per conoscere meglio le varie parti anatomiche; per esempio, per capire la struttura del bacino, della pelvi, è meglio se può toccare la forma in plastica del modello osseo oppure palpare i contorni del proprio bacino.

I cinestetici amano essere sorpresi con strategie ludiche e sviluppare l'argomento *random*, per poi costruire via via un quadro compatto, come quando si assembla un *puzzle*.

Per chi conduce gli incontri non è importante scoprire le preferenze sensoriali dei partecipanti, ma integrare e utilizzare le varie strategie e quindi far vedere, ripetere e fare. L'apprendimento è sempre multisensoriale ed esperienziale.

L'attenzione

Nel processo di apprendimento, una variabile molto importante è l'attenzione, che è fortemente influenzata dalle motivazioni personali, dalla comodità dell'ambiente, dal tempo di esposizione, di pratica e di esposizione con gli altri.

Immaginiamo ora una situazione ideale: motivazioni positive, ambiente adeguato (non freddo, non caldo, con giusta aerazione, senza rumori esterni fastidiosi...), buona salute, assenza di disturbi o dolori, senza troppe ansie familiari e lavorative, preoccupazioni o necessità di pren-

dere decisioni importanti. In sintesi, una situazione interna ed esterna buona.
Persino in una situazione simile i tempi di attenzione, di assorbimento sono bassissimi: 10-15 minuti, con intervalli, che si riducono ulteriormente al permanere dell'esposizione allo stimolo o con il prolungarsi dell'incontro. Alcuni studi di J.M. Trenaman hanno rilevato che con un'esposizione allo stimolo (in condizioni ideali e stimolando più sensi) di 15 minuti le informazioni mantenute o immagazzinate sono il 41%; con una lezione che supera i 45 minuti si conserva solo il 20% di quanto detto.

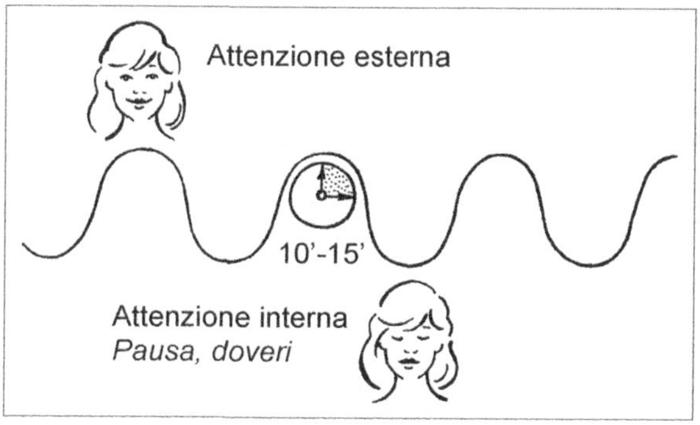

Se ciò avviene a livello individuale, ancor più cura è necessaria nell'organizzare un incontro di gruppo.
L'attenzione non è una questione di intelligenza, ma il prodotto di una combinazione di fattori che, appunto, coinvolgono le motivazioni, la natura della spiegazione, dell'incontro, la personalità del conduttore, l'interazione con il resto del gruppo e le interferenze.
Riferendoci all'attenzione individuale dobbiamo considerare, inoltre, che la normale attività mentale è sempre accompagnata da una coesistenza di altri pensieri paralleli spesso riferiti a doveri, quali, per esempio: «Devo andare a prendere i bambini, non ho telefonato a Maria, devo andare dal dentista, devo lavare i piatti, aiuto! devo pagare le bollette ecc.», che emergono con più prepotenza nei periodi di disattenzione, oppure nei momenti in cui si ripensa a qualcosa che si è sentito o si fa una proiezione futura.

La risposta

La valutazione e il feedback avvengono a tre livelli:
- cognitivo (che cosa è essenziale ricordare, che cosa ho rafforzato, che cosa ho imparato, che cosa so ora);
- psicomotorio (che cosa so fare ora);
- affettivo (che cosa ho sentito, quali cambiamenti ha prodotto in me, che cosa rifiuto).

Il feedback è continuo e non verbale, cioè è fornito dai messaggi corporei della persona durante tutto l'arco dell'interazione. Il feedback può essere anche verbale o scritto, informale (attraverso discussioni, domande, commenti, riflessioni, collegamenti, giochi, e così via) e formale (questionari, relazioni scritte, sperimentazione attiva, bigliettini anonimi, lettere ecc.).

Altri fattori determinanti nel processo di apprendimento sono: l'interazione con le altre persone (il gruppo e il facilitatore), l'ambiente e le strategie adottate.

Il gruppo

Secondo la definizione del dizionario Garzanti, il gruppo è «un insieme di individui che entrano in relazione sulla base di interessi o caratteri comuni e che interagiscono spesso tra loro in modo diretto».
Durante tutta la vita, siamo costantemente coinvolti in attività di gruppo. Ognuno di noi ha esperienze di gruppo, più o meno soddisfacenti, nelle quali ci sentiamo più o meno a nostro agio.
Per quanto riguarda gli incontri di accompagnamento alla nascita, i gruppi che si formano sono un ricco miscuglio di individui con un vissuto comune, la gravidanza, e con l'obiettivo finale di prepararsi al parto e all'iniziale vita col bambino nel modo più positivo possibile e in poco tempo.
Le persone arrivano con varie situazioni alle spalle: diversi livelli di salute, capacità fisiche, esperienze, atteggiamenti e valori, conoscenze, istruzione, cultura, condizioni socioeconomiche, età, appartenenza etnica, sesso (nel caso di coppie). Il gruppo è una miniera di risorse, esperienze e valutazioni.
Alcuni dei vantaggi dello stare in gruppo sono i seguenti:

- socializzazione;
- appoggio reciproco fra i diversi componenti del gruppo;
- facilitazione del processo di apprendimento;
- ampiezza delle motivazioni e delle risposte;
- condivisione;
- facilitazione nel cambiamento degli atteggiamenti;
- facilitazione nell'esecuzione di attività pratiche.

Ogni gruppo ha una propria vita: un inizio, una maturità e una fine. Ogni gruppo è diverso e determina la propria dinamica interna. Tutti i gruppi attraversano più o meno facilmente tre fasi: inclusione, controllo e sviluppo delle relazioni e dell'obiettivo. Ancora prima di decidere di far

parte di un gruppo le persone si chiedono: «Mi converrà andare agli incontri? Chi altri parteciperà? Speriamo che non ci siano quelle che... Speriamo che l'ostetrica non mi chieda... E come farò col mio mal di schiena se la sedia è scomoda? Mi prenderanno in giro...? E se non mi piacesse?» Quando la persona ha deciso di prendere parte all'incontro, ha un naturale desiderio di sentirsi accolta, accettata e inclusa nel gruppo.
Nel divenire gruppo, è importante che le persone possano stabilire la propria posizione, possano affermarsi. Alcune persone, spontanei o potenziali leader concorrono per affermarsi. A volte lo fanno apertamente, altre volte in modo nascosto, persino aggressivo o manipolativo. Superate queste iniziali dinamiche, con tempi e intensità diverse, il gruppo entra nella sua fase più creativa e produttiva sia da un punto di vista relazionale sia per il raggiungimento dell'obiettivo. La dinamica di un gruppo è, semplicemente, tutto quello che avviene nel gruppo, al di là del contenuto. Qualsiasi azione individuale influenza il comportamento degli altri. La dinamica, in questo senso, può essere vista come un insieme di forme e forze che causano un movimento intrinseco. Queste forme e forze sono determinate dal bagaglio individuale dei partecipanti e dalle influenze interne del gruppo, che risentono a loro volta del tipo di gruppo, del numero delle persone, dello stile di conduzione, dell'ambiente e dei modelli di comunicazione.

Il tipo di gruppo

Metodologia direttiva e unidirezionale

La trasmissione delle informazioni e dei contenuti è esterna al gruppo ed è proposta dal conduttore con enfasi sull'aspetto cognitivo. Si tratta di una metodologia unidirezionale che offre poco spazio alla comunicazione tra i componenti del gruppo.

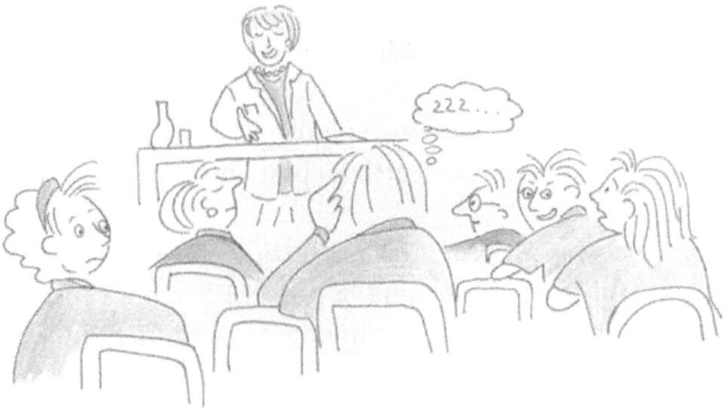

Metodologia induttiva e multidirezionale

L'acquisizione dell'informazione avviene a partire dall'esposizione del conduttore con l'ausilio di materiale raffigurativo e induttivo e dalla partecipazione del gruppo stesso.

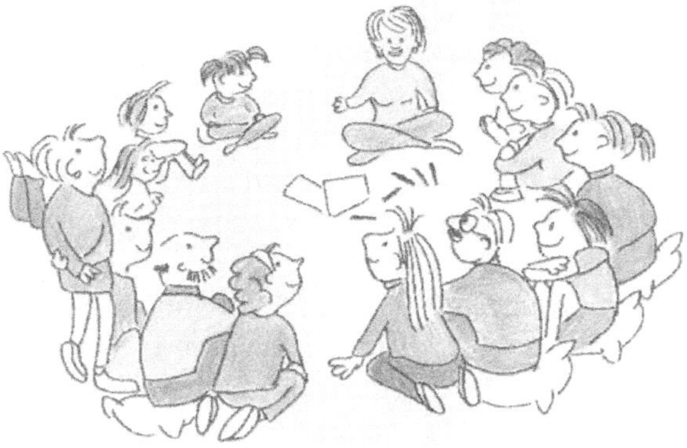

Metodologia multidirezionale e autocontrollata

L'acquisizione dell'informazione avviene tramite la discussione dell'argomento di interesse del gruppo, nei sottogruppi, con assenza del facilitatore e con la massima enfasi sull'interazione.
È una modalità molto efficace, per l'alto coinvolgimento e il basso rischio di esposizione e giudizio.

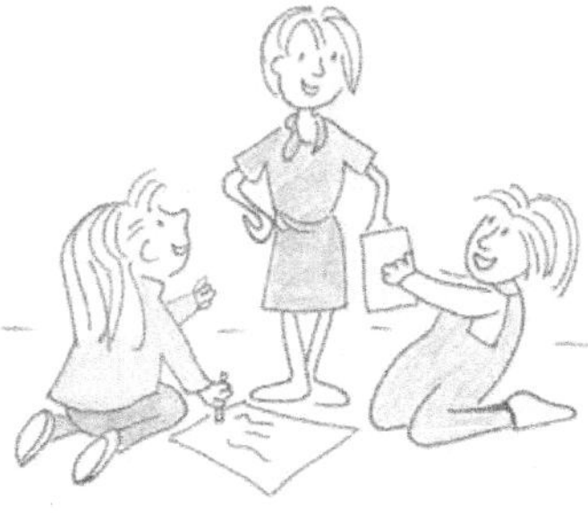

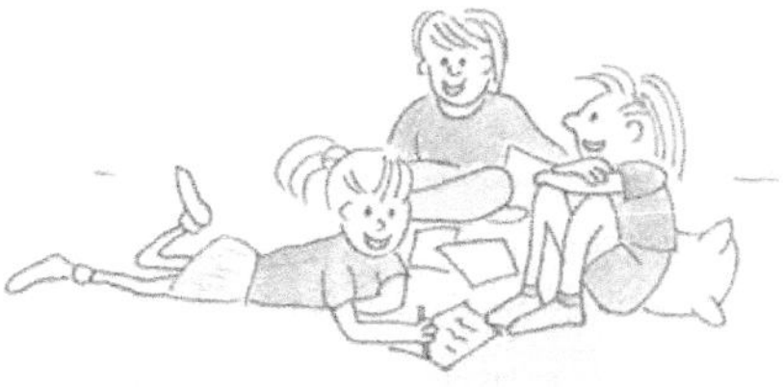

Gruppi aperti e gruppi chiusi

Nell'oltre trentennale esperienza del MIPA di organizzazione di incontri di accompagnamento alla nascita c'è stato spazio per gruppi aperti e per gruppi chiusi.
Un gruppo aperto è un gruppo che permette alle persone di accedere quando vogliono, liberamente. A ogni incontro possono partecipare nuove persone e (in genere) escono dal gruppo le donne o le coppie dopo il parto o che sentono di aver soddisfatto le proprie necessità. Altro esempio di gruppo aperto è quello degli incontri a tema.
Un gruppo chiuso è un gruppo di persone che iniziano insieme e ha una sua conclusione stabilita. Questo tipo di gruppo conosce o concorda il numero degli incontri.
L'ideale sarebbe poter proporre entrambe le modalità. Nella nostra esperienza abbiamo trovato molto proficuo avere gruppi aperti di donne in gravidanza a cui proporre lavoro corporeo a terra o in acqua e gli incontri serali a tema, gruppi chiusi per i corsi di coppie. Per il percorso dopo la nascita abbiamo proposto gruppi aperti per mamme e bambini, con incontri a tema, e gruppi chiusi per le coppie.
Analizziamone vantaggi e difficoltà.

Il gruppo aperto

Vantaggi

- Le persone accedono quando vogliono, quando sentono di voler appartenere a un gruppo di persone in attesa di un bimbo e affrontare argomenti che orbitano attorno al 'percorso nascita'.
- Può incoraggiare le persone che hanno dubbi rispetto al doversi impegnare in un corso che dura nel tempo.
- È particolarmente adatto agli incontri in cui si propongono lavoro corporeo e rilassamento, anche in acqua. Le donne possono accedere quando vogliono, anche molto precocemente in gravidanza (dalle prime settimane) e continuare fino al parto.
- Un corso aperto può non avere una scaletta di argomenti prefissati, e quindi è il gruppo a proporre gli argomenti, oppure viceversa ha una scaletta di argomenti prestabiliti. Se la metodologia è attiva e attivante non è noioso partecipare a incontri con argomenti già

sviluppati, perché il gruppo è parte attiva e può anzi essere una strategia per ottenere un consolidamento o una maggiore consapevolezza delle competenze acquisite. L'operatrice affronta i bisogni specifici di quel gruppo su quell'argomento. Si espone l'argomento, si chiede al gruppo di condividere bisogni ed esperienze sul tema, lo si organizza per poterlo sviluppare in modo attivante, si riassumono i punti salienti e si fa un feedback.

- Non ci sono calendari da ricordare: in genere vengono stabiliti alcuni giorni della settimana che rimangono gli stessi per tutto l'anno.
- Si evita il timore di non raggiungere un numero adeguato di partecipanti per far partire un gruppo.
- Possono trasformarsi in gruppi di auto e mutuo aiuto, ritrovandosi in uno spazio conosciuto e protetto, come avviene per gli incontri di mamme e bambini.
- È il tipo di gruppo adatto agli incontri a tema che si susseguono ogni mese con cadenze facili da ricordare. Per esempio: il primo sabato di ogni mese viene organizzato un incontro sulla gravidanza, il secondo sul parto, il terzo sull'allattamento, il quarto sabato sulla vita con il bambino... Ma potrebbero anche essere scelti altri argomenti tra i più richiesti della gravidanza, del travaglio/parto e del dopo. A questi incontri partecipa chi vuole e per quante volte vuole. Gli incontri a tema possono attrarre più facilmente quelle donne o coppie che non frequenterebbero mai a un corso strutturato.
- Il gruppo aperto sollecita l'esperienza, la flessibilità e la creatività dell'operatrice.

Difficoltà

- È difficile stimolare la formazione del gruppo e l'instaurarsi di relazioni.
- Alcuni gruppi non sono particolarmente accoglienti e può essere difficile integrarsi.
- È arduo introdurre e gestire argomenti che suscitano forti emozioni.
- È difficile dare continuità al gruppo ed elaborare riflessioni.
- Le persone possono incontrare argomenti di cui non colgono la logica conseguenza.
- L'operatrice può tendere a diventare più direttiva e meno coinvolgente.

- L'operatrice può trovarsi a gestire un numero di persone diverso di volta in volta, e talora ci possono essere, inaspettatamente, troppe persone presenti.

Il gruppo chiuso

Vantaggi

- Nel gruppo chiuso le persone presenti al primo incontro sono sollecitate a diventare gruppo e a legare tra di loro. Viene richiesto loro un certo impegno e continuità per concludere insieme il percorso, che sarà articolato in un preciso numero di incontri. Quando ci sono delle rinunce a continuare, la cosa curiosa è che spesso il resto del gruppo continua a considerare quella/e persone come parte integrante del gruppo. Nei casi di abbandono è importante chiedere il motivo per modulare meglio le necessità di partecipanti.
- Si gode dei vantaggi della continuità e si offre un'ottima opportunità per stabilire una rete di sostegno anche nel periodo successivo al parto.
- Il numero delle persone non varia.
- L'ambiente è adatto o è stato organizzato e curato per quel numero di persone.
- Il gruppo tende a essere omogeneo per età gestazionale.
- C'è il tempo per svilupparsi come gruppo, con i benefici di appartenenza, condivisione e legame che questo porta.
- A questo tipo di gruppo partecipano in genere le persone più motivate.
- Il gruppo può lavorare sui propri bisogni, sulle priorità e con i propri tempi.
- È possibile sviluppare cronologicamente gli argomenti ma anche riprenderli in seguito.
- Via via che il clima si riscalda e si instaura una reciproca fiducia è più facile che emergano argomenti personali, relativi alla sfera emotiva e alle paure di ciascuno.
- L'operatrice può, dopo avere avuto un primo incontrato con il gruppo, articolare e approfondire i vari temi in base al numero degli incontri e alle preferenze o priorità di quel gruppo.
- È più facile vedere il cambiamento, l'aumentata autostima e il processo decisionale delle varie persone del gruppo.

Difficoltà

- Per il gruppo chiuso viene, abitualmente, fissato un numero massimo di partecipanti, perciò, quando le richieste sono superiori, alcune persone potrebbero rimanere escluse. Alcune operatrici trovano molto imbarazzante rifiutare le persone che vorrebbero partecipare.
- Dovendo essere rispettato un calendario preciso, le persone che intendono far parte del gruppo hanno bisogno di conoscere in tempo le date e l'orario, per potersi organizzare.
- Alcune persone non si sentono a proprio agio di fronte alla necessità di amalgamarsi al gruppo e preferiscono una partecipazione più anonima e più passiva.
- Per alcuni può essere non consono sviluppare gli argomenti secondo un ordine prestabilito.
- L'operatrice o l'équipe deve avere un sistema di prenotazione e iscrizione.
- I centri e le associazioni private che richiedono una quota di partecipazione al corso possono trovarsi di fronte a gruppi di persone selezionate per istruzione e risorse economiche.
- L'operatrice può incontrare gruppi con cui non simpatizza troppo, particolarmente esigenti o poco stimolanti, e trovarsi a dover vincere le proprie resistenze a continuare il percorso per la durata stabilita. In questo caso la conduzione del gruppo può diventare faticosa.

Le dimensioni del gruppo

Per permettere la massima funzionalità e partecipazione, il gruppo dovrebbe essere numericamente contenuto. Il numero ideale varia secondo le teorie cui si fa riferimento e l'opinione del facilitatore. Si ritiene in generale che siano preferibili gruppi formati da 15, al massimo 20 persone.
Certamente i gruppi che superano le 25 persone sono difficili da gestire, perché possono insorgere problemi legati all'ampiezza dell'ambiente necessario e alla difficoltà di partecipazione attiva da parte di tutti (partecipazione alle discussioni, possibilità di fare domande e ottenere risposte, di contribuire con valutazioni personali). Ciò nonostante, il grande gruppo offre la possibilità di lavorare in piccoli sottogruppi diversificati e induce a sfruttare strategie pratiche.

Suddivisione in sottogruppi di 2 persone

Favorisce i primi approcci; rende più semplice parlare di sé e delle proprie emozioni; favorisce la partecipazione delle persone più riservate, le attività corporee e di rilassamento e alcuni giochi di percezione. Il facilitatore deve sempre assicurarsi che tutti abbiano un partner (nel caso che i partecipanti al gruppo siano in numero dispari, si può suggerire, eccezionalmente, di formare un gruppetto di 3 persone, oppure il coinvolgimento dell'operatore).

Suddivisione in sottogruppi di 3 persone

Favorisce la discussione di questioni emotive e intime, la condivisione di esperienze, l'osservazione da parte di uno dei componenti.
Serve anche per dividere i gruppetti che si formano spontaneamente o quelli che arrivano già precedentemente affiatati. È un tipo di suddivisione da evitare nei corsi di coppia, in quanto alcune coppie si dovrebbero dividere. In tali casi è preferibile avere sottogruppi di 4 persone.

Suddivisione in sottogruppi da 4 a 6 persone

Anche questa suddivisione favorisce la discussione di situazioni emotive e intime, la condivisione di esperienze. È utile se i partecipanti sanno ascoltarsi, per condividere esperienze e vissuti.

Suddivisione in sottogruppi da 7 a 10 persone

Favorisce la compilazione di liste, il *brainstorming*, la risoluzione di problemi, la compilazione di storie e il completamento di discussioni iniziate.

Suddivisione in 2 gruppi

Aiuta a far emergere atteggiamenti, punti di vista, bisogni, interpretando ruoli reali o simulati (padre o madre, bambino, operatore...), favorisce la drammatizzazione e i giochi di confronto.

Suddivisioni diverse

Il gruppo può essere diviso in 2 sottogruppi diversi, per esempio:
- sottogruppo dei papà e sottogruppo delle mamme;
- sottogruppo di coppie alla prima gravidanza e sottogruppo di coppie che hanno già avuto figli;

- sottogruppo di chi partorirà a casa e sottogruppo di chi sceglierà l'ospedale (oppure ospedali diversi);
- sottogruppi per opinioni diverse sull'argomento trattato.

Questa suddivisione può essere utile per allontanare le persone che stanno sempre vicine: si assegnano alle persone sedute in circolo i numeri 1 e 2 alternati, raggruppando poi i numeri 1 da un lato e i numeri 2 dall'altro.

Le persone si possono suddividere in insiemi di qualsiasi tipo: per colori (dal colore degli indumenti che indossano), per l'iniziale del nome, per la misura delle scarpe, per segno zodiacale o mese di nascita, o sulla base di cartoncini distribuiti o sorteggiati da una scatola (colori simili, simboli, immagini).

Un gruppo estremamente piccolo (di 3 o 4 persone) è di difficile gestione in quanto il conduttore deve essere costantemente presente per stimolare e gestire il gruppo. Può essere molto informale e aperto (dipende dai singoli partecipanti), ma poco divertente.

L'ambiente

La stanza in cui riunire un gruppo dovrebbe essere ben arieggiata, con una temperatura adeguata, sufficientemente ampia per il numero di persone presenti, possibilmente quadrata e senza pilastri nel mezzo, poco disturbata e con un bagno pulito nelle immediate adiacenze.

Sarebbe utile poter disporre di uno sgabuzzino o di un armadio dove raccogliere e conservare tutto il materiale didattico necessario.

I colori della stanza dovrebbero essere attraenti (meglio i colori chiari, qualche bella immagine sulle pareti, murales...), l'intensità della luce artificiale regolabile.

Si dovrebbe poter usare il pavimento, preferibilmente di legno o linoleum, materassini da campeggio in gommapiuma non troppo alti e soffici, oppure tappetini di polietilene (da 1 mq) incastrabili, che si adattano allo spazio della stanza, cuscini di varie dimensioni e forme, sedie pieghevoli o senza braccioli, sovrapponibili (per problemi di spazio).

Sarà utile uno spogliatoio per cambiarsi e deporre giacche, borse e scarpe, oppure una cabina-armadio nella stessa stanza in cui si svolge l'incontro, separandone un angolo con pannelli colorati o con una tenda.

È utile anche uno spazio, dotato di un mobile o ripiani, in cui tenere stoviglie (bicchieri, tazzine, cucchiaini), bevande (acqua, succhi di frutta, tisane, anche già pronte in grandi thermos), frutta o biscotti, per gli indispensabili intervalli per soddisfare bisogni fisici. Questi intervalli sono estremamente proficui per il gruppo, i cui membri possono interagire spontaneamente e scambiarsi commenti e risorse.

La preparazione dell'ambiente

Prima di ricevere il gruppo, cuscini o sedie saranno disposti in cerchio, tenendo conto del numero esatto delle persone che interverranno (però, meglio uno in più che uno in meno).
La disposizione a cerchio favorisce l'interazione del gruppo, permette che tutti si vedano e favorisce le attività pratiche. Se il numero delle persone è molto elevato e la stanza troppo piccola, si può cercare di formare un doppio cerchio, con una persona leggermente arretrata rispetto alle due al suo fianco, oppure, in particolare in gruppi di coppie, si può far sedere una persona su una sedia e l'altra su un cuscino posto tra le sue gambe.
Per il primo incontro è utile collocare in punti strategici segnali o frecce che portino al piano e alla porta del locale, per non creare ansia nei partecipanti.

Immaginiamo di entrare in un gruppo per la prima volta.
Arriviamo con il nostro bagaglio culturale, le nostre opinioni e le nostre aspettative sul programma e sul conduttore. Sentiamo la necessità di identificare un nostro spazio e di appropriarcene (sedia, cuscino, luogo, angolino, e così via) e di poter osservare e studiare l'ambiente e le persone presenti. Le prime impressioni, la prima 'fotografia' della situazione condizionerà la futura interazione con il gruppo. Le sensazioni che si manifestano variano dall'ansia all'insicurezza, dalla timidezza all'inadeguatezza, alla confusione, alla curiosità, all'interesse, alla sicurezza, alla voglia di fare e conoscere, all'apertura...

«Avrei bisogno di potermi inserire, sentirmi accettata, riconosciuta e valorizzata. Ho bisogno di intrecciare alleanze con altre persone e sentirmi amalgamata. Ho bisogno di capire le regole e agire su di esse. Chiedo rispetto per le mie opinioni e un clima che mi permetta di esprimere quanto sento. Ho bisogno di informazioni chiare, dirette, concise e ripetute.»

Favorire interrelazioni positive

Fin dal primo incontro il gruppo inizia a definire un proprio ed esclusivo modo di essere, che determinerà scambi, controllo e dipendenza reciproci (tra partecipanti e con chi li conduce).

Per incoraggiare un'efficace comunicazione interpersonale è opportuno favorire:

- un linguaggio semplice e appropriato;
- un efficace flusso di informazioni;
- l'alternanza tra informazioni e interazioni o proposte pratiche;
- il rispetto dei tempi e dei silenzi;
- un atteggiamento senza pregiudizi, non manipolativo e non aggressivo;
- l'ascolto rispettoso;
- costanti reazioni positive;
- l'assenza di interpretazioni e interferenze esterne;
- il rispetto di codici comportamentali e di bagagli culturali diversi;
- la partecipazione di tutti con un'adeguata divisione dei tempi di ascolto e di intervento; la frequente opportunità di condividere in piccoli sottogruppi, sempre diversi;
- un atteggiamento informale, rilassato e rispettoso.

Applicate questa griglia per l'intera durata del corso e per ogni singolo incontro.

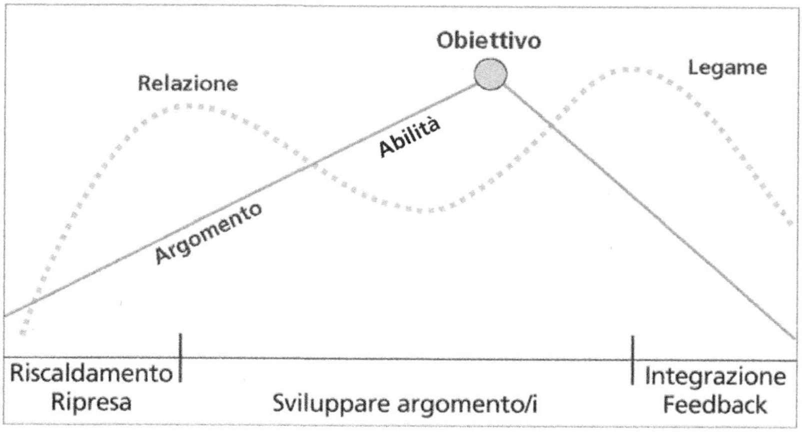

Ogni gruppo ha la necessità di entrare in relazione, di mantenere il legame e di attivare riti di chiusura quando il ciclo degli incontri si conclude. Allo stesso tempo ha bisogno di condividere obiettivi e di raggiungerli. Questi due aspetti paralleli sono importanti da tenere presenti quando dobbiamo organizzare, scegliere tempi e strategie.
In particolare, il gruppo necessita di una fase di entrata, di riscaldamento, durante la quale si prepara fisicamente e psicologicamente a entrare in quel gruppo. Questa fase è importante per poter essere liberi e preparati ad affrontare e sviluppare l'argomento dell'incontro.
Abbiamo poi la fase dell'integrazione, del feedback e dei saluti. Sono fasi importanti per dare la possibilità alle persone di riconoscere quanto trattenuto a livello cognitivo, pratico e introspettivo.
Se ci si concentra solo sull'obiettivo, sulla produzione e sull'argomento, tralasciando la cooperazione e la relazione tra tutti i partecipanti (operatore incluso), la conclusione, il prodotto finale non sarà gratificante.
Se al contrario ci si concentra molto sulle relazioni e sullo stare insieme a discapito dell'obiettivo, le persone perdono la motivazione e proveranno un senso di frustrazione. I due aspetti devono essere in equilibrio.

Gli incontri del gruppo

Il primo incontro

Il conduttore dovrebbe preparare accuratamente il primo incontro di ogni nuovo gruppo in quanto il modo di presentarsi, le proposte, il luogo che lo accoglie e le dinamiche iniziali sono determinanti e influenzano gli incontri successivi. I vari ruoli vengono giocati nel primo incontro! Gli obiettivi del primo incontro sono: ridurre l'ansia, aiutare le persone a entrare in relazione, identificare le preoccupazioni, stabilire gli obiettivi comuni di quel gruppo e aiutarlo a diventare un'unità di lavoro efficace.

In pratica

Prima di iniziare l'incontro, assicuratevi di aver preparato l'ambiente: le indicazioni per raggiungerlo, un posto per ciascuno, qualcosa da bere.
In attesa che arrivino tutti i partecipanti, è utile, per dominare l'ansia, che i primi arrivati abbiano qualcosa da fare: per esempio guardare libri, fotografie di bambini e di genitori con neonati in braccio, illustrazioni di posizioni per il travaglio oppure di bimbi allattati accompagnate da dida-

scalie del tipo: «Che cosa ti fa pensare?» o «Quale sensazione ti suscita?» Oppure i partecipanti possono essere invitati a scrivere su dei post-it colorati speranze (in un colore) e dubbi (in altro colore) riferiti agli incontri oppure compilare schede di presentazione (nome, indirizzo...) o una lista dei possibili argomenti da trattare durante gli incontri, cerchiando o sottolineando una decina di argomenti che ritengono indispensabili in un elenco già predisposto.
Un'altra attività può essere quella di invitarli a scrivere, fornendo loro etichette e grossi pennarelli, il nome, e ad applicare poi l'adesivo in modo visibile sulla maglia. Possono fare la stessa cosa per il nome o il nomignolo del bambino, collocandolo sulla pancia. Nei centri privati, autogestiti finanziariamente, questi primi momenti possono servire per riscuotere le quote, compilare le ricevute, le tessere ecc.
Il conduttore deve tenere ben presenti i due aspetti dell'incontro: il contenuto e la dinamica del gruppo (tutto quello che il gruppo fa o può fare per funzionare bene come tale). Le persone presenti si trovano insieme senza conoscersi ed è essenziale che il conduttore dedichi tempo e spazio per amalgamarle, affinché comincino a funzionare come gruppo. Attivare il gruppo facilita l'interazione e rende più ricco il contenuto proposto. Alcune persone sono timide, sospettose, restie o addirittura contrarie a partecipare ad attività, in quanto hanno un'esperienza o un'immagine stereotipata di un corso passivo; alcuni si aspettano di fungere da contenitori che devono ricevere piuttosto che fare o dare e dipendere completamente dall'esperto, anziché usare e stimolare le proprie risorse. Per mitigare eventuali reazioni, il conduttore può continuare a incoraggiare con rispetto, confermare rassicurando, proponendo attività facili e spiegando chiaramente lo stimolo, il tempo indicativo di attuazione, oltre a ringraziare per la disponibilità. Per superare queste resistenze, l'operatore deve ricordarsi che i benefici di lavorare con un gruppo attivo hanno conseguenze a lungo termine.

Generalmente le primissime attività di gruppo occupano, a seconda del numero di persone, da circa mezz'ora a un'ora, e sono dirette alla conoscenza e alla presentazione delle persone, a far emergere i loro obiettivi, le loro speranze e dubbi rispetto al contenuto degli incontri e a stabilire gli accordi di convivenza.
Se il gruppo è numeroso o se ci sono resistenze, è consigliabile iniziare attività a gruppi di 2, da allargare poi a 4, a 8 e infine a tutto il gruppo. Ovviamente a ogni passaggio emergerà qualcosa in più.

Durante le fasi preliminari ricordatevi di ripetere lo stimolo (a volte può servire scriverlo chiaramente su un cartellone appeso a una parete, oppure distribuire fotocopie a ogni gruppetto) e i tempi, poiché, nell'agitazione di formare i sottogruppi, le persone tendono a dimenticare quanto è stato loro proposto.
In modo non invadente ma rispettoso il facilitatore controllerà e capterà che cosa succede, osserverà le posizioni, i messaggi non verbali, le dinamiche, le alleanze, i ritmi di ascolto e di esposizione e il livello di rumore o mormorio. Può anche risultare molto utile chiedere ai vari gruppetti di alzarsi, quando hanno finito, e di scrivere in ordine sparso su un cartellone le loro aspettative (o ansie, speranze, argomenti da trattare).

Tutte queste attività iniziali possono, a seconda dei gruppi, prendere più tempo di quanto programmato: seguite i tempi dei partecipanti! Alcuni gruppi si amalgamano rapidamente, altri invece necessitano di più tempo. Prima di passare alle attività successive, il facilitatore, ringraziando, ripeterà i nomi, chiederà di condividere quanto emerso dai vari sottogruppi.

L'ultimo incontro

Per molti gruppi è difficile ed emotivamente faticoso finire un corso, poiché vengono a mancare l'interazione, la socializzazione, l'appoggio, la discussione e il 'contenimento'.
L'ultimo incontro può suscitare apprensione anche nel facilitatore, poiché può non aver completato il programma che si era prefisso o può avvertire tensioni irrisolte tra alcuni partecipanti, che emergono dalle valutazioni (verbali o scritte) della serie di incontri.
L'esperienza nel gruppo è un tassello nel *puzzle* della vita di ogni partecipante in quel particolare periodo.
Molti dei cerimoniali di fine corso sono vissuti come un rito per concludere l'intero processo, per trarre le ultime valutazioni, per salutarsi e per augurarsi buona fortuna nell'avventura del parto e della vita con il bambino, per darsi appuntamenti per ritrovarsi.

In pratica

In quest'ultimo incontro sarebbe importante, se possibile, non far emergere o proporre argomenti 'scottanti', come il taglio cesareo, le procedure, gli umori del dopo nascita, la visita in sala parto e così via, perché, se fossero rimasti dubbi o perplessità, non ci sarà un prossimo incontro per riprendere.

Come nel primo incontro, è importante dare spazio al gruppo, suddividendolo in gruppetti di 2-4, perché ciascuno possa esprimere le proprie sensazioni positive e negative e le carenze percepite, ricordare ciò che sente di aver assorbito, fare una lista delle cose che collocherebbe in una borsa (e può essere reale) da portare con sé o in un cestino da lasciare.
Si possono usare giochi simbolici come, per esempio, quello di passarsi un gomitolo di lana, di cui si trattiene il capo avvolgendolo attorno al polso e che si offre a qualcun altro, dicendo che cosa si è ricevuto dal gruppo, finché tutti avranno avuto modo di parlare: il facilitatore potrà poi tagliare la trama creata da questi passaggi.
Molti gruppi si ripromettono anche di organizzare cene insieme, incontri al parco, o futuri incontri con i bambini.
Altri gruppi improvvisano spontaneamente un piccolo party interno, arricchito da torte e bevande.

Struttura degli incontri

Come abbiamo già visto, ogni incontro ha una struttura costituita da tre fasi principali: la preparazione, il contenuto e la chiusura.

Preparazione

La preparazione, l'accoglienza sono aspetti importanti per predisporre tutti allo svolgimento dell'incontro. Serve a lasciar andare le attività fatte prima e a immergersi nella nuova situazione e in quel gruppo. Tante sono le strategie per iniziare l'incontro. Il facilitatore si ripresenta ai partecipanti invitandoli a dire il nome e una breve cosa della giornata o di sé: «Mi chiamo Claudia e oggi ho i calzettoni rossi», oppure: «Mi chiamo Luciana e non ho fatto la spesa» oppure «Sono Stefania e avevo proprio voglia di venire!» Una breve visualizzazione: per lasciar andare tutte le attività fatte prima per essere lì e portare l'attenzione al bambino. Oppure richiama l'argomento della settimana precedente: «Potete scrivere su questi cartoncini colorati una cosa che volete ricordare dell'ultimo incontro e quando l'avete fatto condividetela con alcune persone del gruppo» (questa strategia la chiamo 'la piazza'). Altra strategia potrebbe essere quella di anticipare l'argomento dell'incontro e chiedere di scrivere o di dire una cosa che vorrebbero discutere e approfondire; oppure con un *brainstorming*: «Cosa vi viene in mente su questo argomento?».

Contenuto

In questa fase si organizzano e si presentano (in vari modi) le informazioni o i blocchi di informazioni sull'argomento proposto, ricordandosi di coinvolgere il gruppo il più possibile e di mantenere l'alternanza.

Chiusura

È la fase finale dell'incontro, nella quale si puntualizza e si riassume quanto fatto. Questa parte dipende dal livello di realizzazione dell'obiettivo e dalla soddisfazione di ciascun partecipante (incluso il facilitatore). Quest'ultimo prende in considerazione le riflessioni individuali e la discussione del gruppo (significato, utilità, praticità) per sottolineare i punti essenziali dell'argomento. Il 'cosa mi porto via, cosa racconterei a...' dell'argomento sviluppato insieme. Lo scambio può essere consolidato da opuscoli, fogli o foto dei lavori di gruppo.

Alcune difficoltà del gruppo

Nella dinamica di gruppo sovente emergono problemi che coinvolgono tutti e che vanno considerati dal facilitatore, il quale deve riuscire a trovare una soluzione appropriata. Deve cercare di captare velocemente il problema, definirlo, diagnosticarne la gravità, capire come la situazione può influenzare o deviare il gruppo e trovare le strategie risolutive, dirette o indirette.
Dovrebbe evitare, negli interventi diretti, di reagire emozionalmente, di provocare, colpevolizzare o imbarazzare il gruppo o la persona messa in questione e di lasciarsi coinvolgere.
È sicuramente compito del facilitatore cercare di favorire una dinamica equilibrata e prevenire situazioni sgradevoli, ma, d'altra parte, è normale incontrare problemi. L'operatore deve rispettare le persone e i loro diritti. Analizziamo brevemente i problemi che tendono a emergere più frequentemente.

Riluttanza a partecipare

Può riguardare alcune persone o tutto un gruppo poco attivo. Ci possono essere persone o gruppetti che si ritraggono o che pongono barriere allo svolgimento di un'attività o di una discussione.
Le strategie possibili per coinvolgere i più restii sono le seguenti:

- Controllare l'ambiente (cioè che tutti possano vedersi, che dall'esterno non provengano rumori...) e il clima, che non deve essere giudicante ma propositivo e accogliente.
- Verificare che le domande o le proposte fatte non siano troppo inva-

denti o non chiare e ripeterle in modo diverso e più vicino all'esperienza personale. Proporre e non obbligare!
- Controllare il linguaggio, anche quello non verbale, evitando che sia troppo tecnico o distante.
- Dare tempo alle riflessioni individuali.
- Formare piccoli gruppi (di 2- 3 persone), cambiando spesso.
- Impostare il lavoro di gruppo in modo che, a turno, ognuno possa esprimersi (si può ricorrere a bigliettini anonimi scritti da ogni partecipante al gruppo su determinati argomenti oppure allo stimolo rappresentato da fotografie, immagini, frasi da completare).
- Proporre qualcosa di pratico e piacevole.
- Ringraziare, con semplicità, ogni volta che qualcuno si espone.
- Rispettare la scelta di non parlare o di non condividere una determinata opinione.
- La persona può essere disturbata da un malessere fisico o da una preoccupazione; in questo caso è importante chiederle in privato se può essere fatto qualcosa per aiutarla o sostenerla.
- Dedicare tempo individuale, durante le pause o a fine incontro, per un periodo di tempo stabilito.

Monopolizzazione

Ci sono persone a cui piace parlare, estremamente estroverse e pronte a dire sempre la propria opinione; altre che sono più veloci nel correlare, elaborare ed esporre. Alcune persone fanno un lavoro a contatto col pubblico e sono quindi portate a una più facile interazione.
Può capitare che donne che hanno già partorito (a volte con esperienze difficili ed espresse in termini forti, del tipo: «Ho avuto 30 punti... Mi sono saltati sulla pancia in due...») abbiano bisogno, a ogni occasione, di richiamare la propria esperienza. Il facilitatore, in questi casi, dovrebbe sempre evitare di lasciar trapelare i propri sentimenti e di rivolgersi alla persona in modo aggressivo. È importante riconoscere che può essere una modalità, una necessità.
Può ricorrere agli accordi di convivenza iniziali (meglio se scritti su un cartellone).
Può anche ricorrere al metodo di ringraziare: «Ti ringrazio di aver contribuito con la tua esperienza... e ora...» «Grazie, proviamo a...», e ricordare che tutti devono avere il tempo e lo spazio per intervenire, oppure che è necessario continuare con l'argomento.
Esistono vari altri modi per contenere queste esuberanze.

- Guardare da un'altra parte, focalizzandosi sul resto del gruppo.
- Proporre qualcosa di pratico o di corporeo.
- Una volta identificata la persona, sedersi vicino a lei e toccarla lievemente (sulla spalla o sul braccio) quando tende a interrompere o a parlare, senza guardarla; quando il gruppo si è espresso dirle allora, guardandola: «Possiamo aggiungere ancora una breve cosa sull'argomento... c'è qualcos'altro?».
- Durante la discussione, si può utilizzare un oggetto che rappresenti lo 'scettro' o il permesso di parlare: chi lo detiene non deve essere interrotto, ma il facilitatore ha il potere di appropriarsene per offrirlo ad altri.
- Utilizzare una clessidra, un timer divertente per distribuire il tempo.
- Proporre dei sottogruppi. La *piazza a due*, cambiando spesso.
- Si può proporre un argomento o una domanda, invitare a suddividersi in gruppetti e attribuire tempi precisi di ascolto e di parola: ognuno ha 2 minuti per parlare.

Alle donne che hanno necessità di parlare ed elaborare le precedenti esperienze si può offrire del tempo individuale prima o dopo l'incontro. Molto utili sono i colloqui individuali di un'ora come modalità d'iscrizione.
Gli intervalli possono pure essere l'occasione per poter parlare con qualcuno che volontariamente accetta di ascoltare.
A volte è il gruppo stesso che si difende: «Luisa, lo sappiamo tutti che... dai, andiamo avanti». Il facilitatore deve ovviamente mantenere un clima di rispetto e raccomandarlo a tutte le persone del gruppo.

Reazioni emotive

L'abilità del conduttore sta nel riuscire a individuare quali reazioni emotive (pianti, rabbia, collera, abbandono del luogo, euforia, enfasi...) siano causate direttamente dalla discussione e quali, invece, siano scaturite solo dall'opportunità di poterle esprimere. Emozioni che per lungo tempo rimangono controllate e contenute possono manifestarsi in situazioni protette, trovando nel gruppo e nel facilitatore una valvola di sfogo. È possibile che queste reazioni influenzino anche altre persone del gruppo, come, per esempio, quando qualcuno piange.
Per offrire appoggio, va evitata la tentazione di bloccare la reazione emotiva e di confortare subito; riconoscete, con calma ed empaticamente, che cosa sta succedendo e, se è il caso, avvicinatevi alla persona, offrendo appoggio e chiedendo agli altri membri del gruppo se hanno provato

le stesse emozioni parlandone e possibilmente trovando anche strategie di ancoraggio o di gestione. Può essere un'opportunità per il gruppo condividere l'argomento. La strategia dei bigliettini anonimi può aiutare a esprimere emozioni forti o suggerire possibilità di contenimento. Valutate quanto tempo è opportuno dedicare di volta in volta, equilibrandolo ai bisogni del resto del gruppo; cercate di modificare l'atmosfera invitando a qualche attività pratica o a una visualizzazione positiva; suggerite, se necessario, l'opportunità di un incontro individuale.

Elementi di disturbo

È inevitabile che in un gruppo vi siano persone che fanno continuamente battute fuori luogo e ridicole, altre che pongono domande inappropriate, altre ancora che vogliono porsi al centro dell'attenzione con dissertazioni non attinenti all'argomento, coppie che litigano, persone che vogliono emulare il conduttore chiedendo continuamente il suo parere o la sua esperienza personale.
Quando si propongono massaggi, movimenti o posizioni, ci sono persone che ridono, forse come reazione all'imbarazzo. Il conduttore, in questi e in altri casi, deve riferirsi alle proprie sensibilità e capacità propositive nel pieno rispetto delle persone, agendo con calma e risolutezza.
È sicuramente utile, prima degli incontri, avere l'opportunità di conoscere individualmente le persone per le formalità dell'iscrizione, usando il colloquio per far emergere e capire i bisogni, le forme espressive, le esperienze precedenti. È inoltre essenziale conoscere servizi, gruppi e operatori specialistici del territorio che possano dare appoggio in caso di situazioni più serie.

Il leader facilitatore

La figura e il ruolo del leader esistono da sempre e in tutte le situazioni: capotribù, monarchi o presidenti, direttori d'orchestra, primari, manager, capifamiglia... anche i più piccoli gruppi spontanei hanno un leader. Apparteniamo a una specie con forti tendenze ad assumere comportamenti competitivi.
Se dovessimo fare un elenco di tutte le qualità che richiediamo a un leader ne risulterebbe un'immagine irreale: un insieme di Leonardo da Vinci, Venere e Buddha; un esperto tuttologo, una fonte d'amore e di saggezza!

È importante tenere conto del contesto in cui il leader si colloca; all'interno degli incontri di accompagnamento alla nascita, il leader ha a che fare con adulti in un periodo particolare (sensibile, aperto e creativo) della vita, che chiedono di acquisire competenze per gestire un evento incredibilmente 'pieno' (fisicamente, emotivamente, socialmente...).
Indipendentemente dalla situazione, dal bagaglio e dalle preoccupazioni personali, tutte le persone del gruppo hanno potenzialmente la medesima capacità del leader di capire, essere assertivi e creativi. In un corso per adulti il leader formale, l'operatore, ha il ruolo di 'facilitatore'.

Il ruolo del facilitatore

- Un facilitatore prepara ambiente, programma, materiale di appoggio e controlla che tutto sia funzionante.
- Definisce le attività per facilitare l'interazione e la partecipazione del gruppo e presenta le informazioni in blocchi di 15 minuti alternandole con attività pratiche.
- Si aggiorna rispetto alle informazioni che offre, predilige raccomandazioni basate sulle evidenze scientifiche e le condivide con un linguaggio semplice e comprensibile.
- Predispone l'atmosfera e il clima iniziale di un gruppo avendo come base la fiducia nelle persone e nel gruppo.
- Riconosce se il clima e la modalità di gestione degli incontri attivano o negano l'*empowerment* di tutti.
- Contribuisce a fare emergere, a dare voce alle necessità delle singole persone e del gruppo.
- Riconosce la forza motivazionale dei partecipanti, essenziale per condividere e assorbire nuove competenze.
- Riconosce che le persone sono portatrici di esperienze e di conoscenza.
- Si sforza di organizzare e rendere disponibile la gamma più vasta possibile di risorse rilevanti per le persone del gruppo e per l'argomento.
- Riconosce i tempi di attenzione e i tempi di allontanamento dallo stimolo esterno, attivando strategie pratiche, rilassanti o divertenti.
- Si considera una risorsa flessibile e utilizzabile dal gruppo e riconosce anche di non essere l'unica risorsa per quelle persone.
- Prende coscienza delle proprie espressioni eufemistiche, general-

mente legate al tema del dolore, alla fisiologia dei genitali, ai vissuti sessuali, alla morte, alle disabilità ecc., cercando in primo luogo di capirne la motivazione e, in secondo luogo, di imparare a utilizzare il linguaggio e le forme di espressione più appropriate e realistiche.

- Accoglie e stimola sia i contenuti cognitivi e intellettuali sia quelli emotivi e pratici, dando loro uguale dignità, importanza e spazio.
- Riconosce, mettendosi in prima persona nel gruppo, che l'esperienza in corso costituisce un reciproco apprendimento.
- Riconosce le manifestazioni che esprimono sentimenti forti e profondi, le accoglie empaticamente per una comprensione costruttiva e per un possibile utilizzo da parte del gruppo.
- Utilizza strumenti (immediati, a breve e a lungo termine) per valutare il proprio lavoro e il raggiungimento delle persone da coinvolgere e gli obiettivi degli incontri.
- Si confronta con gli altri operatori ed esperienze.
- È attento all'organizzazione, agli orari e agli accordi di convivenza.

Come valutare il ruolo del facilitatore

La valutazione ha un ruolo importantissimo perché prende in considerazione l'abilità e l'efficacia dell'organizzazione e della conduzione. Per non creare frustrazioni e diventare, invece, una strategia di crescita, dovrebbe essere fatta in chiave positiva, esaminando che cosa si è fatto bene e che cosa migliorare nel proprio operato.

Una valutazione immediata avviene durante le attività proposte, osservando la dinamica del gruppo.

Durante i primi corsi o periodicamente può essere utile avere una persona, amica o collega, presente all'incontro o al corso come supporto, per poi discuterne insieme.

Che cosa prendere in considerazione

- L'atmosfera del gruppo.
- L'abilità come facilitatore di coinvolgere, esporre, proporre abilità pratiche, mantenere l'alternanza, ecc.
- Il linguaggio e i messaggi corporei.
- Il coinvolgimento del gruppo.
- La capacità di rispondere con flessibilità.
- L'abilità di coinvolgere i partner.
- La sensibilità di includere il bambino come presenza reale e concreta.

Scheda di lavoro n. 9

Il facilitatore

Provate a sottolineare o a creare una vostra lista delle caratteristiche essenziali e i limiti che riconoscete in un facilitatore.

- competenza
- capacità di stimolare
- dinamicità
- ordine
- riflessività
- rispetto
- attenzione
- sicurezza
- capacità di stabilire un clima emotivamente positivo
- comunicare passione
- capacità di essere convincente
- interesse
- preparazione
- assenza di pregiudizi
- flessibilità
- sensibilità
- gentilezza
- umiltà
- coraggio
- conoscenze
- capacità di divertire
- abilità di presentare
- innovatività
- semplicità
- aspetto attraente
- coerenza
- pazienza
- capacità organizzative
- bella voce
- qualità manageriali
- capacità di ascoltare e dare appoggio agli altri
- disponibilità
- capacità di facilitare i problemi
- chiarezza
- puntualità
- rispetto
- buona memoria
- praticità

....

....

....

....

....

....

....

Scheda di lavoro n. 10

Come cominciare

Rispondete onestamente alle seguenti domande.

- Perché faccio o voglio fare questo lavoro?

....

....

- Che cosa voglio per me da questa esperienza?

....

....

- Cosa mi aspetto dagli altri?

....

....

- Quali penso siano le aspettative del gruppo nei miei confronti?

....

....

- Che cosa posso fare per attuare un corso?

....

....

- Quali strumenti utilizzo per valutare il mio lavoro?

....

....

P. Maghella, *Incontri di accompagnamento alla nascita*, edizioni red!

Scheda di lavoro n. 11

Come mi pongo rispetto ai vari argomenti

• Quali informazioni e competenze penso dovrebbero avere i futuri genitori?

....

....

• Che cosa *enfatizzo* nella scelta degli argomenti e nell'esposizione?

....

....

• Perché?

....

....

• Che cosa *non* dico, che cosa *non* faccio?

....

....

• Perché?

....

....

• Quale argomento o quale aspetto *non* vorrei mai dover trattare e che temo emerga?

....

....

• Perché?

....

....

• Qual è la *base*, la provenienza più incisiva delle informazioni che utilizzo e degli atteggiamenti che assumo?

□ Le mie convinzioni

□ La mia esperienza personale

□ Le esperienze delle persone che ho incontrato

□ L'ideologia/filosofia del gruppo a cui appartengo

□ La mia pratica assistenziale

□ Un episodio particolare che mi ha segnato

□ La pratica assistenziale della struttura, dell'ospedale

□ Indicazioni ricevute dal responsabile/direttore del luogo dove lavoro

□ La formazione ricevuta nel corso di laurea

□ Lo studio di ciò che emerge dalla letteratura

□ La teoria di una persona famosa nel settore

□ Altro ....

• Come vorrei che fosse

....

....

«Riconosco che anch'io, come operatrice/facilitatrice, sono nel processo di apprendimento e acquisizione di competenze. Riconosco che si impara facendo. Riconosco che la consapevolezza dei miei limiti e difficoltà sono una spinta verso una maggiore crescita personale e professionale. Riconosco che sto lavorando per acquisire empowerment e agire con assertività. Riconosco che sto facendo il meglio che posso al momento, con le interferenze e le condizioni in cui mi trovo attualmente a operare. Riconosco che utilizzare i diversi strumenti di valutazione mi aiuta a progredire e a mantenere la qualità del servizio che offriamo. Riconosco che sono una delle tante risorse per gli altri. Riconosco che il gruppo è una risorsa»

P. Maghella, *Incontri di accompagnamento alla nascita*, edizioni red!

Scheda di lavoro n. 12

L'autovalutazione

Alla fine di ogni incontro, provate ad annotarvi:

- «Che cosa ho fatto bene?» (anche le piccole cose)
- «Che cosa trovo difficile fare?»
- «Che cosa posso migliorare e come?»

....

....

....

....

....

....

....

....

....

....

....

....

....

....

La valutazione fatta con l'appoggio di un osservatore non è di facile attuazione in quanto dipende direttamente dal tipo di interazione esistente tra le due persone, ma, se esistono i presupposti (fiducia e critica positiva), può essere estremamente arricchente per entrambe le persone.
Un foglio anonimo per ricevere feedback si può dare ai partecipanti alla fine dell'incontro chiedendo di scrivere cosa è stato per loro utile rispetto all'argomento o cosa racconterebbero a un'amica o a un amico. Custodite questi appunti. Riprendeteli dopo 6 mesi o 1 anno, correlateli con i questionari (vedi il capitolo 'Strumenti di valutazione delle attività'), con i racconti fatti dalle donne e dai loro compagni e con informazioni provenienti da seminari o libri, per mettere in evidenza i cambiamenti, le nuove acquisizioni, e per consolidare le vostre abilità e pianificare nuovi progetti.
Un altro momento importante per ricevere feedback dai genitori è durante l'incontro (o gli incontri) dopo la nascita del bimbo. L'incontro può essere strutturato in modo tale da dare la possibilità a tutti di parlare della propria esperienza del parto e delle prime settimane con il bambino. Se il gruppo è numeroso, lo si può suddividere in sottogruppi, oppure separare i padri e le madri.

Durante i nuovi incontri dopo la nascita è importante accogliere, senza commentare o giustificarsi, i racconti delle esperienze dei genitori, soprattutto quando iniziano con: «Non mi avevi detto che...»; limitatevi ad accogliere, anche se sapete di aver dedicato tempo a quell'aspetto o argomento, e ringraziate. Fate tesoro dei commenti e dei suggerimenti per migliorare l'efficacia degli incontri che organizzate.

Non bisogna dimenticare che chi facilita deve riconoscere le proprie difficoltà (errori, mancanza di attenzione, di risposta, di accuratezza...), aprendosi a commenti, critiche, inviti a 'spolverarsi' e rinnovarsi.
Il facilitatore per migliorare il proprio ruolo ha bisogno di 'nutrirsi' professionalmente e personalmente.

Per migliorare dal punto di vista professionale

Per 'nutrirvi' professionalmente, potete ricorrere ai seguenti metodi:

- Utilizzare i questionari di fine corso, dopo la nascita/prime settimane, a 3 e/o 6 mesi per capire le esperienze delle persone e l'efficacia degli incontri che avete organizzato.

Scheda di lavoro n. 13

Valutazioni dei genitori

- Le cose che più mi sono piaciute e che ho trovato utili sono state:

....

....

- Ho trovato difficile o superfluo:

....

....

- Avrei approfondito o aggiunto:

....

....

- Nel gruppo mi sono sentita/o:

....

....

- L'ambiente è stato:

....

....

- Suggerimenti per migliorare:

....

....

....

• Incontrare altre operatrici (a volte è necessario molto tempo per formare un gruppo di questo tipo). Sarebbe molto utile potersi incontrare regolarmente in un numero adeguato per elaborare più idee e offrire un contributo con le diverse visioni e organizzazioni. Dopo i primi incontri, se ne possono organizzare altri studiando di volta in volta un argomento sul quale discutere.
• Partecipare a corsi di formazione. Ci sono tantissimi seminari, *workshop*, conferenze, corsi per operatori... Se si appartiene a un gruppo e vi sono varie proposte formative interessanti, oppure il costo e l'impegno sono troppo alti, si può suddividere la partecipazione e i costi e poi riportare agli altri quanto si è appreso.
• Utilizzare libri, riviste, siti web. Mantenetevi aggiornate sull'uscita dei nuovi libri sull'argomento (esistono cataloghi, recensioni, e altro); chiedete alle coppie quale libro hanno trovato utile; organizzate uno o più incontri con le colleghe sui libri o siti (ognuna porta un libro letto ed espone alle altre i concetti chiave). Abbonatevi alle varie riviste del settore. Utilizzate le banche-dati di biblioteche e università: se volete approfondire un argomento particolare, chiedete tutto quello che è stato pubblicato al riguardo, fate una ricerca e fotocopiate le parti che più suscitano il vostro interesse. Entrate in internet: esistono molti siti validi e ricchi di spunti e argomenti.
• Fare visite ai servizi locali: telefonate, mandate questionari o visitate i vari ospedali, consultori, centri per le famiglie, gruppi di volontariato che possono essere d'interesse.
• Organizzare incontri con le mamme e le coppie dopo la nascita del bimbo. I loro vissuti e le risorse esterne a cui hanno attinto vi possono essere di grande utilità.

Per migliorare dal punto di vista personale

Per 'nutrirvi' personalmente, potete:
• Subito dopo ogni incontro, quando tutti se ne sono andati, sdraiarvi o sedervi comodamente su una sedia e darvi tempo per un rilassamento (respirando e sbuffando, 'controllando' le tensioni del corpo, rilassando lo spazio tra le sopracciglia, l'area attorno alla bocca, immaginando un luogo piacevole...) Potete bere qualcosa di caldo, una tisana (se non è possibile prepararla in loco, potete portarvi un thermos). Potete ascoltare un po' di musica e muovervi in libertà.
• A casa, fare un bagno caldo con una piacevole essenza, un massaggio o un automassaggio dei piedi.

- Trovare appoggio all'interno della famiglia o nella cerchia di amici. È utile all'interno della famiglia, della coppia o degli amici più intimi trovare momenti per parlare del vostro lavoro.
- Tenere una scatola dove mettere le cartoline, le lettere, i biglietti che le persone dei gruppi vi hanno scritto;
- 'Caricare le batterie', cioè darvi tempo per fare le cose che amate fare (ascoltare musica, cucinare, fare un bagno, nuotare, danzare, andare al cinema, leggere un libro, disegnare, farsi fare un massaggio, fare movimento, andare dal parrucchiere, giocare con i bambini, correre, fare shopping, guardare gli alberi, farsi coccolare, camminare, passeggiare, meditare, cantare...).
- Ogni settimana scrivere su un foglio una cosa che sapete far bene o qualcosa di voi che vi piace. Mettetelo poi nel libro che state leggendo, o nell'agenda, o in automobile, sul cruscotto, sul frigorifero, in bagno...

Lavorare con altri operatori

Lavorare all'interno di un'équipe è arricchente ma faticoso. Tutto viene giocato sulla comunicazione e sulla relazione. Ci sono molti altri fattori che influenzano il lavoro in équipe: competenze e ruoli, gerarchia interna ed esterna, setting e situazione, leadership, competizione e fiducia, storie pregresse, obiettivi e progetti, contenuti più o meno condivisi, periodicità e agenda degli incontri d'équipe, tempo distribuito più o meno equamente fra i partecipanti, possibilità di valutazione, riconoscimento delle motivazioni e delle competenze, tempo impiegato, energia, successi e difficoltà, e non ultimo anche il riconoscimento economico...

Che cosa aiuta

Trovarsi periodicamente con tempi precisi di inizio e fine dell'incontro e con una chiara agenda attivata tramite un *brainstorming*. Qualora la raccolta delle cose da condividere e da discutere fosse eccessivamente lunga (come spesso avviene), l'équipe dà una priorità alla lista. Si identifica di volta in volta un facilitatore diverso (a turno) che stimola, controlla il tempo (anche usando un reale cronometro) e la successione della scaletta e scrive su cartelloni i punti salienti o le parole chiave. È importante anche identificare un ascoltatore, ogni volta diverso, che si alleni a utilizzare le qualità dell'ascolto attivo, formulando eventualmente domande appropriate ed evitando di dare consigli, rassicurazione e giudizi.

Co-conduzione

Esistono tante formule con modalità differenti, con operatori con competenze diverse ma complementari, presenti entrambi allo stesso momento, o in giornate o in orari o per contenuti diversi. Quando due operatori sono compresenti devono decidere con la massima stima e fiducia possibile chi per quella sessione o per quel corso sarà il conduttore principale e chi avrà un ruolo di sostegno e di integrazione, oppure se, per scelta o predisposizione e per competenza professionale, dovranno alternarsi. Avere chiarezza su chi fa cosa ed entro quando!

Rischi

Competizione, svalorizzazione, intervenire sul lavoro dell'altro durante le esposizioni e le risposte alle domande. Un altro forte rischio è che, essendo in due, per poter affermare la propria partecipazione al corso come docente ci si può dimenticare di attivare il gruppo o lasciare al gruppo un ruolo marginale. Quando l'organico dei professionisti è limitato, se due operatori sono coinvolti per lo stesso gruppo nello stesso incontro, le risorse sono sprecate e sarebbe opportuno organizzare più gruppi.

Vantaggi

- Non si è soli a incontrare il gruppo e a organizzare l'ambiente e l'accoglienza.
- Ci si alimenta vicendevolmente; la continuità dell'attività nel gruppo è assicurata anche quando uno dei due operatori è assente per difficoltà di vario genere.
- Si imparano e si assorbono ulteriori informazioni, abilità, modalità di impostazione, punti di vista.
- Si sostiene meglio il gruppo organizzando più efficacemente lo spazio, le strategie, la raccolta e i tempi.
- Si tende a diventare più creativi e innovativi grazie anche all'entusiasmo che contagia, oltre che alla valutazione dei successi.
- Si possono gestire con più facilità ed efficacia gruppi numerosi.

Strategie pratiche per coinvolgere il gruppo

Le strategie, elencate qui di seguito in ordine alfabetico, servono ad attivare e coinvolgere il gruppo, a presentare nel modo più efficace un argomento, a sollecitare l'attenzione, ad ampliare alcuni argomenti, a rendere l'incontro più divertente e personalizzato, a gestire gruppi anche molto numerosi e a sviluppare la propria creatività.
Come scegliere la strategia appropriata? È importante riflettere ponendosi in anticipo le seguenti domande.

- Che cosa può succedere durante l'esecuzione di questa particolare strategia? Cosa può emergere?
- Come si può sentire il gruppo? È attivante per il gruppo?
- Quale potrebbe essere il risultato finale?
- È appropriata questa strategia per l'argomento o per il momento?
- Permette un approfondimento dell'argomento per evitare di riprenderlo nuovamente?
- Ho gli strumenti per gestire il 'prodotto'?

Alla fine dell'incontro è altrettanto importante valutare come è stata utilizzata quella strategia, come ha funzionato per quel gruppo, che cosa va modificato, come sono stati i tempi reali...
E, soprattutto, non arrendetevi, provate nuovamente!
Vi invito anche a inventare altre strategie. Per esempio, dovete condurre un incontro, avete un terribile mal di gola, nessuno vi può sostituire ed è tardi per avvisare i componenti del gruppo: che cosa fate? Sicuramente troverete valide soluzioni per non dover parlare o per parlare il meno possibile!

Scheda di lavoro n. 14

Scelta delle strategie

Provate a inventare nuove strategie pratiche da usare nei gruppi o nuove idee. Può essere utile la seguente scaletta.

Gli obiettivi per l'argomento X:
1. Obiettivo mio come facilitatore ....
   Necessità del gruppo ....

2. In che modo posso proporlo ....

(Se non potessi parlare, come gestirei questo argomento?)
....
....

3. Come reagirebbe una persona conosciuta (un'amica, una collega) a tale proposta
....
....

4. Come reagirebbe un gruppo non conosciuto
....
....

5. Come formulare chiaramente e precisamente tale proposta
....
....

6. Provate a farlo
....
....

7. Valutazioni finali, accorgimenti
....
....

Accoglienza e presentazione del gruppo

È un'attività estremamente importante, cui dedicare buona parte del primo incontro. Il tempo necessario dipende, ovviamente, dal numero dei partecipanti al gruppo.

L'ambiente in cui avviene la presentazione è di fondamentale importanza, e per questo va minuziosamente preparato prima dell'arrivo dei partecipanti. L'operatore deve preparare un cerchio con sedie, cuscini a terra o segnali particolari. Prima di incontrare il gruppo, deve predisporre nell'ambiente tutti i materiali necessari: cartoncini, fogli di carta, nastro adesivo, pennarelli, matite, e così via, posti al centro della stanza a disposizione di tutti. È bene collocare il materiale audiovisivo o ingombrante fuori dal cerchio. Se non ha una ragione specifica, sarà opportuno che l'operatore non predisponga alcun tipo di materiale di fianco al proprio posto, per non suggerire al gruppo dove sedersi o far pensare di non voler avere persone nell'immediata vicinanza, ponendo ostacoli tra se stesso e il gruppo.

I partecipanti al gruppo, anche per 'rompere il ghiaccio' in attesa degli altri componenti, dovranno avere qualcosa da fare: scrivere il proprio nome con un pennarello su un'etichetta da applicare sugli indumenti, riempire un formulario, leggere la proposta del programma del corso, sfogliare libri o osservare immagini scelte con attenzione, opuscoli e altro. Inoltre, il gruppo si aspetterà che il facilitatore presenti se stesso, il corso, gli incontri ecc.

Accordi di convivenza

Personalmente preferisco cominciare con l'esporre e sollecitare il gruppo su alcuni aspetti organizzativi e modalità per sentirsi più a proprio agio, che chiamo 'accordi. Tecnicamente sono chiamati 'il contratto d'aula', sollecitano il gruppo a prendere alcune decisioni e responsabilità. In genere scrivo gli accordi su alcuni cartoncini colorati, che incollo via via su un cartellone con la decisione del gruppo e questo foglio ci accompagna per la durata del percorso.

Per esempio: «Gli orari che vi proponiamo sono... Come sono per voi? E la puntualità? Cominciamo all'ora stabilita oppure stabiliamo alcuni minuti di tolleranza? Cosa facciamo se non potete venire a un incontro? Faremo una pausa a metà di ogni incontro, tuttavia ognuno è responsabile dei propri bisogni e potete ovviamente alzarvi, uscire, bere qualcosa ecc. I bagni sono la seconda porta a sinistra, c'è un cartello e hanno la chiave. Cellulari con vibrazione o silenziosi. Posso proporvi di chiamarci

per nome e di incollare una etichetta sulla maglia? Ci possiamo dare del tu?... Possiamo fare domande o aggiungere commenti e considerazioni nel pieno rispetto di tutti... Utilizzeremo questo timer da forno per i lavori in sottogruppo e il suo suono è questo. Non preoccupatevi, ci ricorderà il tempo ma se la vostra torta avrà bisogno di qualche minuto in più lo ri-imposteremo...».
È importante chiarire che gli incontri saranno dedicati ai partecipanti e costruiti sulle loro esigenze. Fin dal primo incontro, chi conduce ringrazierà le persone per la disponibilità alla partecipazione attiva.

Dopo aver stabilito alcuni accordi di convivenza e ricordato gli aspetti più organizzativi, invito i partecipanti a presentarsi (vedi più avanti le varie modalità), li ringrazio e, dopo essermi accertata che tutti abbiano avuto la possibilità di presentarsi, presento me stessa. Anche quando siamo in due operatrici, ci presentiamo sempre alla fine del giro. Questa scelta per dare priorità al gruppo, per invitare le persone a dire il proprio nome e qualcosa di sé che non sia il lavoro che fanno e l'età che hanno. Le presentazioni sono una parte importante per la formazione di un gruppo o del clima.
Nella scelta della modalità di presentazione si deve tener conto della tipologia dell'incontro: è un incontro a tema oppure è il primo incontro di un gruppo chiuso che continuerà a incontrarsi? Il numero dei partecipanti determinerà quanto tempo dedicare e se optare per altre strategie per rispondere alle loro aspettative.

Il facilitatore si deve assolutamente ricordare di lasciare spazio per la presentazione a tutti, soprattutto nel caso non venga adottata una disposizione a cerchio, in cui la parola passa da una persona a quella vicina.
È importante allenare la propria memoria e lo spirito di osservazione, per assicurarsi che tutte le persone abbiano avuto modo di parlare. Per questo si può tranquillamente chiedere aiuto al gruppo, domandando: «Tutti hanno avuto modo di parlare? Manca qualcuno? Ho dimenticato qualcuno?»

Presentazione 'a cerchio'

La strategia più usata per la presentazione di un gruppo è la presentazione 'a cerchio': ogni persona sarà invitata a condividere con il gruppo una informazione personale ritenga opportuno dare, informazioni sulla gravidanza, sulla data presunta del parto, o un desiderio rispetto agli incontri.

Personalmente preferisco, almeno nel primo incontro, per ridurre le differenze sociali, invitare i partecipanti durante la presentazione a non dichiarare, almeno per il momento, la propria professione o lavoro e l'età.
Il facilitatore dovrebbe ringraziare ogni volta, in modo sentito e non superficiale, la persona che ha avuto coraggio e ha 'aperto' se stessa al gruppo, fornendo informazioni personali. All'interno della strategia di presentazione a cerchio sarà utile inserire un minimo di imprevisto, per evitare che gli altri partecipanti non ascoltino la persona che si sta presentando per l'ansia di dover poco dopo presentare se stessi e si distraggano per formulare mentalmente la propria presentazione, o che, nell'attesa, comincino a parlare tra di loro. Per evitare ciò, si possono invitare le persone a presentarsi senza un ordine preciso, oppure cominciando da destra e, dopo alcune persone, ripartendo da sinistra.

Un'altra cosa importante da ricordare nella presentazione a cerchio è che, generalmente, la proposta del facilitatore o la presentazione della prima o delle prime persone influenzeranno le presentazioni successive: se la prima persona ha parlato di un determinato argomento, quelle dopo di lei si sentiranno quasi in obbligo di esporre la propria opinione o la propria situazione personale su quel tema. Per evitarlo, dopo aver ringraziato i primi, il facilitatore può ricordare che ognuno è libero di condividere fin dove vuole. Se possibile, il conduttore non dovrebbe ripetere a ogni partecipante la richiesta di presentazione, ma solamente guardarlo, ascoltando le informazioni che ciascuno vorrà dare, rispettandone l'ordine d'importanza. «Vi propongo di dire il nome e una cosa che sentite di condividere di voi o della vostra gravidanza.» Se vengono omesse informazioni necessarie o importanti, il conduttore potrà chiedere alla persona che si sta presentando se vuole parlarne.

Etichette

Una strategia di appoggio alla presentazione può essere l'uso di etichette, sulle quali scrivere in modo chiaro e con colori vivaci il nome di ciascun partecipante: Maria, Mario, Antonella... Così per tutto l'incontro sarà più agevole al resto del gruppo l'associazione fra la persona e il suo nome.
È molto utile preparare anche l'etichetta con il nome o il nomignolo del bimbo/a da collocare sulla pancia. Ciò dà risalto alla sua presenza, e le persone nella presentazione sono sollecitate ad aggiungere qualcosa sul

bambino; inoltre serve all'operatore per personalizzare anche nei successivi incontri, chiedendo di Giulia o di Alberto anziché parlare di pancia (per esempio: «Come sta Alberto/Giulia oggi...?»)

Elenco

Un'altra strategia di appoggio alla presentazione, molto divertente in quanto movimentata, è la tecnica dell'elenco o lista: si chiede a tutti i partecipanti di alzarsi e di avvicinare un'altra persona del gruppo, chiedendole il nome e di spiegare quale ostacolo ha dovuto superare per essere presente (tra l'altro, questa tecnica offre informazioni anche sugli ostacoli o sui possibili problemi, che sarà più facile superare una volta verbalizzati e condivisi).

Oppure, ciascuno potrà chiedere agli altri i luoghi della loro nascita (casa, ospedale, clinica...) o una parola sulla gravidanza... Alla fine ciascuno avrà raccolto una lista di nomi (tranne il proprio) con accanto la parola chiave richiesta.

Questa tecnica d'appoggio è utilissima anche come tecnica di disgelo: le persone si devono alzare, devono abbandonare lo spazio scelto per sentirsi più sicure, si devono incontrare a due a due: si crea immediatamente un mormorio altissimo, c'è eccitazione, è divertente e si accorciano le distanze!

Durante la presentazione del primo incontro, ma anche per l'accoglienza dei successivi incontri, potete stimolare la condivisione ponendo uno dei seguenti quesiti.

- Nome della persona e data approssimativa della nascita del bambino/a.
- Nome e un suo hobby, una sua passione.
- Nome e luogo dove partorirà, motivando questa scelta.
- Nome e una cosa che vorrebbe dagli incontri.
- Nome e una cosa che spera tanto di fare o ricevere quando ci sarà il bambino/a.
- Nome e una cosa sul bambino/a.
- Nome della persona, nome del bambino/a e motivo della scelta di quel nome.
- Nome e motivo per cui si è ricevuto il proprio nome. Perché porto il nome che ho...
- Nome e momento preferito della giornata.
- Nome e cibo preferito.

- Nome e una cosa che si sa fare.
- Nome e luogo di nascita.
- Nome e che cosa piace della propria città.

Inoltre si può utilizzare, anche nei successivi incontri, la strategia del 'panino': ogni persona deve disporre di due fogli o cartoncini; si invitano le persone a scrivere su un foglio: 'Cose che so, cosa ho sentito dire sull'argomento proposto per l'incontro' e sull'altro: 'Cose che vorrei sapere', poi con uno scotch di carta (come quello che usano i grafici o i tinteggiatori) si applica il primo foglio sulla schiena e il secondo sul petto. Si invitano le persone a camminare insieme nella stanza leggendosi le scritte reciprocamente.

Presentazione a coppie differenziate

Questa strategia è utilissima quando il numero dei partecipanti è abbastanza elevato (oltre i 15) o quando è evidente nel gruppo un certo grado di ansia. Dopo la presentazione di chi conduce, si invita ogni partecipante ad avvicinarsi a una persona sconosciuta o poco conosciuta e a parlare con lei per alcuni minuti dando informazioni su di sé, fino a trovare un obiettivo comune, un bisogno rispetto al corso, oppure a condividere speranze o dubbi rispetto al corso stesso. A volte, perché ciò avvenga, è necessario che il conduttore li incoraggi e li inciti, proponendo, per esempio, di parlare tra loro di come hanno vissuto la gravidanza fino a quel momento o di scambiarsi informazioni sulla scelta del luogo del parto, oppure di come si sono organizzati in previsione della vita con il bambino, e così via.

Questa metodologia aiuta i partecipanti a rilassarsi, perché è sicuramente molto più facile parlare a tu per tu con una persona che non a un gruppo.

La fase di presentazione a coppie differenziate dovrebbe durare circa 10 minuti. Quando le persone hanno finito di parlarsi, il conduttore chiede gentilmente alle coppie di ritornare al gruppo, pur lasciando qualche minuto a chi non ha ancora finito di terminare la presentazione.

Ricomposto il gruppo, il conduttore chiederà a ogni partecipante di presentare o di condividere una cosa della persona con cui ha fatto coppia. Se Teresa e Maria hanno parlato tra di loro, si chiederà a Maria di presentare Teresa al resto del gruppo. Generalmente, a tutti risulta più facile parlare di altri di fronte a un gruppo. Il conduttore deve poi chiedere alla persona che è stata presentata se vuole aggiungere qualcosa.

Se in questa strategia di presentazione c'è qualcuno che mostra necessità di parlare di sé e coglie qualsiasi pretesto per passare dalla presentazione dell'altro alla propria, il facilitatore deve essere gentilmente assertivo e riportarlo alla presentazione dell'altro: «Grazie; e di Teresa cosa ci racconti?».
Inoltre, il conduttore deve assolutamente ricordare che ognuno deve presentare un altro per quello che ha recepito, per quello che gli è stato trasmesso, ma senza dare giudizi (per esempio: «Ho parlato con Luisa e mi sembra che sia una persona molto carina, molto intelligente...»). Sarà compito del conduttore sottolineare questa necessità e, nel caso, ricondurre chi parla alla semplice presentazione.

Presentazione a coppie

È una strategia da utilizzare in un gruppo di coppie (marito e moglie, compagno e compagna).
Il conduttore durante la presentazione scrive su un cartellone il nome della donna, la data presunta del parto, il nome o il nomignolo del bambino, il luogo in cui ha deciso di partorire, un obiettivo per il corso. Accanto scriverà il nome del partner, con le sue aspettative, e qualsiasi altra informazione da lui ricevuta.
Questo cartellone, che accompagnerà il gruppo durante tutti gli incontri, identifica la coppia come nucleo. Quando il conduttore scrive obiettivi, necessità e bisogni di una persona, deve farlo in chiave positiva. Infatti, mentre alcune persone dicono: «Ho bisogno di sapere che cosa fare durante il parto», altre dichiarano: «Ho bisogno di informazioni e abilità per il dopo parto», e altre ancora affermano: «Ho molta ansia, ho paura del parto e del dolore». In quest'ultimo caso, il conduttore non deve scrivere 'ansia', 'paura', 'dolore', ma chiedere alla persona di che cosa pensa di avere bisogno rispetto all'ansia, e scrivere quello: per esempio: «Ho bisogno di essere rassicurata, di parlarne». Se la persona non ha chiari i propri bisogni, sotto il suo nome si può scrivere 'appoggio', 'sostegno'...
È importante non scrivere le sensazioni negative e le ansie di una persona, per lasciarle una possibilità di contenimento verso se stessa e verso gli altri.

Presentazione a tre

Questo tipo di presentazione può essere proposta al gruppo solo nel caso in cui il numero dei componenti sia divisibile per tre, e non è assolutamente utilizzabile in incontri di coppia, la cui unità va sempre salvaguardata.

Il conduttore suddividerà il gruppo in gruppetti di tre persone, invitandole a presentarsi tra loro e a comunicarsi le proprie aspettative riguardo al corso. Questa presentazione iniziale non dovrebbe durare più di 15 minuti e si userà il timer per indicare lo scadere del tempo.
La seconda parte di questa presentazione consiste nel riunificare il gruppo, chiedendo al 'rappresentante' di ogni triade di riferire qualcosa di quanto è stato detto; il conduttore poi scriverà le parole chiave sul cartellone, con grossi pennarelli di colore diverso.

Altre strategie di presentazione

- Se si conoscono i nomi dei partecipanti prima dell'incontro iniziale, si possono preparare dei cartoncini con questi nomi (se si tratta di coppie si scrivono i due nomi insieme) e collocarli sul tavolo dove si tiene il materiale, o sul pavimento al centro della stanza, sparsi, o in una scatola da passare a ogni membro del gruppo. Quindi si chiede a ogni persona di scegliere un cartoncino su cui sia scritto un nome diverso dal proprio e di conservarlo. Quando sono stati presi tutti i cartoncini si chiede a ciascuno di trovare la persona il cui nome sta sul cartoncino. Quando si sono raggruppati si chiede loro di presentarsi. Ognuno poi si prende il cartoncino con il proprio nome.

- Si possono predisporre fotocopie da dare a tutti con una tabella, in ogni casella della quale sarà scritta una cosa diversa (una caratteristica, oppure una scelta, oppure qualcosa sul bimbo). Si chiede a ogni partecipante di scrivere nella tabella i nomi delle altre partecipanti al corso che abbiano quelle caratteristiche (quando il corso è per coppie vanno inclusi anche i papà). È un esercizio molto divertente e interessante, che aiuta il gruppo ad amalgamarsi e conoscersi (vedi la tabella alla pagina a fianco).

Affermazioni positive

Le affermazioni positive sono dichiarazioni che servono a consolidare una sensazione, un'immagine, un atteggiamento, una qualità.
Aiutano a elaborare e a superare atteggiamenti o pensieri negativi, senza per questo contraddirli o eliminarli. Dobbiamo essere consapevoli delle nostre emozioni e sensazioni, siano esse 'positive' o 'negative'. Le affermazioni possono aiutarci a creare nuovi e positivi punti di vista per metterci in condizione di vivere esperienze più soddisfacenti.
Le affermazioni positive sono un ottimo strumento da usare durante o

Uno stimolo per conoscersi			
Ha la mia stessa data di parto *Claudia*	Porta le lenti a contatto	Aspetta gemelli	Ha altri figli ....
È seguita da un'ostetrica	Va a partorire nell'ospedale che ho scelto io	Non ha mai avuto nausea	Va in bicicletta ....
Ha avuto un precedente cesareo	Vorrebbe partorire in acqua	Ha fatto una sola ecografia	Vorrebbe partorire a casa ....
Ha una femmina	Va dal mio stesso medico	Ha un maschio	Non ha mai visto un neonato ....
Le è stato detto di mettersi a riposo	Non ha ancora deciso dove andare a partorire	Vorrebbe allattare a lungo	Ha traslocato da poco ....

dopo una visualizzazione o un rilassamento. Oppure, si possono usare quotidianamente per modificare un particolare atteggiamento o una particolare ansia. Le affermazioni facilitano sia il processo del cambiamento sia il raggiungimento di un obiettivo. Le affermazioni positive sono applicabili a qualsiasi livello (mentale, fisico, spirituale, relazionale, economico, lavorativo...) e in qualsiasi situazione.

Classificazione delle affermazioni positive

Le affermazioni devono essere, ovviamente, in chiave positiva. È necessario affermare ciò che si vuole o si è e non ciò che non si vuole o non si è. Per esempio: «Io posso partorire spontaneamente» e non: «Vorrei non avere un cesareo».

Le affermazioni positive devono essere totali. Per esempio: «Sono una persona socievole» e non: «Sono una persona abbastanza socievole».

Devono essere formulate al tempo presente: «Posso allattare» e non: «Io

potrò allattare», perché, come dice Shakti Gawain nel suo libro *Visualizzazione creativa*: «Non si tratta di mentire a se stessi, ma di riconoscere il fatto che qualsiasi cosa viene prima creata sul piano mentale, per poi manifestarsi come realtà oggettiva».
Devono essere semplici e brevi. Per esempio: «Io posso facilitare un gruppo» e non: «Io posso facilitare un gruppo quando le condizioni e la dinamica del gruppo...»
Le affermazioni positive devono avere un significato personale, devono essere reali e giuste per la propria particolare situazione.
Forse inizialmente possono 'suonare' strane e ridicole, ma è solo questione di abituarsi a usare questi potenti strumenti interni. Devono essere reali e attuabili; sarebbe assurdo affermare: «Voglio vivere 300 anni!»

Affermazioni positive scritte o verbali

Le affermazioni positive possono essere scritte su cartoncini, in modo da durare di più nel tempo.
Se ne possono scrivere varie o una sola, collocando poi i cartoncini nell'agenda, in un libro, sullo specchio, sulla porta di una stanza di casa, nella tasca della giacca, sul tavolo, o anche in un punto comodo e abbastanza riservato sul luogo di lavoro...
Possono essere formulate mentalmente durante un rilassamento, durante una visualizzazione, prima di addormentarsi o di svegliarsi.
Le affermazioni positive possono essere formulate verbalmente a voce alta a se stessi (appena alzati il mattino, in un luogo appartato, in automobile, mentre si cammina, mentre si fa movimento...), davanti a uno specchio, dette a qualcuno, cantate.
Possono essere la parte conclusiva di un incontro, di un argomento. Le partecipanti possono scriverle su un bigliettino anonimo che verrà collocato in una cesta e poi letto insieme agli altri oppure su una striscia di carta stesa sul pavimento o appesa alla parete.

Ascolto per 2 minuti

Vanno date indicazioni precise di tempo per l'ascolto: il gruppo è troppo numeroso e ognuno ha la possibilità di parlare sull'argomento per 2 minuti; in coppia, dopo aver affrontato in gruppo un argomento, ci si rivolge al proprio partner e senza essere disturbati gli/le si dice: «Ho bisogno di... vorrei che...»
Il gruppo si divide in coppie (ottimo se si tratta di moglie e marito). Ogni coppia decide chi inizia; si propone un bel sospiro e una persona

Scheda di lavoro n. 15

Affermazioni positive per le donne in gravidanza

- La gravidanza è un processo meraviglioso.
- Sono in armonia con il mio corpo.
- Sono in grado di soddisfare i bisogni del bimbo che cresce dentro di me.
- Riconosco l'appoggio emotivo dalle persone che mi circondano.
- Io posso costruire il mio piano del parto.
- L'ambiente che ho scelto per partorire è sicuro e rispettoso dei miei bisogni.
- Preparo la mia mente e la mia casa per l'arrivo di questo bambino.
- La relazione con il mio compagno è un solido appoggio.
- Sono pronta a vivere l'esperienza del parto.
- Io riconosco la mia forza.
- Io accolgo la mia sensibilità.
- Il mio corpo è bello.
- Le dimensioni della mia pancia sono perfette.
- Il mio bambino è della giusta dimensione.
- La mia rotondità è sensuale.
- La mia pressione sanguigna è buona.
- Il mio corpo sa produrre latte.
- Io posso riposare.
- Io sono libera di esprimermi.
- Io so ascoltare i bisogni del mio corpo.
- Io posso scegliere le parole e le azioni che mi aiutano.
- Io posso dire no.
- Io posso usare la voce.
- Io so accompagnare la mia/il mio bambina/o.
- Il mio uomo mi protegge.
- Io posso liberare la mente.
- Io posso chiedere.

Continuate l'elenco qui sotto:

....

....

....

P. Maghella, *Incontri di accompagnamento alla nascita*, edizioni red!

Scheda di lavoro n. 16

Affermazioni positive per la vita dopo il parto con il bimbo

- Io posso semplificare la mia giornata.
- Io posso scegliere le mie priorità.
- Io sono una mamma adeguata.
- Io sto imparando a fare la mamma.
- Io sto cercando il mio stile genitoriale.
- Io posso chiedere aiuto.
- Io posso allattare.
- Io posso prendermi cura di me stessa.
- Io riconosco le competenze del mio bambino.
- Io posso scegliere l'aiuto adeguato per me.
- Io posso condividere col mio compagno.
- Io posso escludere i consigli non richiesti.
- Io posso riconoscere la qualità del mio riposo.
- Io posso confrontarmi con altre donne.
- Io posso imparare dalle mie difficoltà.
- Io accolgo con tenerezza le mie emozioni.
- Io posso essere tollerante con me stessa.
- Io posso sempre fare un respiro, un bel sospiro.
- Io onoro il mio impegno.

Continuate l'elenco qui sotto:

....

....

....

....

....

....

....

Scheda di lavoro n. 17

Affermazioni positive per i partner

- Sono in grado di vivere questa esperienza.
- Io posso dare appoggio alla mia compagna e a mio figlio.
- Sono l'àncora della mia famiglia.
- Preparo la mia mente e la mia casa per questo bambino.
- Sono in grado di soddisfare i bisogni della mia compagna.
- Posso proteggere l'ambiente del parto.
- Io sto acquisendo nuove abilità.
- Io posso vivere le emozioni di questa nascita.
- Io sono il custode della mia casa, le forti radici di un albero: io ci sono.
- Il mio coinvolgimento è importante.
- Io posso esprimere i miei dubbi.

Continuate l'elenco qui sotto:

....

....

....

....

....

....

....

....

....

....

....

P. Maghella, *Incontri di accompagnamento alla nascita*, edizioni red!

Scheda di lavoro n. 18

Affermazioni positive per l'operatore

- Io ho le competenze per facilitare un gruppo e accogliere le aspettative dei partecipanti.
- Io sono in grado di gestire le situazioni speciali.
- Io posso usare parole appropriate.
- Io posso chiedere al gruppo, le loro aspettative.
- La gravidanza è un processo fisiologico.
- Io posso offrire informazioni appropriate.
- Il parto è un evento fisiologico e normale.
- Io so preparare l'ambiente giusto.
- Io riconosco il mio impegno.
- Io posso imparare dalle mie difficoltà.
- Io riconosco i miei confini e posso creare una rete di collaborazione.
- Io accolgo dubbi e domande come stimolo per crescere.
- Io riconosco il gruppo come risorsa.
- Io posso scegliere.
- Io sono consapevole.
- Io posso coinvolgere il gruppo.
- Io ricevo appoggio e stimolo dal gruppo.
- Io riconosco il gruppo come risorsa.

Continuate l'elenco qui sotto:

....

....

....

....

....

....

....

....

comincia a parlare di come sta in quel periodo oppure di un bisogno; quella che ascolta dice 'grazie' ogni volta che sente di voler interrompere. Dopo 5 minuti, il facilitatore invita le persone che hanno parlato a concludere. Chi ha ascoltato restituisce per altri 3 minuti: «Se ho capito bene mi hai detto che...?» Dopo questo tempo le persone sono invitate a scambiarsi i ruoli rispettando la modalità. Perché dire solo 'grazie'? Per evitare di intervenire, di dare consigli, di dire che la tal cosa non succederà, che andrà tutto bene, che non si deve sentire così... Dire 'grazie' fa sentire chi parla ascoltato e capito.

Altra strategia da proporre al gruppo allargato quando si è in tanti e l'argomento suscita la partecipazione: si preparano in una scatola tanti pezzi di spago o fettuccia di lunghezze diverse e si chiede alle persone di parlare di sé o di un dato argomento per il tempo necessario ad arrotolare lo spago attorno a un dito.

Aspettative

Per andare incontro ai reali bisogni del gruppo è indispensabile chiedere quali sono le aspettative: lo possiamo fare in svariati modi.

- Si può chiedere ai partecipanti, durante la presentazione, che cosa vorrebbero dagli incontri.
- Possono anche scrivere su dei post-it i propri bisogni.
- Possono scrivere su post-it le speranze che nutrono (un colore) e i dubbi (altro colore) che hanno rispetto al corso, una parola o una frase per ogni etichetta; poi attaccheranno le loro etichette su un cartellone appeso al muro suddiviso in due colonne, quella delle speranze e quella dei dubbi.
- Si mettono a loro disposizione cartoncini o post-it di due colori diversi, verde e giallo: sul primo scriveranno «Cosa *devo* sapere o sapere fare», sul giallo «Cosa *sarebbe bello* sapere o saper fare». I partecipanti incollano su due poster appesi le loro richieste.
- In piccoli gruppi di 3 o 4 discutono insieme aspettative e preoccupazioni riguardo gli incontri e ne fanno una lista.
- Si può dividere il gruppo in sottogruppi di 4-6 persone; si dà a ogni sottogruppo una decina di carte con il titolo di un argomento su ciascuna, si chiede al gruppo di scegliere 6 argomenti che vorrebbe sviluppare e di dare a essi un ordine di priorità.
- Si distribuisce un foglio con un numero di righe pari al numero

degli incontri organizzati e si chiede a ogni sottogruppo di scrivere i titoli degli argomenti che vorrebbero sviluppare.

- Si attaccano su un cartellone i titoli di svariati argomenti e poi si domanda a ogni membro del gruppo, durante una pausa, di cerchiarne 2 o 3 che vorrebbe assolutamente trattare.
- Si possono anche preparare una scatola e dei fogli volanti, chiedendo ai partecipanti di scrivere un argomento o un'idea o una domanda che se *non* venissero discussi o sviluppati li farebbero sentire insoddisfatti.
- Per gruppi numerosi e per gli incontri a tema si propongono sottogruppi di 4 coppie, che insieme stendono una lista di cose che avrebbero bisogno di sapere o saper fare se il travaglio, per esempio, dovesse cominciare nei prossimi 15 minuti. In questo modo hanno modo di interagire subito tra di loro e la lista rimane anche come revisione finale al termine dell'incontro.

Alcune di queste strategie si possono adottare più di una volta durante gli incontri oppure a metà percorso si possono distribuire dei bigliettini anonimi in cui si chiede: «A che punto siamo con il corso? Stiamo andando nella direzione che speravate, stiamo andando incontro ai vostri bisogni? Avete suggerimenti?»

Attività pratiche

Tra le attività pratiche da proporre vi sono massaggi, posizioni per il travaglio e il parto, le diverse posizioni per allattare, la spremitura manuale del seno, tecniche di rilassamento, movimento libero con la musica...

Bigliettini anonimi

È una strategia ottima per fare emergere timori, dubbi, opinioni o domande.

- Questa strategia può essere utilizzata per iniziare un argomento o per anticipare un successivo incontro. Si chiede al gruppo di scrivere su un cartoncino una preoccupazione o una domanda sull'argomento che si tratterà in quell'incontro o nel successivo.
- I bigliettini sui timori vanno raccolti in una scatola, quindi si passa a qualche attività più piacevole. L'operatore potrà a suo tempo (*non* durante l'incontro) raggruppare i bigliettini per appartenenza e includerli negli incontri successivi, personalmente o con specifici operatori.
- Questa strategia è utile anche come veloce valutazione alla fine dell'incontro. Ogni partecipante riceve cartoncini di due colori diversi:

«Dell'incontro sull'argomento **mi è stato utile...** » (verde), «Dell'incontro/argomento **ho bisogno ancora di...**» (giallo). Concluso l'incontro le persone, uscendo, lasceranno i due cartoncini anonimi in una scatola vicino alla porta. Il facilitatore ne farà tesoro per i prossimi incontri.

Birth plan (Piano del parto)

Il *birth plan* (o piano del parto) è una proposta rivolta agli operatori della struttura ospedaliera contenente esigenze e aspettative per il parto e i giorni di degenza.
Per aiutare il gruppo a preparare il proprio piano del parto il facilitatore può utilizzare diverse strategie.

Prima modalità

Domanda al gruppo allargato: «Cosa desiderate, cosa chiedereste per la vostra esperienza di parto e nascita al punto nascita o agli operatori?», e scrive le parole chiave che emergono. Molto probabilmente otterrà un foglio fitto di desideri e necessità, che sicuramente saranno tutti per la salute e il benessere della madre, del bambino e della nuova famiglia.
Tuttavia alcune richieste non potrebbero venir accolte nemmeno per un'assistenza personalizzata come quella nella propria casa (esempio: vorrei che ci fosse la neonatologia!).
A questo punto si chiede ai membri del gruppo di scegliere le richieste più importanti per la loro esperienza, quelle su cui vorrebbero mediare il meno possibile con la struttura e gli operatori. La lista si ridurrà notevolmente. Si chiede ai diversi sottogruppi di trovare le strategie per avvicinarsi a quei desideri irrinunciabili. Dopo circa 15 minuti, si sollecita il gruppo a condividere.

Seconda modalità

Il facilitatore prepara 15 e 20 cartoncini scritti da entrambi i lati: su uno è riportato «Vorrei...», sull'altro «Non vorrei...». Dovrebbe esserci un pacchettino per ogni coppia, meglio se di diversi colori o con scritte di colori diversi. Esempi di cartoncini:
a) tutto il sostegno di cui ho bisogno / b) posso fare da sola;
a) la presenza del mio compagno e di mia madre / b) solo una persona;
a) essere informati prima / b) gli operatori sanno cosa fare e noi non vogliamo sapere niente;
a) induzione / b) aspettare;
a) camminare, movimento libero / b) stare a letto;

a) ospedale / b) casa;
a) epidurale / b) strategie naturali;
a) monitoraggio continuo / b) auscultazione del battito intermittente;
a) visite vaginali / b) meno visite possibili;
a) parto vaginale / b) cesareo;
a) bimbo sul petto / b) bimbo prima lavato e vestito;
a) episiotomia / b) non episiotomia;
a) acqua (doccia o vasca) / b) non acqua;
a) bere, mangiare qualcosa / b) digiuno;
a) bimbo con me / b) bimbo al nido;
a) taglio del cordone ombelicale quando smette di pulsare / b) taglio secondo protocollo del punto nascita;

Il facilitatore chiede alle coppie di discutere il «vorrei» o «non vorrei» e impilare i cartoncini secondo i loro desideri. Dopo circa 10 minuti chiede alle coppie di disfarsi di 3 cartoncini e di collocarli, col lato corretto secondo i loro desideri, in mezzo alla stanza. E poi altri 3. E altri 3 ancora. E ancora finché le coppie rimangono con pochi cartoncini. A quel punto l'operatore propone di formare piccoli gruppi e di discutere sui cartoncini che hanno trattenuto e di trovare strategie per ottenere quelle richieste.

Terza modalità

È utile preparare il piano del parto in coppia, discutendolo poi con le altre coppie negli ultimi incontri, dopo aver acquisito ulteriori informazioni, essersi chiariti dubbi, aver visitato una o più sale parto, avere ascoltato altre esperienze... Dopo averlo scritto lo si può discutere e consegnare all'ostetrica della struttura scelta durante uno dei controlli clinici oppure chiedere che venga inserito in cartella. L'Agenda della Gravidanza della Regione Piemonte (interamente scaricabile da internet in più lingue) propone al suo interno la compilazione del piano del parto. Questa strategia è risultata molto utile e ha enormemente contribuito a cambiare le cose, a far sì che gli operatori fossero più disponibili; anche se in un primo tempo non mancheranno sicuramente battute sulle strane persone che consegnano il 'piano del parto'!
Conviene discutere le proprie richieste con la capo-ostetrica e/o con il direttore del reparto, tanto più se sono condivise e sottoscritte da un gruppo di donne e di coppie. Questa presa di posizione avrà certamente i suoi effetti! Nella pagina a fianco un esempio di piano del parto.

Piano del parto

• Al direttore dottor ....

• P.c. al dottor o all'ostetrica ....
(che mi ha seguito durante la gravidanza)

• Alle ostetriche del reparto

La data presunta del mio parto è .... e ho scelto di partorire presso il vostro ospedale.
Sicuramente comprenderete l'importanza che ha per me e la mia famiglia questo evento.
Durante il periodo della gravidanza abbiamo maturato alcune richieste. Queste sono per noi molto importanti, per poter vivere serenamente e consapevolmente la nascita del nostro bambino/a.
Siamo consapevoli del fatto che qualora si presentasse una reale necessità di intervenire non esiteremmo a seguire le indicazioni.

• Vorrei avere la tal persona ....(*marito o amica*) vicina per tutto il tempo e poter conservare la mia intimità.
• Vorrei essere informata sulle procedure che mi si propongono.
• Vorrei potermi muovere liberamente durante il travaglio e rispettare i tempi del travaglio.
• Durante il parto vorrei assumere le posizioni che ritengo più comode e spingere come mi sento.
• Vorrei non fosse praticata di routine l'episiotomia.
• Desidererei accogliere il mio bambino/a prima del taglio del cordone ombelicale.
• Desidererei allattare mio figlio/a dalle sue prime ore di vita.
• Il padre desidera accompagnare il bimbo/a per i controlli.
• Desidero che il mio bambino/a venga alimentato/a con il mio colostro e con il mio latte, e che non gli/le vengano dati altri alimenti.
• Desidero avere il bambino/a con me.

Fiduciosi dell'accoglienza di queste richieste, ringraziamo tutto il personale che ci seguirà in questo evento così importante per noi.

Bottoni

È un gioco utilissimo per riuscire a visualizzare la propria situazione personale rispetto alle altre persone.
Ed è anche divertente!

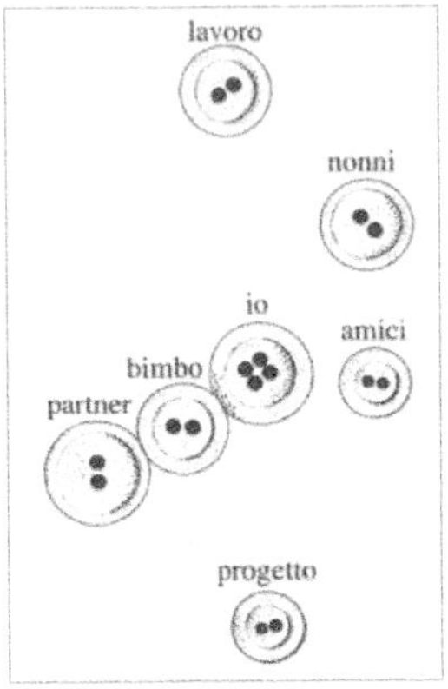

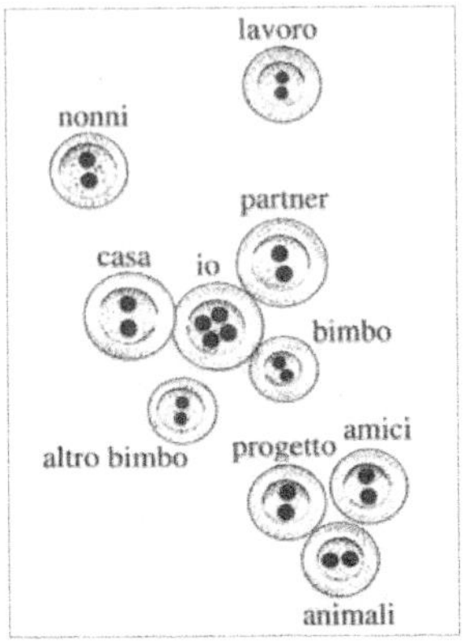

Come materiale si possono utilizzare tante monetine di diverse dimensioni e colore, oppure conchiglie di dimensioni e colori diversi, tanti sassolini dalle forme diverse, oppure tanti bottoni...
Si mettono i bottoni al centro del cerchio chiedendo a ognuno di scegliere alcuni pezzi e tornando al proprio posto di disporli come e dove desidera, per rappresentare:

- se stessi;
- il compagno o la compagna;
- il bambino che deve nascere;
- gli altri figli (se ce ne sono);
- la famiglia d'origine (padre, madre, suoceri...);
- un amico, un'amica o una persona particolarmente vicina in questo evento;
- un animale o un oggetto particolarmente caro;
- la casa;
- il lavoro;
- un progetto particolare;
- altre situazioni (che il conduttore potrà inventare se lo riterrà opportuno).

Quando ciascuno avrà davanti a sé la rappresentazione grafica della propria situazione, si inviterà ogni coppia a confrontarsi e a pensare

come andrebbe modificata dopo la nascita, cambiando insieme, se necessario, qualcosa. Spesso succede che, discutendone, venga spostato qualcosa.
Il conduttore suggerisce alle persone di fare questo gioco ogni tanto, individualmente e in coppia, per vedere che cosa può essere modificato.

Brainstorming

Potremmo definirlo il 'jolly' delle strategie.
Il *brainstorming* è una delle tecniche più produttive, più immediate, più ampie che si possano usare in una situazione di metodologia attiva e attivante o in qualsiasi situazione lavorativa individuale.
In pratica, si scrivono le parole che vengono in mente pensando a un determinato argomento, a un lavoro, a un'organizzazione... o a svariate altre situazioni; si riuniscono le parole chiave riferite a un determinato concetto, ambiente, situazione ecc. Lo si può fare scrivendo su fogli individualmente, nel gruppo, nel piccolo sottogruppo, in coppia; oppure su cartelloni scritti dal conduttore mentre il gruppo interagisce.

Si possono usare bigliettini anonimi soprattutto quando si lavora su argomenti tabù, quali paure e ansie, così da proteggere l'anonimato e la fiducia.

Il facilitatore chiede al gruppo: «Che cosa vi viene in mente rispetto a...?», quindi incoraggia tutti a contribuire, scrivendo velocemente e chiaramente, in stampatello, le parole chiave su un cartellone.

Oggetti utili per il parto

Si può invitare il gruppo a dividersi in due o tre sottogruppi e a preparare elenchi degli oggetti che si reputano necessari; oppure lo si può suddividere in tre sottogruppi, che pensino: agli oggetti necessari alla madre; a quelli per il padre; a quelli per il bambino. Oppure, se ci sono coppie che partoriscono a casa e altre in ospedale, un gruppo elenca gli oggetti necessari in ospedale e l'altro quelli indispensabili in casa.
Poi il conduttore incolla su un cartellone le diverse liste, dividendole su tre colonne in base alle persone cui si riferiscono: padre, madre e bambino, aggiungendo qualche voce se necessario.

I bisogni dell'altro

Al primo incontro, oppure in un corso di coppie, qualora uno o più compagni dichiarino la propria perplessità circa la loro presenza al parto, il conduttore può dividere il gruppo in due sottogruppi, uno di uomini e uno di donne, chiedendo al gruppo maschile un *brainstorming* sui bisogni della compagna e a quello femminile sui bisogni del compagno. Oppure si può chiedere agli uomini: «Che cosa vuol dire essere presenti? Quando non si desidera accompagnare durante il travaglio e il parto?», e alle donne: «Che cosa vuol dire avere con sé il proprio compagno? Quando non lo si vorrebbe presente al parto?» Si chiede ai sottogruppi di condividere, ed eventualmente si aggiunge altro.
Ecco altri esempi di *brainstorming* creati in diversi gruppi.

CHE COSA VUOL DIRE DIVENTARE GENITORI

Responsabilità, crescita, cambiamento nella routine domestica,
meno tempo per sé, meno sesso,
cambiare casa, rimettersi in discussione, poco sonno, fatica,
meno libertà, tante decisioni da prendere,
gli incastri, la realizzazione della nostra famiglia, ...

QUANDO PENSO AL PARTO, COSA MI VIENE IN MENTE?

Felicità, evento creativo, inizio, fine, ignoto, paura, ansia, dolore,
bimbo, fatica, aprirsi, rosso, verde,
ritmo, bagni, liberazione, impotenza, potenza, pianto, sudore, fame,
sete, ormoni, movimento, trovare il proprio modo, concentrazione,
tocco, operatori, spinte, farmaci,
sapere cosa succede, una cosa grande
decisioni, istinto, animalità, sostegno, 'saltare il fosso', controlli,
arrendersi, odori, pressione, piacere, ...

CHE COSA SA FARE UN NEONATO

Dormire, mangiare, succhiare, comunicare, piangere, vedere,
fare pipì e popò, rigurgitare, ascoltare,
riconoscere la sua mamma e papà, fare richieste, sognare,
stare sveglio, imparare, imitare, crescere, ...

I BISOGNI DEL BAMBINO

Essere allattato, essere tenuto in braccio, essere cambiato più volte al giorno, ricevere un bagnetto rilassante, un massaggio, sentire parole, ricevere sorrisi, essere coccolato, essere portato a spasso, essere coricato bene, non essere troppo vestito, avere genitori che lo capiscono e lo accudiscono con affetto e dedizione, ...

CHE COSA AIUTA A CONTENERE IL DOLORE DEL PARTO

Ambiente fisico e umano accogliente, sostegno emotivo dalla persona che accompagna, movimento, trovare posizioni diverse, acqua calda, massaggi, respirare, usare la voce, ricevere coccole, avere fiducia, cantare, ascoltare suoni piacevoli, contare mentalmente, pensare che finirà, visualizzare, avere un sostegno, sapere che cosa sta succedendo e le competenze che il corpo ha, e comunque posso chiedere un'epidurale, ...

CHE COSA DESIDERATE DA UN OSPEDALE

La possibilità di avere il partner sempre presente, rimanere il più possibile in intimità, libertà di movimento, un uso limitato di farmaci o procedure, il bimbo accolto con delicatezza, un'ostetrica presente gentile e competente, una stanza comoda e intimità, essere informati prima e consultati per le decisioni più importanti, il bambino vicino, ...

ALLATTARE È

È naturale, è ovvio, è la continuazione, è perfetto per il mio bambino, cambia al bisogno, è economico, è immediato, permette di viaggiare, è bello, il latte è sempre pronto e sempre caldo, anch'io sono stata allattata, è speciale, dovrò portarmi meno borse in viaggio, contiene gli anticorpi, un super vaccino, ...

Cartelloni

Appesi alla parete, servono per scrivere le parole chiave dell'incontro, prima dell'arrivo del gruppo, oppure durante o alla fine dell'incontro come sintesi.
Il facilitatore può prepararli prima dell'incontro per sottolineare alcuni punti salienti che saranno trattati o per riassumere in chiave positiva l'argomento. A volte il cartellone sarà letto a voce alta al momento giusto, altre volte sarà lasciato semplicemente alla lettura individuale.

IL BAMBINO SA FARE UN SACCO DI COSE

L'ALLATTAMENTO È LA NORMA BIOLOGICA

POSSIAMO SCEGLIERE IL LUOGO
IN CUI PARTORIRE
E POSSIAMO FARE RICHIESTE

Cartoncini

Per stimolare i partecipanti a parlare tra di loro e a condividere l'esperienza, per trovare strategie, potete scrivere una serie di parole riguardanti un certo argomento, una parola per cartoncino (che potrete usare per molti corsi se li plastificate).
Sarà opportuno scegliere un colore diverso per ogni argomento, producendo almeno una ventina di cartoncini, ognuno dei quali descriverà situazioni, richieste, strategie, interventi dell'ostetrica, e così via.
I gruppi dovranno metterli in ordine cronologico, per poi raccontare la storia aggiungendo i propri commenti, come se si fossero trovati in una situazione simile.

Esempio relativo al travaglio e al parto
Su cartoncini bianchi, le possibili situazioni:
irritabilità – mal di schiena – contrazioni irregolari – il bimbo sul petto – piedi freddi – monitoraggio – partiamo – stanca – eccitata – gambe pesanti – piangere – insieme – fase espulsiva – contrazioni rallentano

– emozioni forti – bimbo nasce – voglia di spingere – sonno – esausta – forti contrazioni – incoronamento – voglia di andare in bagno – scoraggiamento – sete – voglia di tornare a casa – contrazioni regolari – transizione – visita vaginale – fastidio – irrequietezza – il tappo? – abbandono – aggrapparsi – pause – si blocca – placenta – esce – dormire – andare in ospedale – secondamento – si rompono le membrane – chiamare l'ostetrica – testa bimbo fuori – più operatori...

Su cartoncini blu, le possibili strategie:
Camminare – massaggio al basso schiena – dondolare – massaggio ai piedi – cambiare posizione – rilassarsi – molti cuscini – incoraggiamento – bottiglia acqua calda – coccole – andare in bagno – cambiare posizione – partire – massaggio dalle gambe ai piedi – bagno o doccia – immaginare un bel colore – massaggio e tocco alle spalle – mettere le calze – bere – sospirare – guardare un oggetto o foto – carponi – coprirsi la testa – sedersi su un pallone – sbuffare – ridere – mangiare – chiamare l'ostetrica...

Comunicazione e percezione

Giochi di fiducia

Il facilitatore invita i partecipanti a dividersi a coppie. Poi propone a uno dei due di sedersi tranquillamente, di chiudere gli occhi e, quando è pronta/o, di fare un segnale con la mano. Quando il partner riceve il segnale, aiuterà l'altra persona ad alzarsi e, senza parlare e sempre con gli occhi chiusi, la condurrà per la stanza. Per alcune persone è estremamente difficile affidarsi ad altri e farsi guidare.
Il facilitatore dovrebbe, nel frattempo, collocare ostacoli, aprire porte, oscurare o illuminare un angolo, cambiare un po' l'ambiente.
Dopo alcuni minuti, chiederà di ritornare al posto originale e di far accomodare la persona con gli occhi chiusi esattamente com'era prima di iniziare. Inviterà poi la coppia a discutere sensazioni, timori, tipi di tocco o di guida che hanno sentito più efficaci, percezione dell'ambiente, della temperatura, della luce, delle altre persone presenti ecc.
Quindi i partecipanti si scambieranno i ruoli: chi prima conduceva ora verrà guidato e terrà gli occhi chiusi.
Alla fine del gioco, si proporrà nuovamente la discussione tra loro; poi il facilitatore chiederà al gruppo come ognuno si è sentito e che cosa lo ha maggiormente aiutato.

Sensazioni tattili

Il conduttore collocherà in un sacchetto molto scuro, in modo che il contenuto non traspaia, oggetti di vario tipo (patata, fiore, sasso, pezzi di tessuti a maglia, pezzi di metallo, pezzi di legno, conchiglia, biscotto, mollica di pane, fagiolo, spugna umida, batuffolo di cotone e così via), dalle più svariate caratteristiche tattili: duro, freddo, morbido, bagnato, gommoso, legnoso ecc.

Inviterà i partecipanti al gruppo a dividersi in coppie: una persona si siederà con gli occhi chiusi e riceverà nelle mani, dal partner, 3 oggetti, uno per volta. Dovrà cercare di sentire, di annusare, di percepire ogni oggetto senza vederlo. Il conduttore inviterà a non limitarsi a riconoscere l'oggetto, ma a stare in ascolto delle sensazioni che ogni oggetto suscita. Poi i partner si scambieranno i ruoli, sostituendo, ovviamente, gli oggetti. Alla fine, discuteranno insieme delle sensazioni provate durante il gioco.

Lo specchio

È un esercizio da fare a coppie: una persona farà o dirà qualcosa, mentre l'altra, di fronte, cercherà di mimare la stessa cosa nei minimi particolari, cioè le farà da specchio. Poi si ripeterà il gioco, cambiando ruolo. Questo esercizio serve anche a far prendere coscienza di come ci si muove, di come si può sentire l'altro dicendo o facendo una determinata cosa. Aiuta la capacità di osservazione ed è molto divertente.

Gli esercizi seguenti sono pensati e proposti per aiutare le persone a diventare più assertive.

Sì e no

È un esercizio che si fa a coppie. Uno dei due partner dirà 'sì' e l'altro 'no', per un minuto. Il primo potrà dire solo sì; potrà cambiare tono, espressione, volume, ma non potrà passare al no o aggiungere qualche cosa. Alla fine, avviene uno scambio dei ruoli: chi diceva sì, ora dirà no e viceversa.

Poi si commenta come ci si è sentiti dicendo sì o dicendo no, che cosa si è provato nei riguardi del partner, quali messaggi corporei si sono ricevuti...

Il facilitatore inviterà poi i partecipanti a ricollegare questo gioco alla vita quotidiana: che cosa ci è più facile dire, come reagiamo quando ci contraddicono, e così via.

Assertività

Il conduttore chiede a ciascuna persona di ripensare a una situazione appartenente alla sua vita privata, al lavoro, alla vita sociale, al rapporto con il ginecologo o l'ostetrica, nella quale ha detto o pensato: «Mi fai sempre arrabbiare per...», oppure: «Mi blocchi sempre...», oppure: «Non è vero!»; insomma, una situazione in cui si è data a qualcun altro la colpa di qualche cosa.
Poi invita le persone a mettersi in coppia, a dirsi la frase pensata nel modo più reale possibile (come se dall'altra parte ci fosse davvero la persona cui la frase era diretta) e, in un secondo tempo, a cercare di capovolgere la frase. Per esempio: «Mi fai arrabbiare...» diventerà: «In questo momento io mi sento molto tesa perché... e ho bisogno di...»

Questo laboratorio può essere fatto alcune volte e con diverse frasi. Invitate poi le coppie a darsi dei suggerimenti, a commentare la nuova situazione e il vissuto che ne deriva. Infine si invita a condividere l'esperienza con il resto del gruppo.

Dimostrazioni

Osservazione, imitazione e feedback. È una strategia che generalmente accompagna l'apprendimento di abilità pratiche: posizioni per travaglio/parto, allattamento; massaggio; spremitura manuale. Elementi essenziali sono: buona visione, linguaggio chiaro, capacità di passare ripetutamente dalla terminologia comune a quella tecnica. Per acquisire un'abilità è necessario vedere chiaramente, capire i meccanismi e provare.
La dimostrazione effettuata dal facilitatore include anche il 'mimare' una situazione o un oggetto o un processo. Per esempio, mostrare, con un bambolotto, la dilatazione della cervice: con la mano chiusa sulla testa della bambola, si apre lentamente fino a lasciar vedere il capo (si può usare anche una carta portavaso o il collo di una maglia). Oppure usare le mani sulla propria testa.

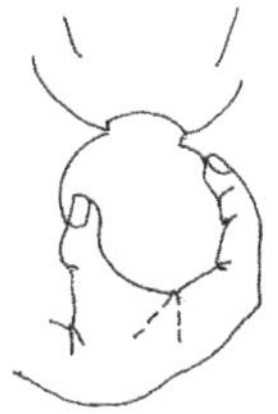

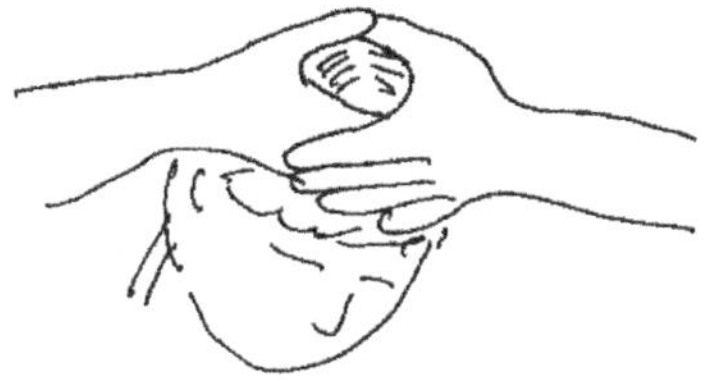

Un altro esempio, se richiesto: per far capire come verrà eventualmente praticata l'episiotomia, si tratteggia con la penna sulla propria mano, tra il pollice e l'indice, la linea o le possibili linee del taglio, indicando anche la posizione dell'ano.

Per capire la struttura del bacino, si utilizza un modello pelvico e si incoraggiano i componenti del gruppo a percepire le varie parti, toccandosi.

Per far capire la spremitura manuale si utilizzano dei palloncini gonfiabili (quelli per le feste), sui quali si disegna con un pennarello l'areola e il capezzolo. Prima della spremitura si propongono dei massaggi circolari attorno alla mammella e si pettina il seno in direzione dell'areola per stimolare il riflesso di emissione del latte. Poi si colloca il pollice sopra e l'indice sotto, come una C, molto vicino al margine dell'areola ma senza coprirla, e si spinge verso il torace senza far scorrere le dita e comprimendo ritmicamente. Tutte le partecipanti possono provare più volte con il palloncino non troppo gonfio.

Discussione

La discussione è molto importante perché permette alle persone di esprimere ciò che pensano, come si sentono, e di condividere risorse, problemi e opinioni. La discussione offre benefici che non possono essere raggiunti da altre strategie.

Per un'efficace discussione sono necessari:

- un elemento scatenante;
- uno stimolo che permane;
- una conclusione con una sintesi dei vari punti di vista.

Il facilitatore deve programmare una discussione, e le persone del gruppo devono prepararsi a parlare e ad ascoltare gli altri. La discussione spesso non viene usata come strategia per paura, da parte del conduttore, di perdere il controllo della situazione. Per questo deve essere preparata e organizzata.

Una buona preparazione alla discussione include:

- aiutare le persone a interagire fra loro (organizzandole in piccoli gruppi, così che ciascuno possa esprimersi, essere ascoltato, farsi conoscere e conoscere gli altri). La discussione in un gruppo numeroso rende difficile la partecipazione di tutti e possono emergere con enfasi alcune figure *leader*;

- incoraggiare le persone a parlare. In una situazione di continuo ascolto, come durante una lezione, si perde lo stimolo a interagire; perciò è importante incoraggiare questa attività accoppiando in un primo tempo le persone a 2 o a 3 e proporre più avanti negli incontri una discussione allargata al gruppo.

Il facilitatore, nel proporre una discussione, deve prestare attenzione a come invita le persone a parlare, alle domande che sceglie e alle proprie capacità di raccolta e sintesi.
Più caloroso e stimolante è l'invito a partecipare a una discussione, più il gruppo tenderà ad accoglierlo. Il gruppo sarà sollecitato sia da ciò che viene proposto, sia da come viene proposto. Sul 'come', il conduttore dovrà porre attenzione alla propria postura (aperta, rilassata, tale da permettergli di vedere tutti, anche le persone a destra e a sinistra), alla voce (udibile, chiara, che mostra interesse, sufficientemente lenta da dare tempo di capire), al proprio atteggiamento (mai professorale o giudicante, del tipo: «Vediamo se sapete...»), e avrà presente la necessità del silenzio (per dare tempo di iniziare, di rispondere: i silenzi possono essere imbarazzanti, ma spesso estremamente utili). È importante evitare di riempire gli spazi: prima di prendere la parola, si conti mentalmente fino a 20, invitando le persone con gli occhi, senza, però, fissare qualcuno in particolare, per evitare che si senta obbligato a rispondere.

È necessario identificare l'obiettivo della discussione: che cosa si vuole far emergere? Perché la domanda sia abbastanza profonda e aperta, è importante prendere coscienza del livello di intimità, rispetto e rilassamento di quel determinato gruppo.

Il facilitatore, tenuto conto di tutto ciò, dovrebbe porre domande che:
- non abbiano come risposta un 'sì' o un 'no';
- non inizino con: «Chi mi sa dire...»;
- diano la possibilità di più risposte;
- invitino esplicitamente le persone a esprimere quanto vogliono condividere;
- abbiano un legame con le esperienze del gruppo;
- offrano un legame tra le situazioni già affrontate e quelle nuove.

Durante la discussione è importante osservare le posture delle persone, il loro linguaggio corporeo, il livello di rumore e il mormorio.

Il facilitatore dovrebbe evitare di dare risposte dirette, ma cercare di proporle al gruppo, evitando anche di commentare le risposte ottenute con frasi del tipo: «Questo è sbagliato». Meglio piuttosto dire: «Grazie... e cos'altro possiamo aggiungere?...»

Per sintetizzare, si può invitare il gruppo o il sottogruppo a riassumere la discussione. La sintesi può essere fatta dall'operatore o da alcune persone del gruppo. Il facilitatore può ampliare alcuni aspetti e aggiungere qualcosa. Se la discussione ha suscitato emozioni profonde, è bene sottolineare che non è stato facile, ringraziare tutti, cercando poi di sollevare l'umore. Per esempio, si può suggerire di rivolgersi verso la persona alla propria sinistra (o destra) e commentare la discussione, oppure di comunicare quella che ciascuno ha percepito come 'parola chiave', o discutere di ciò che ciascuno sente di 'portarsi a casa' di quell'argomento.

Disegni

Disegnare o a scarabocchiare subito dopo una visualizzazione permette alle persone di rilassarsi, di far emergere immagini e di chiarire sensazioni e pensieri. È importante ricordare che non ha alcuna importanza, in questo caso, il talento artistico, ma, piuttosto, il contenuto rappresentativo.
È poi possibile commentare quanto è stato disegnato, in coppia o nel gruppo, ascoltando i commenti degli altri, ma senza dare giudizi o interpretazioni.

Altra strategia molto efficace è quella di colorare disegni anatomici, semplificati, per esempio della mammella, del bacino nella sua struttura ossea oppure del perineo. Si mettono a disposizione pastelli, temperini e una fotocopia piuttosto chiara della parte anatomica e insieme si colorano le varie parti per familiarizzare con i nomi, le funzioni o esprimere qualsiasi commento che il gruppo abbia voglia di condividere.

Dizionario

Per introdurre termini tecnici, come i nomi di alcune parti anatomiche o delle procedure ostetriche, si preparano alcuni cartoncini con i vari nomi e altri, dal colore diverso, con le definizioni. Il gruppo deve trovare la definizione corretta attivando così una discussione ed eventuale aggiunta da parte dell'ostetrica.

Drammatizzazione o simulata

La drammatizzazione, o *role-playing* (gioco di ruolo), è la simulazione, la rappresentazione di una situazione.

L'uso della drammatizzazione è particolarmente utile per:

- rendere evidente una situazione;
- cogliere le reazioni a una determinata situazione, all'ambiente, alle altre persone coinvolte;
- far emergere sensazioni;
- fornire informazioni;
- focalizzarsi sul linguaggio, sulla comunicazione;
- chiarire le aspettative;
- prendere coscienza delle relazioni con gli altri;
- prepararsi a situazioni e a reazioni impreviste;
- analizzare gli eventi;
- trovare strategie risolutive per alcune difficoltà.

L'uso della drammatizzazione prevede:

- che vengano offerte informazioni sulla situazione, sull'ambiente;
- che si sperimentino le relazioni tra le persone (comunicazione verbale e non, reazioni, sensazioni, e così via);
- che si utilizzino strategie specifiche per la situazione che viene messa in scena;
- che si modifichino le aspettative;
- che ci si prepari ad alcuni imprevisti.

La drammatizzazione deve contenere elementi di vita reale, per esempio: «Una donna arriva in ospedale in travaglio attivo con il suo compagno»; informazioni e *setting* (ciò che riguarda l'ambiente nel quale si svolge il 'gioco di ruolo') vengono dati dal facilitatore.
Il coinvolgimento nel ruolo scelto è essenziale per dare un'illusione di realtà.

Quando utilizzare la drammatizzazione

Questa tecnica è molto usata ed è estremamente utile nei corsi di aggiornamento per operatori, ma la si può proporre anche a gruppi di utenti.

Può essere utile, per esempio, per simulare:

- richieste specifiche all'ospedale, per esempio la richiesta all'ostetrica

e al medico di turno se è possibile partorire in posizioni diverse, tenere con sé il bambino ecc.;
- situazioni di dopo parto (il padre ritorna dal lavoro e trova la compagna in lacrime perché pensa di non avere più latte);
- un travaglio con imprevisti (cambio di turno e di atteggiamento degli operatori; arresto del travaglio; parto precipitoso in automobile);
- la richiesta da parte del neopadre al datore di lavoro di un permesso di due settimane, in un periodo di molto lavoro, dopo la nascita del bambino;
- la richiesta al pediatra di tenere il bambino con sé, per allattarlo a domanda e senza alcuna aggiunta;
- la richiesta al personale ospedaliero di dimissione precoce dopo poche ore dal parto...

La drammatizzazione può essere:
- improvvisata, quando viene chiesto di simulare con spontaneità la situazione scelta, senza preparazione o discussione precedente;
- preparata, quando c'è stato un lavoro di discussione, di informazione antecedente.

Il ruolo del facilitatore nella drammatizzazione

Il facilitatore quando propone la drammatizzazione deve avere chiari:
- le motivazioni e gli scopi;
- i dettagli della situazione;
- la definizione dei ruoli (numero delle persone e qualità dei loro ruoli).

A ogni persona si dovrebbe consegnare un cartoncino con le informazioni necessarie per potersi immedesimare nel ruolo.
Queste informazioni possono essere molto dettagliate (per esempio: donna alla 39ª settimana di gravidanza, ha travagliato intensamente durante la notte, senza svegliare il compagno. Alle 6 sente l'urgenza di andare in ospedale...) oppure minime (per esempio: in macchina verso l'ospedale, traffico rallentato, la mamma sente il bisogno di spingere...).

Per mettere in scena la drammatizzazione, il facilitatore può invitare volontari lasciando loro completa libertà di scelta, oppure, se il gruppo è d'accordo, i ruoli possono essere sorteggiati.

Ancora, chi conduce dovrà aver chiaramente previsto:
- il *setting*, cioè l'ambiente, per rendere più realistica la situazione, preparando oggetti da utilizzare per dare meglio l'illusione di realtà;
- lo scambio dei ruoli tra le persone;
- imprevisti e difficoltà che possono sorgere spontaneamente o che sono stati introdotti dal conduttore stesso e comunicati tramite biglietti.

Come iniziare la drammatizzazione

Prima di cominciare una scenetta, il facilitatore dovrebbe ringraziare le persone che si sono offerte per l'interpretazione dei ruoli, poiché, in una situazione di gruppo, non è facile prestarsi ed esporsi. Dovrebbe anche ringraziare le altre persone, 'gli spettatori', per la comprensione e il rispetto dello sforzo altrui, che mostreranno evitando risate, chiacchiere o disturbi. Il conduttore deve essere conscio del fatto che questa tecnica può essere molto imbarazzante e può scatenare reazioni di difesa come scroscianti risate...
Durante la drammatizzazione, il facilitatore può cambiare 'rotta' o creare imprevisti o normalizzare una situazione a seconda degli obiettivi, distribuendo nuovi cartoncini; oppure, se la situazione necessita di una particolare attenzione, può usare la tecnica di bloccare la scena in un particolare momento, chiedendo osservazioni generali o, rivolgendosi a ciascun partecipante, domandando come si sente, che cosa vorrebbe in quel momento, quali sensazioni prova.

Come terminare la drammatizzazione

Generalmente, una scenetta non dovrebbe durare più di 10 minuti.
Alla fine della scenetta è necessario ringraziare nuovamente i partecipanti per il loro apporto e chiedere a ciascun 'attore' come si è sentito e che bisogni aveva.
Allo stesso modo chiederanno poi commenti, senza giudizio, al resto del gruppo.
Se la situazione richiedesse un'ulteriore discussione, il facilitatore può anche chiedere al gruppo di suddividersi in sottogruppi per discutere di ogni ruolo e situazione, adottando anche particolari strategie (per esempio, un gruppo può riflettere sulla coppia, un altro sugli operatori, un altro sul bambino), e riportando poi le varie osservazioni all'intero gruppo.
Alla fine della drammatizzazione è assolutamente necessario uscire dal ruolo svolto. È utile che ogni partecipante alla simulazione, ogni attore,

lo faccia dichiarando ad alta voce davanti al gruppo: «Io non sono coinvolta/o in questa situazione, ma sono..., sono qui per..., e poi andrò a casa a fare...» (aggiungendo al proprio nome un'azione concreta che farà in quella giornata).
Queste esperienze possono divenire molto coinvolgenti e per questo è indispensabile, anche se solo verbalmente, uscire dal ruolo.

Esposizione

È la presentazione di un'informazione o di un argomento accuratamente preparati dall'operatore.
È essenziale tenere presenti i tempi di attenzione e la stanchezza dei partecipanti negli incontri serali.
Per preparare le persone a porsi in una situazione di ascolto, si può dire loro che si intende parlare di un determinato argomento per 15 minuti circa.
Per preparare un'esposizione conviene sezionare l'argomento: per esempio, il travaglio si può suddividere in varie fasi. Ogni sezione può essere sviluppata in circa 10-15 minuti, con attività pratiche e il coinvolgimento del gruppo tra l'una e l'altra.
Se si offrono informazioni per 10 minuti circa alternandole ad altri stimoli e al lavoro in sottogruppi, si parlerà al gruppo, in un incontro di 2 ore, per un totale di circa 45 minuti. Si comunicherà quindi solo l'essenziale: il resto verrà anticipato o approfondito dai partecipanti nelle varie attività e attraverso un apporto personale.
Parlare 10 minuti non è poco, se si sintetizza ciò che può essere utile conoscere su ciascun argomento. Nella preparazione dell'esposizione, può essere difficile decidere di tralasciare alcune cose, ma la limitatezza del tempo, dei cicli di attenzione e la necessità di attivare il gruppo aiuteranno a tagliare e a essere essenziali.
Può essere utile immaginare di telefonare, con la batteria quasi scarica, a un'amica che chiede: «Che cosa devo sapere del travaglio?» oppure: «Dimmi qualcosa sull'allattamento!»
Una situazione simile forzerebbe a esporre 4 o 5 punti essenziali, chiari e pratici.

In un'esposizione è importante:
- preparare le persone annunciando l'argomento dell'esposizione e il tempo approssimativo che si intende dedicargli;
- riassumere i punti chiave, aiutandosi, eventualmente, con aiuti visivi.

L'esposizione può seguire un *brainstorming* o una discussione, che può aiutare i partecipanti ad approfondire l'argomento.
Si può usare questa procedura anche per gli argomenti più tecnici e, spesso, sarà sorprendente vedere la quantità di informazioni che emergeranno. Per esempio, se l'argomento del giorno fossero le procedure ostetriche e il parto cesareo, si potrà iniziare appendendo alcuni cartelloni bianchi sui quali siano scritte chiaramente le domande chiave: «Perché viene fatto?», «Che cosa succede?», «Come ci si può sentire?» Si incoraggiano le persone a discuterne tra loro, a scrivere e a formulare altre domande. Ogni piccolo gruppo dovrebbe sostare per alcuni minuti davanti a ogni cartellone.

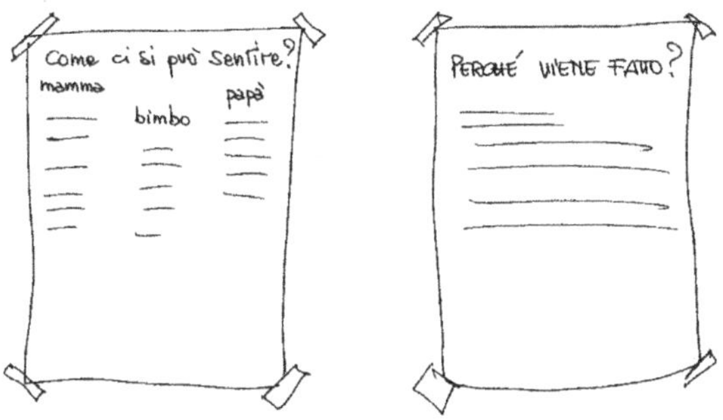

Per riassumere il contenuto dell'incontro, si può chiedere ai presenti di pensare a quello che riferirebbero, sull'argomento trattato, al compagno o a un'amica non presente.

Essenziale / Importante / Si può lasciare...

Si tratta di una strategia divertente e utile per il periodo del dopo parto, da proporre alla coppia o a sottogruppi di 4 o 6 persone.

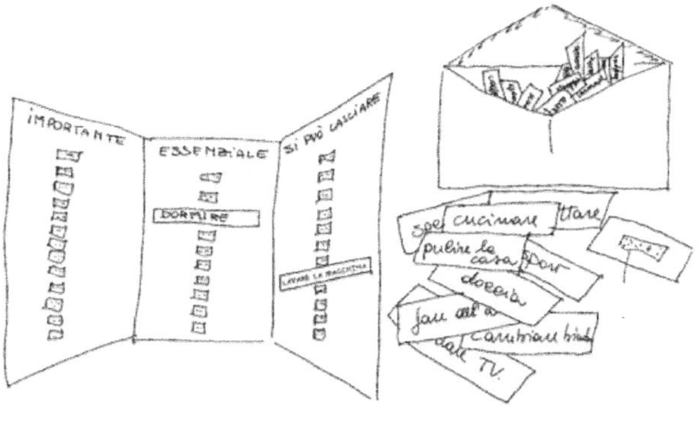

Il facilitatore preparerà e distribuirà dei fogli grandi, con tre colonne intitolate: 'Essenziale', 'Importante', 'Si può lasciare'.
Distribuirà poi tanti piccoli cartoncini, su cui sono descritte varie situazioni e attività possibili concernenti il bimbo, i lavori domestici, le necessità di coppia, il lavoro ecc. Dopo averne discusso, il gruppo dovrà decidere in quale colonna collocare ogni cartoncino, assegnandogli il valore appropriato.
Il gruppo poi si ritrova e si esprimono commenti con l'obiettivo di aiutare le persone a semplificare la loro vita dopo con un bimbo piccolo.

Frasi da terminare

Questa strategia consiste nel distribuire un foglio fotocopiato su cui sono scritte frasi incomplete, invitando i partecipanti a completarle. Questo diventa uno stimolo per attivare l'argomento.
Vedi la Scheda di lavoro n. 19, a pag. 148.

Giochi rompighiaccio

Alcune di queste tecniche possono essere usate soprattutto nei primi due incontri, quando il gruppo non è ancora affiatato.

Cartoncini

Dopo i saluti iniziali, collocare in un contenitore cartoncini su cui sono stati scritti una parola o un aspetto o una breve informazione o una strategia dell'incontro precedente o di un argomento trattato. Ogni partecipante sorteggia un cartoncino e incontra un'altra partecipante per condividere e commentare quello che ha trovato scritto. Dopo pochi minuti il facilitatore, utilizzando un suono piacevole, propone alle persone di scambiarsi i cartoncini con il nuovo stimolo di incontrare un'atra persona, e questo per alcune volte. Il suono diventerà il segnale per cambiare.

Formare sottogruppi

Molte persone tendono, dal primo incontro fino all'ultimo, a sedersi sempre in un particolare punto della stanza. Questo territorio viene rispettato anche dagli altri membri del gruppo. A volte il conduttore, per favorire un'armoniosa dinamica del gruppo, per invogliare alcune persone a partecipare o 'contenerne' altre, ha bisogno di cambiare i territori. Non è consigliabile, però, farlo nei primi due incontri.

Una prima strategia utilizzabile a questo scopo è che il facilitatore stesso si disponga in un posto diverso dal solito o che appenda i cartelloni su un'altra parete.
Un'altra strategia che serve per muovere le persone, separare i gruppi fissi, modificare la gerarchia interna del gruppo, è la suddivisione in sottogruppi.

Il facilitatore, ben visibile e udibile da tutti (seduto su una sedia o uno sgabello, con un adeguato volume di voce e aiutandosi con un suono), chiede alle persone di dividersi in gruppetti formati da un numero di persone corrispondente a quello pronunciato. Per esempio, «5»: a questo punto si dovranno formare gruppi di 5 persone; «4... 3... 7... 2...», e così via per un paio di minuti.
In questo modo, le persone si spostano, si cercano, si guardano, si divertono, si scaricano...
Questa strategia serve ad allontanare una determinata persona da un sottogruppo.
Quando l'obiettivo è stato raggiunto, il conduttore fa terminare il gioco dicendo: «Va bene, ora che siamo in gruppetti di tre... ci fermiamo e vi propongo di parlare di...»
La stessa metodologia può essere applicata suddividendosi per colore. Per esempio, quando il conduttore dice: «Giallo», le persone dovranno guardarsi e avvicinarsi a chi indossa un indumento del colore nominato. Anche questa strategia serve per sgelare l'ambiente, per toccarsi, per scambiarsi, per sciogliere i sottogruppi... ed è anche molto divertente.

Un altro modo per formare dei gruppetti è quello di distribuire cartoncini colorati facendo poi raggruppare quanti hanno ricevuto un cartellino dello stesso colore.
Oppure si possono distribuire cartoncini su cui sono stati scritti o illustrati fiori, animali, oggetti, facendo raggruppare poi le persone per insiemi: gli animali formeranno un gruppo, i fiori ne formeranno un altro, i paesaggi di montagna un altro, gli oggetti un altro ancora, e così via.

In coppia: strategie specifiche

Alcuni delle strategie seguenti possono essere utilizzate ogni tanto negli incontri per portare l'attenzione sulla coppia o per far riflettere sui

Scheda di lavoro n. 19

Frasi da terminare

Ecco alcuni esempi di argomenti in cui questa strategia risulta particolarmente utile.

Per stimolare la discussione sulla sessualità

La sessualità in gravidanza è ....

....

Penso che al bambino ....

....

Ho timore che ....

....

La cosa che più mi piace è ....

....

Vorrei che il mio compagno/a ....

....

In riferimento alla vita con il bambino

La vita con il bambino sarà ....

....

Vorrei che ....

....

Penso che sentirò ....

....

Vorrei poter migliorare ....

....

Per aiutare, verso la fine del corso, la riflessione personale

Io sono ....

....

Io non sono ....

....

Io voglio ....

....

Io non voglio ....

....

Io posso ....

....

Io non posso ....

....

Io vorrei ....

....

Io non vorrei ....

....

Io ho il diritto di ....

....

Io posso cambiare idea per ....

....

Io ho bisogno di ....

....

Io non ho bisogno di ....

....

P. Maghella, *Incontri di accompagnamento alla nascita*, edizioni red!

diversi ruoli con il bambino. Possono essere utilizzate anche come pretesto per abbandonare un particolare argomento che sta dilungandosi o che sta assumendo una connotazione negativa, introducendone poi un altro.

In coppia: primo incontro

In un corso per coppie è importante che le persone vengano costantemente rafforzate.
Alla fine di un incontro, se si vuole fare qualcosa di specifico per la coppia, si può proporre di ricordare il loro primo incontro, di pensare a che cosa vorrebbero continuare a fare insieme, oppure ancora cosa apprezzano l'uno dell'altro...
Si abbassano le luci, si mette una musica romantica e il facilitatore esce per alcuni minuti: li ritroverà abbracciati, in atteggiamenti teneri... Rialzerà la luce e la musica.

In coppia: ascolto

Spesso all'interno di alcune coppie non ci si dà molto tempo per ascoltarsi senza interrompere e senza giustificarsi. Questa tecnica serve per imparare ad ascoltare, ad accettare le cose che ci vengono dette, per dare il tempo di parlare alla persona che all'interno della coppia riceve meno spazio, per chiarirsi e per eliminare i preconcetti. Il conduttore, sottolineando la rigidità del tempo e l'assoluto divieto di interferenze, inviterà uno dei due partner a parlare all'altro per 3 minuti (un tempo lunghissimo!) senza essere assolutamente disturbato, su un determinato argomento; poi si invertiranno le parti.
Ecco alcuni esempi di argomenti proponibili: «Come mi sono sentita/o durante questa gravidanza»; «Che cosa mi piace di te, ti ammiro perché...»; «In questi giorni mi sento... e vorrei che...»; «In questo periodo mi piace particolarmente fare...»

In coppia: bisogni

Questa strategia può essere utilizzata in svariate situazioni, sia durante la gravidanza, sia al momento del parto, sia per il dopo parto, per identificare e comunicare i propri bisogni. Il conduttore invita ciascun membro del gruppo a scrivere su un foglio le seguenti frasi:

- «Io per il parto ho bisogno di...»;
- «Io da te ho bisogno di...»;
- «Io, come coppia, ho bisogno di...»

Poi invita i componenti di una coppia a mettersi uno di fronte all'altra e a leggersi quanto scritto reciprocamente. Chi ascolta, accoglie e ringrazia.

In coppia: hobby

Questa strategia è utilissima per le madri: quando nasce un bambino, spesso la donna gli dedica tutto il proprio tempo, riuscendo con fatica e solo dopo un'adeguata organizzazione a riprendere la gestione domestica, la vita sociale, lavorativa; ma solo compiendo salti mortali riesce, a volte, a riprendere i propri hobby, le cose che ama fare, ad avere del tempo per sé. Gli uomini, invece, ci riescono più facilmente, spesso dopo brevissimo tempo.
Per aiutarli a riflettere, a trovare strategie e a responsabilizzarsi, si chieda ai partecipanti di scrivere su un foglio hobby, passatempi o attività che amano molto. All'interno della coppia, poi, confronteranno i loro scritti per trovare le strategie e le soluzioni per poterli praticare anche dopo la nascita del bambino.

In coppia: massaggi

I massaggi di coppia all'interno del gruppo possono essere, per alcuni, molto imbarazzanti, perciò il facilitatore deve avere la sensibilità di non essere invadente nell'invito, di abbassare le luci, di mettere una musica rilassante e di incoraggiare a continuarli a casa, con dell'olio...

In coppia: posizioni

Al gruppo si dovrà parlare, mostrare con disegni, far provare, personalizzandole, le possibili posizioni per il travaglio e il parto.
E anche mostrare e far provare la posizione del bambino per l'allattamento con l'aiuto di un bambolotto.

In coppia: affermazioni positive

In un gruppo per coppie andranno previste specifiche affermazioni positive, miranti a rafforzare l'autostima delle coppie di fronte alla nuova esperienza: «Noi, come coppia, sappiamo stare insieme..., sappiamo accogliere il nostro bimbo..., sappiamo (lista delle cose che sanno fare)... Noi possiamo ritagliare del tempo per noi...».

In coppia: identificare il bimbo nella pancia

L'ostetrica potrà proporre alle coppie di sentire e identificare le parti del corpo del bambino, i suoi movimenti e di ascoltare il battito del cuore del bambino.

Interviste

La persona intervistata (un altro operatore, un esperto, una neomamma o un neopapà, una coppia...) risponde alle domande rivoltele dal facilitatore o da una persona del gruppo o anticipate da una raccolta di domande fatte nell'incontro precedente: «Al prossimo incontro verrà l'operatore X, 5 domande che vorreste fargli» (che saranno scritte via via su un foglio grande). Oppure l'intervista potrà essere filmata e utilizzata in un incontro, anche online.

Ipotesi

È una strategia che può essere sviluppata oralmente, come se si dovesse raccontare la storia di un parto; oppure si può distribuire una serie di cartoncini da disporre in ordine cronologico, in base al succedersi degli eventi; oppure si può chiedere al gruppo di scrivere su cartoncini o cartelloni le risposte ad alcune richieste del facilitatore.

Fatta in piccoli gruppi, è un'ottima tecnica soprattutto per i partner; i gruppi possono ricevere tutti le stesse domande, oppure, per aprire il ventaglio delle possibilità, domande completamente diverse l'uno dall'altro.

Vedi la Scheda di lavoro n. 20.

Liste

Utilizzando la tecnica del *brainstorming*, il conduttore invita a preparare un elenco delle cose da tenere pronte, a casa, per il periodo iniziale prodromico, da portare per il travaglio, il parto e i primi giorni successivi al parto.

Il facilitatore, in un corso di coppie, dovrebbe dare la precedenza ai partner e chiedere prima a loro di quali oggetti pensano di aver bisogno per sé.

La lista degli oggetti si può preparare in coppia, in 4 o 6 persone, in gruppi omogenei (donne o coppie che partoriranno a casa o nello stesso ospedale).

Un'altra strategia per stilare la lista degli oggetti è quella di dividere il gruppo in sottogruppi, dare a tutti una lunga lista di cose chiedendo a un sottogruppo di sceglierne solo 5, a un altro10, a un altro 15 e chie-

Scheda di lavoro n. 20

Ipotesi di parto

La signora Rossi sta partorendo. Come si può sentire o che cosa potrebbe fare o come la si potrebbe sostenere se:

- ha contrazioni leggere e irregolari: *cosa potrebbe fare*? ....

  ....

- ha contrazioni forti: ....

  ....

- ha rotto le membrane: ....

  ....

- tutto continua troppo lentamente: ....

  ....

- ha molto mal di schiena: ....

  ....

- le suggeriscono un farmaco: ....

  ....

- è troppo stanca: ....

  ....

- è a dilatazione completa, ma non sente la voglia di spingere:

  ....

- sta spingendo da un po' di tempo: ....

  ....

- il bimbo è nato ed è con la mamma: ....

  ....

dendo all'ultimo sottogruppo di scegliere che cosa, fra gli oggetti elencati, vogliono portare in ospedale o ritrovare a casa dopo.
Oppure si divide il gruppo in mamme e accompagnatori chiedendo ai due gruppi di fare la lista più lunga possibile, con spirito di sana competizione, delle strategie di sostegno per la mamma in travaglio (o dopo). Si condivide nel gruppo allargato.

Massaggi

È una strategia pratica: nei corsi di donne il lavoro corporeo serve ad alleviare il mal di schiena; nei corsi di coppia aiuta i partner a sperimentare i possibili massaggi da utilizzare durante il travaglio; proiettandosi al puerperio, con un bambolotto, serve a immaginare come massaggiare il proprio bambino.
Nel periodo dopo la nascita, sono molto graditi alcuni incontri pratici di massaggio con il proprio bimbo.

Migliore, buono / Peggiore, faticoso

È una strategia molto utile per chi ha già bambini e può identificare gli aspetti positivi e gli aspetti faticosi della precedente esperienza. Si consegna ai partecipanti un foglio suddiviso in quattro colonne: nelle due centrali i titoli sono: 'Migliore', 'Buono', 'Gratificante' e 'Peggiore', 'Faticoso'. Si chiede al gruppo di elencare gli aspetti più positivi e più negativi delle precedenti esperienze di gravidanza, parto e iniziale vita con il bambino, in 5 minuti. Dopodiché si chiede ai partecipanti di comunicarsi i rispettivi punti di vista, mentre si scrive su un cartellone le due liste. Quindi si chiede al gruppo di riflettere su modalità e strategie per ridurre la lista delle cose peggiori: le si scrive ora nella colonna vuota sulla destra. Poi si chiede quali sono le strategie per mantenere le cose migliori e le si trascrive nella colonna vuota sulla sinistra.
Questa strategia può essere utilizzata per l'esperienza della gravidanza: nelle due colonne centrali del cartellone si scrive 'Benessere' e 'Difficoltà', chiedendo al gruppo cos'è stato fino a ora 'piacevole' e 'gratificante' dei cambiamenti della gravidanza e cosa, invece, è stato 'faticoso, difficile'. Dopodiché nella colonna alla sinistra del benessere si scrive, sollecitando il gruppo, tutto ciò che aiuta a mantenerlo e nella colonna a destra delle difficoltà si elencano le strategie per contenere i disturbi suggeriti.

Come mantenere	Gradevole	Faticoso	Come ridurre

Misurometro / Termometro

È una strategia molto efficace, che serve a definire le intensità del vissuto. Si possono utilizzare fogli con numeri scritti in evidenza da 0 a 10, da disporre lungo una linea immaginaria al centro della stanza, oppure cuscini su cui poi potranno collocarsi i partecipanti per esprimere il livello di intensità che pensano avrà per loro una certa situazione, per esempio il dolore in travaglio o la fatica del dopo nascita... Ognuno si colloca sul suo numero, spiega al gruppo le motivazioni che lo hanno spinto a collocarsi a quel certo livello e poi si sviluppa l'argomento con le strategie di gestione e di contenimento.

Intensità delle sensazioni in travaglio

Per il dolore in travaglio: il facilitatore colloca 11 cuscini o fogli in fila e chiede al gruppo di immaginare questa fila come se fosse un termometro, uno strumento che misura un'intensità fisica; il numero 0 rappresenta assenza di dolore ma una sensazione piacevole/orgasmica, il 10 rappresenta il dolore fisico più forte a cui si può pensare.
A questo punto chiede ai vari membri del gruppo (ai padri per primi, se sono in coppia) di mettersi fisicamente nel posto corrispondente alla sensazione del travaglio/parto. Quando si sono sistemati, comincia dagli estremi e senza esprimere giudizi chiede a ciascuno di condividere cosa lo ha portato a mettersi su quel particolare numero.

Qualora vi siano due operatrici, una ascolterà empaticamente e l'altra scriverà le parole chiave su un cartellone. Negli incontri per coppie, dove si saranno interpellati prima i padri e poi le madri, si chiederà in seguito alla coppia di prendersi alcuni minuti per confrontare le posizioni personali. È molto utile, perché, se in una coppia l'uomo si colloca sul 3, e di conseguenza pensa a un suo ruolo e coinvolgimento che accompagna una situazione estremamente gestibile e facile, e la donna invece si colloca sul 10, e forse chiede se c'è anche un 11, lei avrà aspettative diverse anche sul ruolo del proprio compagno. Quindi è bene che riconoscano come sia motivata la loro idea/convinzione e che cosa possa aiutarli a sostenersi.

Sempre sul dolore e le strategie

Il conduttore chiede a circa 6 partecipanti del gruppo di formare una linea: la prima e l'ultima persona della fila rappresentano rispettivamente l'utero e il cervello, mentre le persone intermedie rappresentano il midollo spinale, la rete nervosa che raccoglie gli stimoli periferici. Avrà preparato dei palloncini rossi che rappresentano il dolore e dei palloncini blu che rappresentano le strategie di *analgesia naturale*; ogni palloncino blu riporterà il nome di una strategia naturale (massaggio, pressione, acqua calda, acqua fredda, movimento, abbraccio, espirazione, dondolio, voce, vicinanza...).
Quando l'utero (la prima persona della fila) comincia a passare i palloncini rossi verso il cervello (l'ultima persona della fila), le altre persone del corso che non sono in fila cominceranno a passare alle persone del midollo spinale e al cervello i palloncini blu. Tutti i palloncini blu arrivano comunque al cervello. Questo già basta per stimolare la discussione su che cosa succede fisiologicamente (teoria del *gate control*)

Miti e possibili realtà

Questo argomento si presta per le varie fasi del percorso nascita: infatti, ci sono tanti miti e conoscenze per sentito dire sulla gravidanza, sul parto, sulla vita dopo col bambino e sulla genitorialità.
La facilitatrice ha tante modalità per proporre questa strategia.

a) Può chiedere al gruppo o ai sottogruppi di elencare su un foglio grande o su cartoncini colorati ciò che hanno sentito dire sull'argomento proposto per l'incontro e poi se ne discute nel gruppo allargato.

b) Ai sottogruppi, divisi anche per mamme e papà o accompagnatori, può fornire una busta contenente cartoncini con i 'sentiti dire' e chiedere al gruppo di discuterli.

c) Ogni partecipante prende da un contenitore un cartoncino di un colore dove trova scritto un *sentito dire* e un altro cartoncino di diverso colore dove trova scritto un'*affermazione appropriata*. Il gruppo dovrà trovare le affermazioni che rispondono a un particolare sentito dire.

d) L'operatore mette a disposizione palloncini da gonfiare, cartoncini con un buco, lunghi pezzi di spago, pennarelli. Invita i partecipanti a scrivere su un cartoncino un mito che hanno sentito sul parto (o sul dopo, sull'allattamento o sulla gravidanza), e legare con lo spago ogni cartoncino a un palloncino e a lasciarlo andare verso il soffitto. Il facilitatore prende un palloncino, legge il mito e ne discute insieme al gruppo. Qualora il mito non corrisponda alla possibile realtà, dopo averne discusso, il palloncino verrà bucato. È un atto simbolico!

e) L'operatore prepara un scatola con una scritta grande: «Si può». Avrà precedentemente scritto su cartoncini alcune difficoltà o miti sull'allattamento: con seno piccolo, con capezzoli piatti, donna con seno morbido, ritorno al lavoro, con cesareo, con epidurale, facendo sport, fumando, con utilizzo di farmaci, con ingorgo, bevendo un bicchiere di vino, mangiando fagioli, con gemelli, di notte, due bambini (uno più grandicello e uno neonato), fuori casa, in estate... Ogni partecipante prende un cartoncino e discutendone col gruppo si decide perché e come si può allattare. La scatola si riempirà.

Oggetti in una scatola

In uno scatolone si riporranno vari oggetti (soprattutto quelli non appropriati) che servono per accudire il bambino (pannolini, sveglia, magliette, succhiotto, campanellini, marsupio...), altri per la madre (assorbenti igienici, coppette assorbilatte, tiralatte, paracapezzoli, erbe per tisane, pancera...), altri per il padre (sveglia, elenco della spesa, camicia non stirata, shampoo, termometro, preservativi...) La facilitatrice inviterà ogni partecipante a scegliere un oggetto che lo rassicura e che vorrebbe utilizzare oppure uno che non sa a cosa possa servire o ancora uno che non vorrebbe dover usare, e offre informazioni.

La stessa strategia si può seguire collocando nella scatola oggetti che potrebbero servire durante il travaglio, oppure ancora alcuni oggetti di uso ostetrico (guanti, pannolini, grafico, trasduttore, forbici e altro ancora) che potrebbero essere usati in travaglio. Si propone di condividere la scelta dell'oggetto e si offrono informazioni.

Orologio

Bellissima ed efficace strategia mirata alla vita con il bambino dopo la nascita!. Si fornisce al gruppo una fotocopia in cui è raffigurato un 'orologio' che indica le 24 ore di una giornata, e si distribuiscono dei pennarelli colorati. Si chiede ai partecipanti di rappresentare graficamente, secondo una loro personale legenda, una giornata del loro bimbo a 10 giorni dalla nascita.

Dopodiché si chiede al gruppo: «Che cosa fa per la maggior parte del tempo il vostro bambino?» La risposta comune è: «Dorme». A quel punto si proporrà una breve esposizione delle sei fasi di sonno/veglia, poi si formeranno alcuni sottogruppi per escogitare varie strategie per favorire il sonno del bambino. Alla domanda: «Che cos'altro fa il vostro bambino?» una risposta comune è: «Mangia». Seguirà quindi un'esposizione dell'operatore sulla frequenza delle poppate, sul cambio, sul bagnetto ecc.

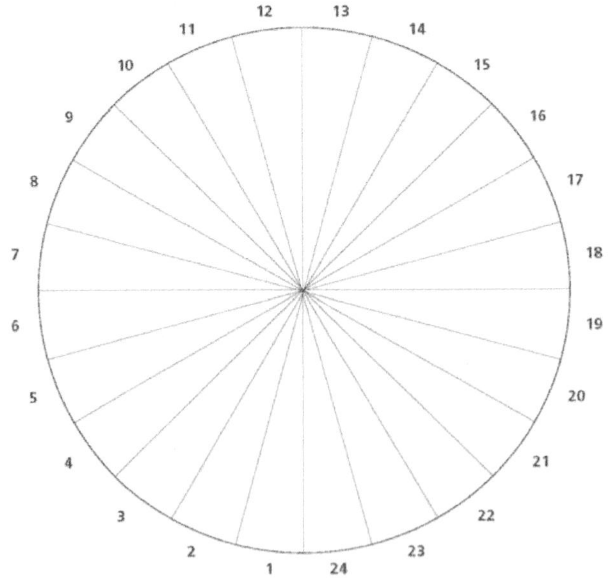

Si può poi parlare dei ritmi, delle competenze di ogni genitore e dei bisogni del bambino, confrontandoli con 3 orologi reali di bimbi con temperamenti e ritmi diversi. A questo punto si inviterà il gruppo a dividersi in sottogruppi (ogni sottogruppo avrà uno degli orologi reali) per trovare strategie di gestione e organizzazione della famiglia.
È un'ottima strategia per riflettere sul puerperio e ridurre lo spazio tra il fantasticato e la realtà. Dopo, nella realtà, ridisegneranno l'orologio.

Ospiti

Si possono invitare due famiglie a intervenire nel gruppo per parlare della propria esperienza (possibilmente famiglie con diverse esperienze di parto e con un bimbo di non oltre 3 settimane). Il facilitatore deve assicurarsi che il colloquio non sia monopolizzato da una sola persona e che entrambi i componenti della coppia abbiano la possibilità di parlare della propria esperienza del parto e dell'iniziale vita con il bambino.

Quando l'esperienza raccontata è particolarmente positiva ed esaltante, si può chiedere a chi l'ha vissuta: «In questa tua esperienza c'è stato qualcosa che non t'aspettavi?» E poi: «Com'è stata la prima settimana a casa?»
Quando invece l'esperienza è stata difficile, si può chiedere con tono gentile: «Che cosa ti ha aiutato a superare a questa esperienza?», e poi porre altre domande sul ritorno a casa o sulla gestione del dopo.
Quando non si ha la possibilità di avere fisicamente ospiti (donne, coppie o altri operatori), si possono utilizzare brevi video che mostrino esperienze diverse, per poi discuterne nel gruppo.

Procedure

Per far familiarizzare con le diverse procedure o esami del percorso nascita si può utilizzare la strategia del 'dizionario' (vedi pag. 140) oppure scrivere una scheda per ogni procedura (comprendente definizione, evidenze, raccomandazioni, bibliografia) per fornirla al gruppo (vedi pagg. 280-298) o appenderne le fotocopie, protette in buste plastificate, su un listello di legno inchiodato al muro, in modo che le partecipanti possono sfilarle e portarsele via.

Piazza

Per riprendere il filo conduttore dell'incontro precedente o degli argomenti condivisi durante il percorso, si possono utilizzare alcune strategie.

a) Quando le partecipanti arrivano, si chiede di scrivere su un cartoncino colorato una cosa (un'informazione o una sensazione) dell'incontro precedente che vogliono ricordare. Mettendo una musica di sottofondo si invitano le persone a incontrarsi a due o a tre e condividere e continuare incontrando altre persone. Dopo 10 minuti si presenta l'incontro.

b) A ogni partecipante viene fornito un cartoncino su cui scrivere qualcosa, una parola dell'incontro precedente. Deve poi piegare in due il cartoncino e consegnarlo a una persona, la quale lo passerà a un'altra e a un'altra ancora, in modo che si perda l'origine. Dopo questi veloci passaggi si propone a ognuno di leggere a voce alta il cartoncino che gli è rimasto in mano.

c) Il facilitatore o l'équipe scriverà su dei cartoncini gli argomenti, gli aspetti importanti che il gruppo via via ha realmente sviluppato o attivato nell'arco o a metà del percorso. Mette a disposizione un gomitolo di lana o di spago, tante mollette da bucato e chiede al gruppo di appendere i cartoncini come fossero dei panni stesi, commentando.

Pro e contro

Si preparano uno o più cartelloni sul muro su cui scrivere in due colori motivazioni o vantaggi ed effetti o rischi delle diverse situazioni. È un sistema ottimo per gli incontri sulle procedure del parto oppure sul cesareo, oppure ancora sull'*analgesia* naturale, su quella farmacologica ecc.

Problem-solving

La facilitatrice distribuisce alcuni cartoncini che descrivono una determinata situazione, e i vari gruppetti devono discutere la possibile soluzione dei problemi che la situazione presenta.
Questa modalità si può utilizzare anche per affrontare alcune difficoltà dell'immediato dopo parto con il bambino o durante la prima settimana a casa.

a) Altra modalità è quella di consegnare cartoncini colorati su cui sono scritte alcune difficoltà (esempio per allattamento: montata lattea, ingorgo, ragadi, dolore...; esempio per travaglio: piedi freddi, mal di schiena, labbra secche, voglia di spingere, molto caldo, contrazioni si allontanano...) e cartoncini di un diverso colore con le possibili soluzioni. I piccoli sottogruppi ne discutono e scelgono le soluzioni. Nel gruppo allargato si condivide, si aggiungono informazioni e si sperimentano alcune strategie risolutive con gli oggetti adeguati.

b) In modo più creativo si possono disporre nel mezzo della sala alcuni pannolini per bambini contenenti cartoncini di situazioni come: non è una bimba ma un maschietto / è nato con cesareo / il bimbo è arrivato alcune settimane prima / il travaglio è stato molto lento e la mamma è esausta / il bimbo è nato prima di arrivare in ospedale... I sottogruppi aprendo il pannolino scoprono la situazione, la discutono e trovano le possibili soluzioni. Dopo circa 15 minuti se ne discute nel gruppo allargato.

È STATO UN TRAVAGLIO FATICOSO E LOREDANA È ESAUSTA.
CHE COSA SI POTREBBE FARE?

LAURA HA AVUTO UN TRAVAGLIO LUNGO, MOLTO LENTO
E LE CONTRAZIONI SEMBRANO INDEBOLIRSI.
CHE COSA SI PUÒ FARE?

LE CONTRAZIONI SI SONO FERMATE
E IL MEDICO HA INCARICATO L'OSTETRICA DI UTILIZZARE
L'OSSITOCINA.
CHE COSA SI PUÒ FARE?

STATE PARTENDO PER L'OSPEDALE E IN MACCHINA
AVVERTITE SENSAZIONI DI SPINTA.
CHE COSA POTETE FARE?

È NOTTE. MARIA, DUE SETTIMANE PRIMA
DELLA DATA PRESUNTA DEL PARTO,
SI SVEGLIA E IL LETTO 'È BAGNATO'.
CHE COSA DOVREBBE FARE?

Puzzle di immagini o parole

Il facilitatore scrive la descrizione di un percorso anatomico o fisiologico e taglia ogni singola parola, aggiungendo anche parole estranee al discorso. I sottogruppi dovranno ricomporre la frase, il percorso o la storia.

Fornisce fotocopie di un'illustrazione anatomica, per esempio una sezione sagittale del tronco con il bimbo nell'utero, l'illustrazione di una mammella, e prepara etichette con i nomi delle varie parti del corpo. I vari sottogruppi dovranno localizzare ed etichettare le varie parti anatomiche. È una strategia divertente per introdurre l'anatomia, che invece è spesso noiosa. Poi l'operatore chiede su quale parte o aspetto hanno avuto difficoltà e spiega o aggiunge informazioni.

Riordino di sequenze o immagini

Questa attività serve a rafforzare l'informazione acquisita e a incoraggiare la discussione. Si propone una storia scritta su un foglio, o su tanti cartoncini sparsi, e in ordine non logico. Le coppie o i gruppetti dovranno riordinarla, darle una sequenza logica.
Si possono utilizzare anche dei disegni incollati su cartoncini che il gruppo deve posizionare. Per esempio, per la spremitura manuale del seno si potrebbe disporre sul pavimento tanti disegni (dal lavarsi le mani agli spruzzi di latte che fuoriescono dal capezzolo) che il gruppo metterà in ordine.

presentarsi con documenti	perdita del liquido amniotico	anamnesi	in bagno
doccia	camminare	contrazioni ogni 15 minuti	mettersi assorbente
prendere borse	mettersi comodi	bere	rilassarsi
contrazioni ogni 5 minuti	visita vaginale	accomodare l'ambiente	massaggi al basso schiena
telefonare	controllare colore	controllo del battito del bambino	diarrea

Ritagli di riviste

Per attivare e stimolare un argomento, la facilitatrice può disporre sul pavimento immagini precedentemente ritagliate da riviste (immagini di persone, azioni, animali, cose, natura, paesaggi... le più diverse) e chiedere al gruppo di scegliere le immagini che vogliono e di costruire individualmente, a coppie o in piccoli sottogruppi un collage sull'argomento dell'incontro.
È una strategia molto creativa che apre il ventaglio delle informazioni sugli argomenti. Dopo circa 15 minuti il gruppo condivide, in un clima di non giudizio o interpretazioni, discute e aggiunge.

Scambio dei ruoli

Si tratta di una strategia applicabile in diverse situazioni: si cerca di immedesimarsi nel ruolo altrui, per esempio le mamme cercano di 'mettersi nei panni' dei papà e viceversa...

Nel primo incontro, al quale alcuni uomini possono essere stati 'trascinati', si può proporre di suddividersi in due sottogruppi, uno di donne e uno di uomini, chiedendo a ciascuno di immedesimarsi nei bisogni dell'altro.

Oppure i papà potranno discutere tra loro del «perché essere presenti alla nascita» e il gruppo delle mamme di «che cosa vuol dire per i papà essere presenti» e di «quando e perché non dovrebbero esserci».
Dopo 15-20 minuti il conduttore invita le persone a riformare il grande gruppo e a condividere le parole o i concetti chiave emersi.

Semaforo

Per questa strategia servono un foglio grande con disegnati 3 grossi cerchi colorati come un semaforo e cartoncini già scritti o da riempire da parte del sottogruppo. Strategia efficace per stimolare il gruppo a trovare strategie o modalità che favoriscono (verde), per esempio, l'allattamento, che solo in certe situazioni potrebbero aiutare (giallo) e che disturbano o ostacolano (rosso).

Sottogruppi

Come già descritto nel capitolo dedicato al gruppo, la strategia dei sottogruppi è estremamente efficace e creativa durante gli incontri

anche quando i partecipanti sono numerosi, come per gli incontri a tema. È la strategia che meglio di altre coinvolge il gruppo e può essere attivata per ogni argomento.
I sottogruppi devono essere autogestiti: non ci deve essere il facilitatore o l'operatore. I sottogruppi dovranno essere sempre diversi, ricevere uno stimolo scritto dell'argomento proposto, e avere a disposizione un tempo dato (con il cronometro da cucina). Trascorso questo tempo ci deve essere la raccolta, cioè la condivisione nel gruppo allargato e l'eventuale aggiunta da parte dell'operatore, o la sperimentazione.

Storia di un parto

Questo gioco dura circa 45 minuti, è molto divertente e dovrebbe essere proposto alla fine del corso, quando i partecipanti hanno già acquisito informazioni e abilità.
È un buon feedback per l'operatore (ne escono storie veramente incredibili!) e permette di elaborare strategie da adottare nelle varie situazioni (vedi la Scheda di lavoro n. 21).
Dai questionari compilati dalle partecipanti agli incontri dopo la nascita si può trascrivere su un quaderno o sui fogli di un raccoglitore le considerazioni e le strategie che più le hanno aiutate durante il travaglio e le prime settimane di vita del bambino.
Questo prezioso materiale può essere utilizzato durante gli incontri oppure lasciato da sfogliare durante le pause.

Visita in sala parto

Quando il gruppo ha assemblato informazioni sul travaglio, sul parto, sulle procedure, è un'ottima strategia fare una visita in reparto oppure invitare il gruppo a visitare più reparti e fare domande. È importante che questa visita non avvenga nell'ultimo incontro, perché il gruppo non avrebbe la possibilità di elaborare e condividere gli elementi che hanno rassicurato e quelli che hanno disturbato.

Visualizzazioni

Si invita a immaginare un oggetto, una scena, una situazione, un'esperienza, e poi a condividere con gli altri quanto emerso. Le visualizzazioni possono essere brevissime (alcuni decine di secondi) o accompagnare e rafforzare un rilassamento (vedi il capitolo 'Le visualizzazioni').

Scheda di lavoro n. 21

La storia di un parto

Il facilitatore offre lo stimolo alla costruzione di una storia credibile, ponendo una serie di domande:

Ci sono due persone in attesa di un bimbo/a: come li chiamiamo?

....

Quanti anni hanno?

....

Che lavoro fanno?

....

Dove abitano?

....

Sono al primo figlio? Oppure no?

....

Come è andata la gravidanza?

....

Dove hanno deciso che avverrà il parto?

....

Come inizia il travaglio?

....

Che cosa fanno?

....

Che cosa portano?

....

La donna come sente le contrazioni?

....

Che cosa la aiuta?

....

Si può continuare con le domande fino a creare una storia completa.
Se tutto va troppo bene, il conduttore dovrebbe inserire un ostacolo («Se succedesse che...»), invitando il gruppo a dare una risposta sul da farsi. Se la storia dovesse invece essere catastrofica, allora il facilitatore può recuperare aggiungendo un percorso di normalità e poi il gruppo riprenderà il racconto.

P. Maghella, *Incontri di accompagnamento alla nascita*, edizioni red!

Materiali necessari per la conduzione

L'efficacia espositiva di un facilitatore e la realizzazione di strategie attivanti dipendono anche dalla quantità e dalla qualità del materiale che ha a disposizione per comunicare e per raggiungere l'obiettivo.
I materiali usati devono essere impiegati con cura e ben selezionati: si deve utilizzare il materiale adeguato, al momento giusto, nel posto giusto e nel modo giusto.
Il materiale usato nei vari incontri può:

- arricchire e vivacizzare la conduzione;
- stimolare le persone e aiutarle nel processo di integrazione delle informazioni e abilità pratiche;
- focalizzare l'attenzione;
- illustrare e chiarire;
- attivare;
- unire il gruppo e favorirne le dinamiche interpersonali;
- mantenere lo stimolo e incrementare la creatività del conduttore;
- favorire il lavoro di équipe.

L'uso del materiale aiuta a illustrare processi, eventi, oggetti forse inaccessibili a molte persone. Inoltre, libera il facilitatore dalle ripetizioni verbali.

Cartelle illustrative

Per essere efficaci devono essere semplici, chiare, scritte con colori vivaci e leggibili a distanza, plastificate per durare più a lungo.
I cartelloni utilizzati potrebbero, per esempio, illustrare chiaramente

la situazione anatomica della gravidanza, la placenta, la compressione dell'intestino e degli organi interni, oppure le variazioni della posizione del feto durante la gestazione.
Altri disegni possono rappresentare le fasi del travaglio e del parto e l'anatomia della mammella.
La maggior parte degli atlanti attualmente in commercio mostrano chiaramente queste fasi, ma raffigurano una donna supina e l'invasività delle mani dell'operatore durante la fase espulsiva. Il MIPA ha prodotto disegni nei quali le donne sono raffigurate in diverse posizioni erette e le mani dell'operatore accolgono e ricevono il bambino.
Si possono anche raccogliere da libri, da riviste o dal web disegni o fotografie (citando sempre la fonte), per mostrare le varie posizioni che la donna e la coppia può assumere durante il travaglio e la fase espulsiva.
È di estrema importanza usare disegni illustrativi dell'allattamento, con la madre e il bimbo in diverse posizioni, e in cui sia evidente un buon attacco del bambino al seno.
I cartelloni devono essere semplici e con un buon contrasto di colori.

Disegni e collage

Subito dopo una visualizzazione e un rilassamento, a volte è molto piacevole, fornendo carta, matite, pastelli e pennarelli colorati, invitare i partecipanti a disegnare o scarabocchiare una cosa, un particolare emerso che vogliono trattenere. Può essere condiviso in coppia o nel gruppo in un clima di non giudizio o interpretazione.
Oppure si possono usare ritagli di giornale, per esempio bellissime immagini di bambini appena nati ritagliate da qualche rivista, con cui formare un *collage*. Per esempio, per rafforzare il ruolo del padre, è possibile preparare un *collage* di immagini raccolte da varie riviste e raffiguranti papà con i loro bambini nelle varie situazioni del loro rapporto quotidiano.

Cartelloni bianchi

Dovrebbero sempre essere disponibili per il gruppo grandi fogli bianchi su cui poter scrivere e raccogliere i lavori di gruppo, i *brainstorming*, evidenziare alcuni aspetti, alcune affermazioni positive, e altro ancora. Il cartellone deve essere di almeno 1 metro per 70 centimetri, di cartoncino leggerissimo, in modo da poter essere appeso con del nastro adesivo di carta, senza pericolo che cada. Può essere bianco o colorato. Si può riutilizzare il retro di vecchi manifesti, oppure rotoli di carta da parati o carta da pacchi bianca. Le tipografie sono una risorsa, perché possono regalare la prove colore dei manifesti che stampano. In questo caso, controllate la pubblicità dietro!

Penne e fogli

Per dare a tutti la possibilità di scrivere, dovrebbero essere sempre a disposizione penne, pennarelloni colorati, evidenziatori, pastelli o pennarelli per disegnare, fogli.

Cartoncini colorati

Da avere sempre a disposizione, già scritti e preparati oppure vuoti su cui scrivere.

Fotocopie

Possono essere distribuite fotocopie di articoli, oppure utilizzate fotocopie di illustrazioni (per esempio, per mostrare le possibili posizioni durante l'allattamento...)

Fotografie

Negli incontri di accompagnamento alla nascita si possono utilizzare fotografie scelte in base ai vari argomenti. Possono, per esempio, essere sparse nell'ambiente all'inizio di un incontro per intrattenere chi arriva presto, in attesa degli altri. Oppure essere appese, cambiandole a ogni incontro, per aiutare una discussione o la condivisione di idee o opinioni. Possono essere utilizzate bellissime fotografie dal web, ma è utile anche stimolare le persone a portare le proprie o quelle che faranno con il bambino.
Le immagini sono molto potenti: un'immagine può risparmiare cento parole! Il facilitatore deve essere attento a esporre immagini positive e, nel caso raffigurino parti, che i genitali non siano troppo in evidenza. È utile raccogliere le fotografie delle sale parto degli ospedali del territorio.

Audiovisivi

Gli audiovisivi sono ottimi strumenti di ausilio, ma si deve fare particolare attenzione nello scegliere quando, come e che cosa mostrare. Inoltre, è bene essere preparati, aver selezionato le *slide*, i film, la musica e usarli in modo appropriato, a seconda del gruppo. L'uso di Power Point presenta il vantaggio di concedere a un determinato gruppo il tempo

necessario per commentare, digerire, rifiutare o soffermarsi su una particolare immagine.
L'uso di filmati è particolarmente discutibile e, in ogni caso, essi devono essere attentamente selezionati. La stragrande maggioranza dei filmati sul parto in commercio mostra un travaglio brevissimo, soffermandosi poi sulla fase espulsiva. Negli incontri di accompagnamento alla nascita ciò può indurre l'aspettativa che alle prime contrazioni segua immediatamente la fase espulsiva. Inoltre, molti di questi filmati mostrano i genitali in primissimo piano e non l'insieme della persona: generalmente ciò causa fastidio, imbarazzo o timore. Altri filmati hanno colonne sonore poco piacevoli, mentre sarebbe utile poter disporre di filmati senza musica, per dare un'idea di quali suoni, rumori, respiri, parole possono caratterizzare queste situazioni.
Andrebbero, comunque, scelti filmati sul travaglio e sul parto che si soffermino anche sulla situazione ambientale, sulle posizioni, sul contatto tra le persone, sui visi, sui suoni reali, sui silenzi...
Altro aspetto importante su cui soffermarsi con filmati o diapositive è il bambino: il suo aspetto, il primo contatto con l'ambiente, le prime cure, e tanto altro ancora.
Alcuni operatori organizzano serate con visione di filmati e discussione. Se nel gruppo ci fossero persone che non gradiscono la visione di filmati, mentre altre la richiedono, potrebbe essere proposta come prima cosa dell'incontro, rinviando di 30 minuti il lavoro con tutto il gruppo.

Musica

Il conduttore dovrebbe possedere un buon repertorio di brani musicali da usare a seconda delle necessità: musica d'ambiente, da rilassamento, musica ritmata (per situazioni dinamiche, per 'rompere il ghiaccio' o scaldare un ambiente freddo), musica con suoni di acqua e altro.
Possono essere utili anche registrazioni con il ritmo del battito cardiaco, con ninne nanne ecc.

Cesti, secchi, scatole

Un cesto può servire per raccogliere materiale di cura e accudimento per il bambino o oggetti di uso comune per il dopo parto (sia il materiale per il bambino sia quello per il dopo parto vanno conservati e presentati con cura).
Un secchio può essere utile tra gli oggetti da utilizzare durante il travaglio, per sedercisi sopra in varie posizioni, per sedercisi durante la doc-

cia, da riempire di acqua calda (il vapore può rilassare i tessuti dei genitali). Un secchio serve anche per riempirlo di acqua molto calda o fredda (a seconda della preferenza della donna in travaglio) con cui bagnare piccoli asciugamani da collocare sul basso schiena a ogni contrazione.
Oggetti vari per giochi di percezione o stimolo nelle discussioni possono essere raccolti in una scatola.

Modello di bacino

Il modello di un bacino, di materiale duro, mobile e articolato, è essenziale per mostrare l'incredibile mobilità della pelvi, le articolazioni. Aiuterà a capirne la struttura e lo spazio. Utilizzare la parola 'spazio' sostituendola a 'stretto'. Il modello è molto utile anche per mostrare il percorso che fa il bambino per nascere. Per questo il bambolotto deve essere adatto al bacino che si usa.

Modello di cervice

Un polsino di lana, una sacca di lana, oppure un coprivaso plissettato possono essere utilizzati per rappresentare la dilatazione del collo dell'utero.

Modello di mammella

Si possono preparare uno o più modelli di mammella rivestendo una massa di cotone idrofilo con un collant un po' scuro e fissando al centro un bottone che imiti un capezzolo. Se ne trovano di fantastici fatti a uncinetto.
Un palloncino non troppo gonfio, su cui sono disegnati areola e capezzolo, è ottimo come mammella.

Atlante anatomico ostetrico

È indispensabile per illustrare passo per passo e molto semplicemente che cosa avviene durante una contrazione, il percorso del bimbo, il processo di dilatazione, di rotazione e di discesa, la separazione della placenta.

Bambolotti

Devono essere belli, attraenti, perché la proiezione dei genitori verso questo bambolotto è fortissima. È importante, perciò, trattarlo come se fosse veramente un bambino, quindi non buttarlo, non schiacciar-

lo, non lasciarlo in posizioni strane, ma avere verso di lui particolari attenzioni e cure. Il suo corpo deve essere di pezza, per permettere il movimento di rotazione, e le sue dimensioni tali da farlo passare facilmente attraverso il modello del bacino. Prima di incontrare il gruppo è consigliabile esercitarsi, da sole, a farlo ruotare nel modello del bacino. Questo stesso bambolotto può essere usato per mostrare come praticare massaggi al bambino, come si cambia il pannolino, le varie posizioni per l'allattamento.
Idealmente si dovrebbe avere un bambolotto per ogni coppia.

Corredino da neonato

Pannolini e alcuni indumenti da neonati possono servire per provare a cambiare, vestire e svestire un neonato. Inoltre, quando negli incontri dopo il parto le mamme partecipano assieme ai neonati, può essere utile averli a disposizione per le emergenze.

Olio e crema

Per i massaggi sarà utile procurarsi dell'olio di mandorle dolci.

Cuscini

Colorati, sfoderabili, lavabili, di cotone, morbidi e di diverse dimensioni: i cuscini sono molto importanti durante gli incontri pratici e le attività con i bambini. Dovrebbero essercene almeno due per persona.

Sedie o sgabelli bassi

Per sedersi e per provare tutte le possibili posizioni per il travaglio e il parto.

Palle e palline di dimensioni e consistenze diverse

Possono servire nell'automassaggio, nelle proposte di distensione e per il massaggio lombo-sacrale in gravidanza e nel travaglio. È molto efficace sgonfiare una palla fino a metà della sua capienza, perché si possa meglio adattare alla forma del corpo durante il massaggio.

Cinture da accappatoio

Cinture da accappatoio o vecchie cravatte portate da casa servono soprattutto nelle proposte di lavoro corporeo o per appoggio e sostegno in coppia (l'ideale sarebbe poter disporre di due cinture per ogni persona).

Generi di conforto

Per le attività dopo parto ci dovrebbero essere materiale per cambiare il bimbo e giochi per i più piccoli. Offrire la possibilità di bere e di ristorarsi per potersi concedere una pausa. Inoltre, può essere utile avere libri da prestare o da vendere, cancelleria varia, una raccolta di storie di parti.

Metodologia interattiva per organizzare gli incontri

La metodologia appropriata per facilitare il processo di apprendimento e per la conduzione di un gruppo dovrebbe essere preferibilmente attiva e attivante. La metodologia è più efficace se non mira a riempire un 'sacchetto', ma ad attivare la 'miniera', cioè le persone.
Secondo la teoria dell'apprendimento di M. Knowles, «gli adulti hanno un ricco bagaglio delle loro precedenti esperienze, che verrà riversato nel gruppo. Diventa essenziale partire da ciò che le persone sanno o hanno sperimentato per costruire insieme ciò che di nuovo deve essere integrato. Da qui la maggiore enfasi posta sulle tecniche esperienziali e interattive».
Anche secondo le più recenti evidenze scientifiche, come riporta la Linea guida 20 *Gravidanza fisiologica*, i corsi di accompagnamento alla nascita sono efficaci nel migliorare le conoscenze riguardo alla gravidanza, parto, allattamento, cura del bimbo e genitorialità. Gli esiti migliorano se i corsi vengono condotti con modalità interattive.
È necessario, quindi, riflettere sull'organizzazione dell'incontro, sull'uso degli stimoli e del tempo e su come rendere attivo il gruppo. Il gruppo è la principale risorsa e diventa irrinunciabile alternare continuamente le brevi esposizioni dell'operatore e il coinvolgimento delle persone.

Ecco un *brainstorming* prodotto da un corso di aggiornamento per operatori sul perché usare la metodologia interattiva in un gruppo:
«... attiva il gruppo, segue il gruppo, si apprende, si interiorizza e si ricorda meglio e di più, responsabilizza il gruppo, dà fiducia, arricchisce di più il gruppo e il facilitatore, coinvolge emotivamente, dà il massimo rendimento, dà modo all'operatore di preparare il gradino successivo o l'attività se-

guente, partecipano tutti, cambiano i piccoli gruppi, coinvolgimento massimo, si schematizza più facilmente, crea il gruppo, l'operatore è in una fase di continuo apprendimento e raccoglie le esperienze degli altri, si adatta al gruppo, diverte, facilita la possibilità di esprimersi, sottolinea le situazioni emerse con cartelloni, si vedono più facilmente i risultati, usando i cartoncini anonimi emergono più facilmente i dubbi, il feedback è immediato...»
Un esempio: si pensi alla lista delle cose da portare per il travaglio e il parto. In una conduzione tradizionale, il conduttore elenca le cose che servono e forse chiede alle persone presenti se necessitino di chiarimenti. Con la metodologia attivante, invece, si coinvolge subito il gruppo, suddividendolo in sottogruppi di 3-4 persone, e chiedendo a ciascuno di fare una lista delle cose ritenute utili da avere o portare con sé.

Ora abbiamo molti elementi per organizzare un incontro nel dettaglio. Dopo aver definito gli obiettivi (sia per l'operatore sia per i partecipanti), dobbiamo suddividere l'argomento dell'incontro in sotto-argomenti e stabilire da chi possono essere attivati in prima istanza (gruppo o operatore) per mantenere l'alternanza tra esposizione e coinvolgimento del gruppo. Per fare questo, è possibile utilizzare un grafico a torta: dentro ogni fetta scrivere il contenuto che si vuol proporre e accanto segnare da chi può essere iniziato. La parola d'ordine è: **coinvolgere il gruppo tutte le volte che è possibile**!

Incontro sulle sensazioni/sul dolore del travaglio

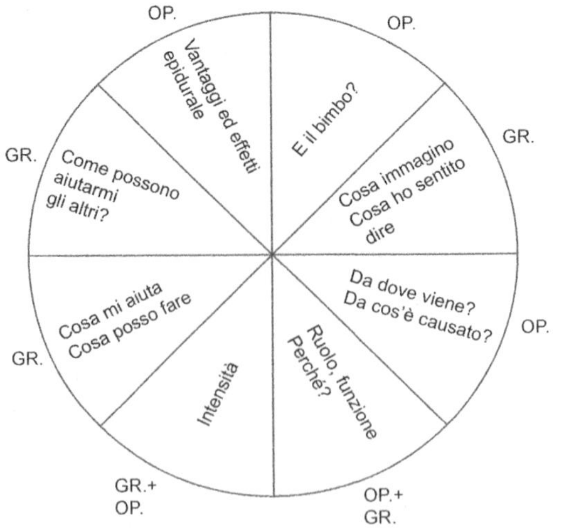

Scheda di lavoro n. 22

Programma dettagliato di un incontro

Titolo dell'incontro	
Destinatari	
Tipologia dell'incontro (a tema, corso)	
Durata dell'incontro	
Operatore/facilitatore	
Obiettivi: a. dell'operatore b. i partecipanti vanno via con...	
Luogo e materiale	

Argomenti e contenuti	Metodologia, quali strategie	Chi	Materiale	Tempo ipotizzato	Tempo reale

→

→

Valutazione	
Cos'è andato bene	
Cosa migliorare	
N. presenze	
Ricordarsi di...	

1° incontro - gruppo chiuso - corso coppie - 2,5 ore

Argomenti	Come, strategie	Chi	Materiale	Tempo ipotizzato
Accoglienza	Introdurli nell'ambiente, tè, tisane, formulario da compilare, etichetta con nome anche del bambino	Gruppo	Stanza preparata cuscini/sedie a cerchio etichette, pennarelli	5'
Presentazione della struttura dell'incontro e accordi del gruppo	Esposizione Orario, vi ricordo dov'è il bagno, seguite i vostri tempi; cellulari? Ci diamo del tu? Puntualità? Riservatezza?	Operatore e gruppo	Cartellone e pennarelloni per gli accordi di convivenza da appendere scotch	10'
Presentazione dei partecipanti e dell'operatore	A cerchio come viene: nome, un aggettivo con la stessa iniziale e spiegazione della scelta (per es.: Sonia-Sorpresa, che mio marito ce l'abbia fatta ad arrivare)	Gruppo e operatore	-	20'-25'
Aspettative per il corso	Dubbi e speranze per il corso scritti su post-it da appendere su cartellone suddiviso in due colonne	Singoli partecipanti	Cartellone dubbi/ speranze, post it, penne	5'
Raccolta e informazioni sul corso	Lettura dei post it e spiegazioni sul corso	Operatore	-	10'
Pausa			Libri, immagini a terra bevande, frutta secca	10'
Cambiamenti in gravidanza Benessere e difficoltà	2 sottogruppi per genere uomini: benessere e disturbi finora, impatto su di me donne: benessere e disturbi/difficoltà	2 sottogruppi 1 persona x gruppo scrive parole chiave	Cartellone e pennarelloni	20'
Raccolta e aggiunte Mantenere e ridurre	Su un cartellone orizzontale 4 colonne, 2 colonne al centro benessere e difficoltà e colonne laterali dx e sx da riempire insieme su come mantenere o raggiungere il benessere e su come ridurre o eliminare disturbi o difficoltà	Operatore Gruppo e operatore	Cartellone con 4 colonne pennarelloni, modello di bacino, bambolotto	10' 20'
Un bisogno per me Una richiesta a te	In coppia, a turno uno dice all'altro (che non disturberà e ringrazierà) un bisogno personale e una richiesta all'altro	Coppia	Musica di sottofondo	10'
Rilassamento	Visualizzazione sul bimbo in utero	Operatore	Musica di sottofondo	5'
Feed-back sulla visualizzazione	Come state? Cose piacevoli o cose che vi hanno disturbato? Tempi?	Operatore e gruppo	-	10'
Saluti	A cerchio: ognuno ripete il proprio nome e 'come me ne vado'	Gruppo	-	10'

ESEMPIO ORGANIZZAZIONE DI UN INCONTRO CENTRATO SUL GRUPPO - PIERA MAGHELLA

Esempio di un 3° o 4° incontro - 2,5 ore - gruppo chiuso - coppie
Argomento: Le sensazioni del travaglio e cosa aiuta

Argomenti	Come, strategie	Chi	Materiale	Tempo ipotizzato	Tempo reale
Accoglienza del gruppo	A cerchio, come state…	Gruppo allargato	Ambiente	10’	
Sensazioni/dolore in travaglio: panoramica interna	Misurometro: quando penso all’intensità delle sensazioni, dove mi colloco su una scala da 0 (piacevole, orgasmica) a 10 (dolore molto forte, terribile)	Gruppo	Cuscini, sgabelli o fogli numerati	20’	
Ruolo e funzioni del dolore	Esposizione	Operatore	Proiettore, computer, fogli illustrativi	15’	
Strategie di gestione	Sottogruppi: a. Cosa mi può aiutare b. come posso aiutare la mia compagna e come mi posso sentire io c. come può aiutare l’ostetrica d. quale luogo, ambiente, oggetti possono aiutare Raccolta di lavoro fatto da sottogruppi a + b ed eventuale aggiunte	4 Sottogruppi a. solo donne b. solo partner c. coppie d. coppie 1 persona del sottogruppo a + b operatore	Foglio grande e pennarelli Cartellone e pennarello Scoth x appendere	20’ 15’	
Massaggio e posizioni	Esposizione vantaggi Simulata di alcuni massaggi (parte bassa della schiena, sacro)	Operatore A coppie	Modello di bacino, bambolotto Musica, cuscini, palloni, sedie	5’ 15’	
Ambiente umano e fisico	Raccolta lavoro dei sottogruppi c + d Aggiunte dell’operatore	1 persona del sottogruppo c + d operatore	Cartellone, pennarellone	10’ 10’	
Epidurale, vantaggi ed effetti	Esposizione	Operatore	Scheda	13’	
Sintesi	Scrivere due aspetti che ritengo importanti per me Da collocare nella scatola	Gruppo	Cartoncini colorati, penne, scatola	7’	
Feed-back e saluti	Come me ne vado, cosa so ora, cosa sento ora	Gruppo	-	10’	

ESEMPIO ORGANIZZAZIONE DI UN INCONTRO CENTRATO SUL GRUPPO - PIERA MAGHELLA

5° o 6° incontro: Allattamento - 2,5 ore

Argomentoi	Come/strategie	Chi	Materiale	Tempo ipotizzato	Tempo reale
Accoglienza	A cerchio, come state	Gruppo	Stanza predisposta	10’	
Miti e realtà a proposito di allattamento	Brainstorming: 8 cose che si sentono sull’allattamento (che verranno approfondite durante l’incontro)	Tutto il gruppo	Cartellone, scotch, pennarelloni	10’	
	Esposizione su 3 cose reali/certe	Operatore	Fotocopie o power point	10’	
Anatomia e fisiologia	Sottogruppi **1.** anatomia mammella con mappa anatomia e nomi da incollare **2.** funzioni delle varie parti anatomiche da incollare (su mappa anatomica con nomi) **3.** mappa anatomica e caratteristiche dell’ossitocina (dare più caratteristiche devono scegliere quella adeguata) **4.** mappa anatomica e caratteristiche della prolattina (dare più caratteristiche devono scegliere quella adeguata) **5.** composizione e differenza colostro, latte maturo (dando cartoncini: il colostro è ricco di….)	5 diversi sottogruppi	Mappa anatomica Nomi da incollare Scotch/etichette Cartellone/fotocopia Schemi composizione	15’	
	Raccolta + aggiunte ed esposizione in modo alternato	1 persona del sottogruppo Operatore	Fotocopie grandi a colori o power point Modello di mammella	30’	
	Elencare altre 3 cose certe/reali	Tutto il gruppo	Cartellone vicino ai miti	10’	
Prima suzione	Video	Tutto il gruppo	Dvd	10’	
	Attivazione del gruppo su cosa vi ha stupito, cosa vi ha rassicurato		Cartellone per fissare parole chiave	10’	
	Esposizione sulla competenza del bimbo nella suzione Segni di un attacco efficace	Operatore	Immagini ferme dal dvd o foto o disegni, con i segni di un buon attacco; bambolotti	10’	
	Elencare altre 2 cose reali/certe	Tutto il gruppo	Cartellone con parole chiave vicino ai miti, sentiti dire	10’	
Posizioni allattamento	Dimostrazione e simulazione di alcune posizioni (altre nei prossimi incontri): semireclinata (o *biological nurturing*), a culla	Operatore e poi a coppie	Bambolotti immagini	15’	
Conclusione	Proprio nome e una cosa che domani direi rispetto all’allattamento a un’amica	Tutto il gruppo	-	10’	

ESEMPIO ORGANIZZAZIONE DI UN INCONTRO CENTRATO SUL GRUPPO - PIERA MAGHELLA

Il lavoro corporeo

La gravidanza è un incredibile periodo di trasformazione che coinvolge la globalità della persona, mente e corpo. Il corpo di una donna che accoglie, crea e accompagna una nuova vita è la massima espressione della più antica capacità creativa.

I cambiamenti fisiologici della gravidanza sono forse i più incredibili che un corpo sano possa affrontare durante l'arco della vita. Molti di essi (produzione di particolari ormoni, adattamento del sistema scheletro-muscolare, dell'apparato cardiocircolatorio e del metabolismo) influenzano lo stato fisico, le cui alterazioni più evidenti sono: la postura, il peso, l'equilibrio, la flessibilità, il tono muscolare, la respirazione e il livello di energia.

Il movimento è uno dei modi più efficaci per migliorare il benessere psicofisico in gravidanza.

Il riconoscimento della sua validità ha radici molto antiche: nel mondo occidentale, i Greci avevano messo a punto uno speciale programma di esercizi per la gravidanza.

Il corpo è lo strumento che abbiamo per esprimerci nel mondo e il movimento ne è il ritmo.

Il movimento è creato dall'interazione tra peso, spazio, tempo e ritmo. È l'espressione del nostro stato di salute, del nostro livello energetico e del nostro vissuto emozionale.

Il corpo, grazie alle articolazioni, ha acquisito già durante la gestazione una vastissima gamma di possibilità di movimento, poi notevolmente ridotta nella vita adulta, soprattutto a causa del nostro modo di vivere sedentario. Ma la gravidanza può essere, a ogni età, un'ottima occasione per risvegliare le potenzialità.

Anche il più piccolo movimento influenza il resto del corpo, data l'incredibile interdipendenza. Si crea una continua e ritmica reazione a catena (quando muoviamo la testa, per esempio, influenziamo tutta la colonna vertebrale e, con essa, tutto il tronco). Le masse corporee interagiscono continuamente e sono interdipendenti tra loro. Il corpo è flessibile e dinamico.

Per quanto riguarda la sfera emotiva, il movimento favorisce la ricerca, l'espressione, lo scioglimento della tensione e può stimolare il rinnovamento e l'equilibrio. Il corpo, con il suo spontaneo e personale ritmo, ci aiuta a metterci in 'ascolto', a percepirlo.
Per questo è importante poter assecondare le sensazioni, seguendo il proprio tempo, anziché, per esempio, ripetere un esercizio in modo meccanicistico per un determinato numero di volte. L'importante non è l'esercizio in sé, ma come lo si fa.
Come si fa, *come* ci viene, *che cosa* ci fa sentire.

Le diverse tecniche

Molte tecniche corporee, soprattutto lo yoga e le ginnastiche dolci (eutonia, bioenergetica, Feldenkrais, Mézières, stretching strutturale, metodo Alexander, Watsu, danza-terapia, e così via) si basano sull'ascolto mente-corpo, sulla presa di coscienza e sulla rieducazione spontanea nel rispetto di tempi, tipologia di movimento e ritmo individuali.
Alcune di queste tecniche propongono una particolare attenzione alla testa che dirige e alla colonna vertebrale come asse portante.
La testa decide la direzione del movimento e influenza direttamente tutto il resto del corpo, fino ai piedi.
La colonna è considerata l'albero della vita: la schiena rispecchia gli stati emotivi e influenza profondamente gli organi interni.
Per altre tecniche, soprattutto le danze e le arti orientali, l'attenzione è rivolta soprattutto al bacino, da dove si genera il *Qi*, l'energia.

In gravidanza il bacino è particolarmente sollecitato e il *Qi* esprime tutta la propria espressività. Per questa ragione la danza del ventre è nata come danza del parto. È la danza più antica, la celebrazione della fertilità, i cui movimenti imitano il processo di creazione e la misteriosa trasmissione della vita che avviene durante il parto. Troviamo testimonianze di questa danza fin dall'era preistorica, nell'arte, nella letteratura, nella scultura e nella mitologia.

Gli incontri in acqua sono molto apprezzati dalle donne perché sentono immediatamente sollievo, si percepiscono leggere e libere di muoversi.
L'acqua che massaggia tutto il corpo durante i movimenti in immersione favorisce la ricerca interiore, l'armonia di espressione e crea un senso di benessere immediato.

Il movimento in gravidanza

Nelle pagine che seguono non sono proposti movimenti specifici, per i quali esistono già moltissimi validi testi, corsi pratici, dvd, ma una riflessione sulle motivazioni e sul ruolo del facilitatore. Sono state prodotte infografiche chiare che illustrano i benefici, il tempo minimo per fare movimento (almeno 150 ore a settimana) e alcune proposte.

Le risposte delle donne

La lista delle motivazioni che spingono ad avvicinarsi a un lavoro corporeo, in base a questionari compilati da gruppi di donne all'inizio della gravidanza, è la seguente:

Faccio movimento, esercizi in gravidanza:
- per non ingrassare;
- per prevenire i crampi;
- per curare i dolori di schiena;
- per essere più flessibile;
- perché ho sempre fatto attività fisica;
- per imparare a respirare per il parto;
- per imparare le posizioni e i movimenti per il travaglio;
- perché me l'ha consigliato un'amica;
- perché ho letto un articolo su un giornale;
- per rilassarmi;
- per sentirmi agile;
- per capire che quello che faccio va bene;
- per non sentirmi già in poltrona e 'intrappolata'.

Le risposte degli operatori

Alla stessa domanda («Perché il movimento in gravidanza?») hanno risposto anche degli operatori.

Il movimento in gravidanza è utile:

- per minimizzare lo stress fisico alla fine della gravidanza;
- per avere fiducia nelle proprie abilità fisiche;
- per mantenere sano il corpo;
- per conoscere il proprio respiro;
- per prepararsi all'intenso lavoro fisico del parto;
- per accompagnare i cambiamenti fisici;
- per divertirsi in gruppo;
- per un più veloce recupero nel periodo successivo al parto;
- per prevenire disturbi o tensioni;
- per sentire, attivare e distendere il perineo;
- per scoprire dove sono le tensioni;
- per accogliere i cambiamenti del proprio corpo;
- per migliorare la circolazione, la digestione;
- per facilitare l'interazione del gruppo;
- per rafforzare il corpo;
- per comunicare;
- per scaricarsi e rilassarsi;
- per aumentare la sensibilità;
- per prendere coscienza di tutte le sensazioni e le capacità corporee;
- per star bene.

Il materiale necessario

È innanzitutto necessario uno spazio adeguato, con buona luce naturale e buona aerazione, con la possibilità di utilizzare alcune pareti e con un pavimento che permetta continui spostamenti (con zone interamente coperte da materassini e tappetini a incastro o rivestite di legno).

Sono necessari parecchi cuscini di varie dimensioni e consistenza: cuscinoni rigidi, cuscini morbidi, cuscini piccolissimi o asciugamani ripiegati.

Possono servire alcune sedie o sgabelli, per eseguire movimenti che possono essere ripetuti anche in ufficio o in casa, per rilassarsi o per provare alcune posizioni per il travaglio e per il parto. Sono utili degli sgabelli bassi per accucciarvisi sopra.

L'uso di specchi è un argomento controverso: durante il movimento è importante a volte potersi vedere, controllare, ma talvolta, per alcune persone, particolarmente durante la gravidanza, ciò può essere imbarazzante e disturbante.

Scheda di lavoro n. 23

Le motivazioni al movimento

• Provate ora a pensare e a elencare le vostre personali motivazioni per proporre il movimento.
• Pensate al vostro movimento.
• Pensate anche ai vostri insegnanti di tecniche corporee e a come avete vissuto quell'esperienza.

....

....

....

....

....

....

....

....

....

....

....

....

....

....

....

....

Scheda di lavoro n. 24

Il movimento in gravidanza

- Incoraggia la consapevolezza.
- Aumenta la flessibilità e la tonicità.
- Migliora la circolazione e la respirazione.
- Aumenta il livello di energia.
- Previene e rilassa i dolori scheletrici e muscolari.
- Previene e riduce alcuni disturbi: aumento eccessivo del peso, pressione alta, diabete gestazionale.
- Permette di raggiungere un buon rilassamento.
- Migliora il sonno e l'umore.
- Offre radicamento (*grounding*) fisico ed emotivo.
- Sviluppa risorse per gestire le sensazioni e il dolore in travaglio.
- Facilita le posizioni che si potrebbero adottare durante il travaglio.

Fonti: *Physical Activity in Pregnancy-UK Chief Medical Officers Recommendations 2017; Program for Pregnancy & PostPartum Health-The Society Obstr.Gynecol Canada 2019.*

Alcune operatrici, ma anche molte donne, pensano che il movimento in gravidanza stimoli le contrazioni che sono da evitare in questo periodo. Riflettiamo un po': l'utero è composto da tante fasce muscolari, e la funzione dei muscoli è quella di contrarsi o di mantenere un certo tono anche quando sono in stato di rilassamento. L'utero di una donna non in gravidanza si contrae durante l'ovulazione, durante un rapporto, durante le mestruazioni. L'utero di una donna in gravidanza si contrae anche come reazione ai movimenti del bimbo, a uno spostamento.
Inoltre, se pensiamo al travaglio, una donna avrà centinaia di contrazioni e quindi ci deve essere una sorta di salutare allenamento. Non mi posso preparare a una maratona impegnativa se rimango sul divano per 9 mesi! Quindi le contrazioni sono una buona risposta muscolare. Muoversi fa molto bene, tonifica, irrora, rafforza ed è prevenzione e promozione della salute.
Sono da cogliere come segnali d'allarme le contrazioni che, in rarissimi casi, hanno un ritmo ripetuto (per esempio, ogni 10 o 15 minuti per un certo periodo di tempo), oppure sono accompagnate da una perdita ematica e con una modificazione nella dilazione della cervice.

P. Maghella, *Incontri di accompagnamento alla nascita*, edizioni red!

Sono inoltre necessari i seguenti materiali:
- coperte, da usare durante il rilassamento;
- palline piccole e medie per risvegliare le parti del corpo o per i massaggi;
- bastoni di legno (tipo scopa) da usare come stimolo e appoggio per il movimento del bacino o delle gambe;
- cinture da accappatoio o cravatte, da utilizzare durante alcune posture o movimenti;
- musica.

Sessione di movimento

Ecco una sessione di movimento che si può fare ogni giorno, per 20 minuti, a casa propria, oppure una volta alla settimana per 1-2 ore in gruppo. Questa è la base su cui costruire molti altri movimenti. Si inizierà dal movimento libero e spontaneo, anche per aiutare le donne a perdere la paura di muoversi, e si proporranno poi le quattro posture con le numerose varianti. È importante lavorare anche per localizzare, attivare e distendere il perineo nei diversi movimenti proposti.
Nelle diverse posizioni e sequenze occorre far percepire o toccare i confini ossei del bacino, gli ischi, il pube e il coccige-sacro. Far sentire lo spazio tra i due ischi e immaginare di avvicinarli e poi distendere, distendere e ancora distendere. Far sentire lo spazio tra osso pubico e coccige-sacro, immaginare di avvicinarli e poi tanta distensione. Far percepire il triangolo anteriore, dove abitano l'uretra e la vulva, e poi il triangolo posteriore, dove abita l'ano. Attivare dolcemente e distendere senza spingere. Si aiuteranno le donne a capire dov'è situato il perineo profondo, per attivarlo verso la profondità del bacino e verso avanti, verso il pube (basta un'intenzione) e poi molta distensione; e dei bei sospiri.

1. **Movimento libero** e spontaneo delle masse muscolari sospirando e sbadigliando (sedute o in piedi) che può durare da 5 a 20 minuti: utilizzare liberamente le varie parti del corpo come da sequenza sottoindicata, con movimenti lenti alternati a quelli più vivaci, cambiando sempre direzione, in modo asimmetrico, e seguendo il proprio ritmo di respirazione:
- muovere liberamente i muscoli del viso, la testa;
- muovere le spalle, le braccia, le mani;
- muovere la cassa toracica tenendo il bacino stabile;
- muovere il bacino tenendo le ginocchia leggermente piegate (stando in piedi); fare dei cerchi, disegnare un 8, dondolarsi da un lato all'altro o compiere qualsiasi altro movimento spontaneo col bacino;

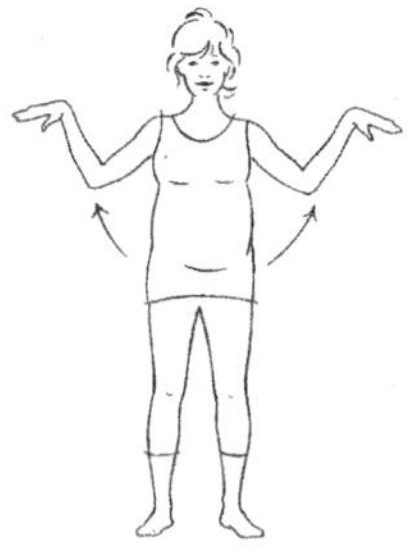

• muovere le gambe alternando spesso l'appoggio sulle piante dei piedi, facendole vibrare, piegandole, ruotandole.

2. Sedute nella **posizione della farfalla**: con la colonna ben allungata (con un cuscino sotto il sacro oppure con la schiena contro la parete o appoggiate a un'altra donna), le piante dei piedi unite, con i talloni il più possibile vicini al proprio tronco e con le ginocchia divaricate verso il pavimento. Se l'allungamento è eccessivo, si può porre un cuscino sotto ogni gamba. Allungare le gambe e riprovare. Immaginare di voler avvicinare timidamente lo spazio tra gli ischi e distendere.

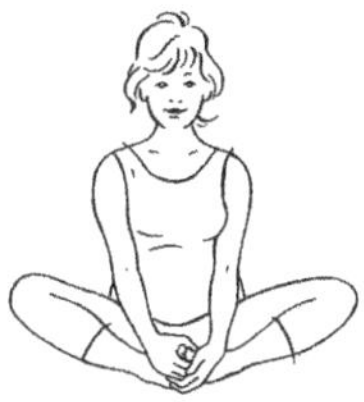

3. **Carponi**: con le mani alla stessa altezza delle spalle e le ginocchia alla stessa altezza del bacino:
• concentrarsi sulla colonna e dondolare;
• gattonare per la stanza;
• inarcare la colonna in un senso, portando il mento verso il torace e immaginando di fare un ponte, e poi nell'altro senso, portando il mento verso il soffitto. Sbadigliare e sospirare;
• appoggiare gli avambracci e dondolare con il bacino evitando di inarcare troppo la colonna nella parte lombare e percepire l'area pelvica, avvicinando timidamente e distendere molto.

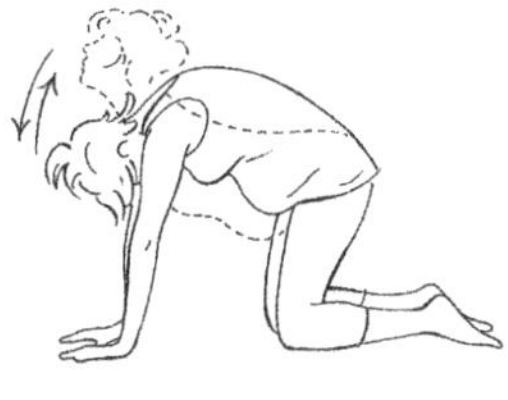

4. **A rana**: esercizio molto rilassante. Divaricare le ginocchia il più possibile, con gli alluci che si toccano e i talloni rivolti verso l'esterno, la colonna ben allungata e non inarcata, appoggiarsi sugli avambracci a terra o su uno sgabello. Ci si può sostenere con dei cuscini o un pallone. In questa posizione si può fare una breve visualizzazione.

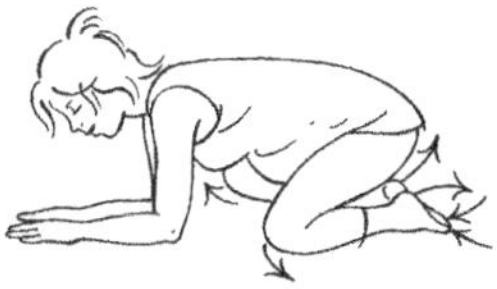

5. **Accovacciamento** sulle dita dei piedi appoggiandosi con le mani in avanti. Le ginocchia sono ben divaricate per dare spazio alla pancia. Dondolarsi da un lato all'altro. Accovacciarsi appoggiando i talloni sul pavimento. Mantenere l'arcata plantare e tenere i piedi non troppo divaricati. Ci si può sedere su uno sgabellino per bimbi. In tutte queste diverse posizioni lo spazio nel bacino cambia, aiuta percepire, attivare e distendere.

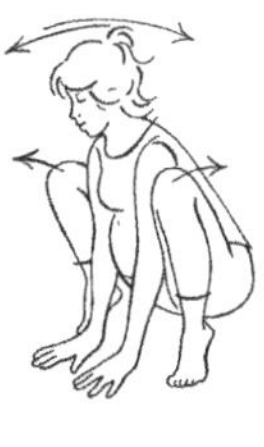

Le sequenze dei movimenti

A seconda della tecnica scelta le sequenze di esercizi, come già accennato, variano molto; alcune partono dai piedi, altre dalla testa, altre comprendono specifiche proposte a seconda del trimestre di gravidanza. Gli incontri periodici sono da preferire a incontri più dilazionati nel tempo e di maggior durata: l'ideale sarebbe una cadenza settimanale. Alcuni incontri vengono strutturati con una prima parte dedicata al movimento, di circa 1 ora, e la seconda parte dedicata all'interazione di gruppo sui vari argomenti, per un'altra ora o poco più.

Criteri di scelta

È importante prendere in considerazione le abitudini delle partecipanti. Nel gruppo possiamo trovare donne che non hanno mai fatto movimento, eccetto le attività quotidiane di pulizia della casa, qualche camminata e rampa di scale, altre che hanno sempre fatto palestra o usato la bicicletta, altre ancora che per anni hanno seguito corsi di yoga o Pilates e, infine, altre che hanno fatto sport a livello agonistico.
L'atteggiamento costante di base non dovrebbe essere di competizione: ognuna si esprimerà come si sente di fare. Questo concetto va ripetuto spesso durante i gruppi: «Arriviamo fino a dove va bene arrivare oggi, non dobbiamo dimostrare niente a nessuno!»
Il rispetto dei tempi è di vitale importanza perché le partecipanti pos-

Il 'tempo delle donne'

Il lavoro corporeo proposto per la gravidanza nel centro MIPA è un cocktail di tecniche, un'elaborazione dello stretching strutturale, delle ginnastiche dolci e di movimenti della danza del ventre.

I corsi del MIPA accolgono gruppi di circa 15 donne eterogenee per età gestazionale (durante la gravidanza sono importanti gli incontri di coppia, ma altrettanto gli incontri tra sole donne, soprattutto quando si tratta di lavoro corporeo).

Questi corsi sono continuativi (non hanno un inizio e una fine, si tengono sempre), anche in orario preserale (dalle 18 alle 20), per consentire alle donne che lavorano di parteciparvi fin dall'inizio della gravidanza.

Per andare incontro al 'tempo delle donne' sono stati decisi non solo l'orario, ma anche i giorni: il lunedì molti servizi, negozi o ristoranti sono chiusi.

sono essere molto diverse l'una dall'altra per età gestazionale, peso, età, struttura, abitudine al movimento e persino cultura.
Non ci si deve mai stancare di ripetere un'altra raccomandazione importantissima: seguire i propri tempi e ritmi. Nei primi incontri può essere necessario ripeterlo a ogni nuova proposta.

Un'altra considerazione da fare per decidere la sequenza dei movimenti concerne l'orario dell'incontro. Se le donne arrivano alle 18, dopo una giornata di lavoro, magari in ritardo, dopo essersi affrettate per prendere l'autobus o parcheggiare... è necessario rallentare e 'portarle all'introspezione'. Potrebbe essere molto indicato cominciare con un rilassamento, con una visualizzazione, portando l'attenzione al respiro spontaneo e al suo ritmo, con un automassaggio o con un massaggio reciproco alla schiena. Se, al contrario, l'incontro è mattutino e le donne sono piene di energia, si può iniziare con movimenti dinamici in piedi, per poi scendere lentamente verso il pavimento e terminare l'incontro con un'attività di rilassamento.
Anche la stagione può influenzare la sequenza: in inverno si è spesso contratti e, specie se si è rimaste per un po' all'aperto, sarà utile cominciare con proposte di riscaldamento e movimento che sciolgano le tensioni del collo, delle spalle e della schiena.

Criteri di lavoro

Qualsiasi sia il tipo di sequenza scelto, è importante per prima cosa chiedere alle partecipanti come stanno e le ultime novità rispetto alla settimana precedente (ciò, tra l'altro, ricrea immediatamente il clima di gruppo), cosicché, se qualcuna accusa mal di schiena o crampi, la facilitatrice può iniziare con movimenti specifici.
È importante incoraggiare l'individuale creatività di movimento e dare fiducia alle donne che sanno muoversi! Se le direttive sono troppo specifiche, rigide e con tempi dettati dal conduttore, non si sollecitano le risorse personali e l'empowerment.
Si possono dare indicazioni chiare, con un tono di voce udibile e accogliente. Sono proposte. Anche se gli incontri sono iniziati da parecchi mesi, sarà sempre bene instaurare una dinamica in cui la facilitatrice dica: «Possiamo fare questo... o questo... Vi propongo di... secondo i vostri tempi e ritmi...»
La facilitatrice dovrebbe eseguire il movimento, assumere la posizione che sta proponendo. In questo modo, spiegazioni, indicazioni, tempi

e sensazioni saranno decisamente più reali. Se la facilitatrice dovesse osservare che una persona necessita di aiuto, di appoggio, o di sentire meglio la parte del corpo sollecitata, non dovrebbe correggere dicendo «Maria, non si fa così!», ma incoraggiare tutto il gruppo ad accomodarsi meglio, dando ulteriori indicazioni e suggerendo di portare l'attenzione a un particolare aspetto o parte del corpo.

Qualsiasi sia la sequenza scelta, è consigliabile ricordare di respirare e soprattutto di sospirare, di espirare durante il movimento. Il movimento può essere immaginato o ci può essere anche solo l'intenzione. Può aiutare visualizzare la parte del corpo che si sta utilizzando e avere la percezione della propria schiena e di come la si sta usando.

È importante consigliare di tenere i piedi nudi o con comodi calzettoni, evitando le scarpette, spesso troppo strette, così come di indossare indumenti comodi in fibre vegetali. Ancora, si dovrebbe raccomandare alle partecipanti di non arrivare a stomaco pieno. Durante o dopo gli esercizi può essere utile offrire dell'acqua o delle tisane da bere e, se possibile, della frutta fresca o secca.

Durante il movimento, è preferibile tenere le ginocchia leggermente flesse, perché questo facilita il movimento, mantiene mobile il bacino e allunga la colonna.

È anche consigliabile dare una possibilità di scelta, soprattutto per quanto riguarda le proposte da eseguire sdraiate a terra: per molte donne, alla fine della gravidanza, rimanere supine è fastidioso.

Nelle proposte che comportano la posizione supina è preferibile, per la schiena, tenere le gambe piegate, appoggiando a terra le piante dei piedi, che devono essere abbastanza vicini al corpo (1 o 2 cuscini possono aiutare, oppure una palla di media dimensione, 20 cm di diametro, sgonfia, da collocare comodamente sotto il sacro). È bene ricordare alle partecipanti, quando non sono più comode nella posizione supina, di ruotare lentamente di lato.

Il lavoro corporeo dopo la nascita

Molte donne, nelle ore o nei giorni successivi al parto, vivono il corpo come un 'campo di battaglia', con dolori muscolari ovunque; vorrebbero dimenticarsi dell'area pelvica e dei genitali, non riconoscono il proprio addome e la «strana, molliccia, vuota sensazione», sentono di avere «il diaframma che arriva alle ginocchia»...

Dopo un cesareo, oltre al dolore fisico conseguente all'intervento, si ha timore a muoversi e non si riesce facilmente a cambiare posizione.

Già dalle primissime ore, può aiutare respirare lentamente e profondamente (già questo è un notevole lavoro: movimento della cassa toracica, dei muscoli inspiratori costali e del diaframma).
Si possono fare, parecchie volte il giorno, lente e ampie rotazioni delle caviglie e si può provare a irrigidire le gambe (bloccando le ginocchia e contraendo i glutei) per poi rilassarle.
Sempre a letto, con le ginocchia piegate si può immaginare di attivare e rilassare il perineo (anche se la sensazione il più delle volte è quella di non riuscire a muovere assolutamente nulla, ma basta l'intenzione!). Da sedute si prova a ruotare le spalle, lentamente, e la testa; si prova anche, ovviamente, a camminare.
Nelle settimane successive (anche se a volte non si ha neppure il tempo di 'lavarsi la faccia'!) può essere utile, durante la giornata, riattivare il perineo, i glutei, allungare la colonna con le mani come si volesse *pettinarla* verso il basso.
Nel dopo nascita, dopo i primi 2 mesi, molte proposte riguardano gli addominali. È molto importante invitare le donne a contrarre il perineo prima di fare un esercizio di tonificazione degli addominali, per non portare eccessiva pressione al perineo e indebolirlo. Quindi la sequenza potrebbe essere: allungare la colonna facendo una leggera retroversione del bacino, contrarre il perineo verso la profondità e verso avanti seguendo il proprio e spontaneo ritmo respiratorio. Si può percepire una soave attivazione dei muscoli addominali. I servizi, i centri, i vari gruppi, le palestre, gli operatori devono offrire incontri settimanali per le donne nel dopo parto, sia come sostegno all'allattamento, luogo di incontro-confronto, sia come lavoro corporeo.

Respirazione

Molte donne partecipano agli incontri di accompagnamento alla nascita per 'imparare a respirare per il travaglio' (forse perché ci sono stati o esistono tuttora corsi nei quali vengono proposti diversi tipi di respirazione da usare a seconda della fase del travaglio o durante la fase espulsiva).
La respirazione è un elemento importantissimo per una buona salute e per il potenziamento dell'energia ed è un'ottima strategia su cui focalizzarsi durante il travaglio e il parto.
Una 'buona' respirazione è quella appropriata ai bisogni di un particolare momento o situazione: prendere coscienza della propria respirazione vuol dire osservare come si respira quando ci si sta per addormentare, quando si è felici ed eccitati, quando si è timorosi e incerti, quando si

Scheda di lavoro n. 25

Da ricordare per il lavoro corporeo

• La voce (tono, volume).

• Il linguaggio: «Vi propongo di... Possiamo... Mi chiedo se avete voglia di...»

• Le spiegazioni date (chiare, non troppo tecniche o, se tecniche, con una dimostrazione pratica, utilizzando il modello pelvico o qualche altro oggetto, e abbastanza lente da permettere l'interiorizzazione).

• Che tutti i movimenti vengano sperimentati anche da voi.

• Che in ogni movimento e in ogni esercizio venga mantenuta la bilateralità: da un lato e dall'altro, in una direzione e nell'altra.

• Che si possano vedere in ogni momento tutte le componenti del gruppo e che tutte abbiano la possibilità di vedervi (anche in questo caso il cerchio è l'ideale).

• Cogliere le difficoltà, incoraggiando dove necessario.

• Il rispetto dei tempi individuali.

• L'attenzione alla respirazione; invitare a sospirare dolcemente, a sbadigliare. Durante il movimento, espirare, sospirare.

• Ricordarsi di tanto in tanto di fare complimenti per i bellissimi e armoniosi movimenti, per la bellissima pancia, e così via.

• Incoraggiare a 'sentirsi' o a chiudere gli occhi se il movimento lo consente.

• Suggerire come un determinato movimento possa essere facilmente inserito nella vita quotidiana, nell'attività domestica o lavorativa.

• Suggerire modi per fare quel movimento in coppia.

• Portare l'attenzione alla colonna.

• Non dimenticare durante le svariate proposte di movimenti e posizioni di attivare e rilassare il perineo.

• Assenza di competitività e giudizio.

• Non forzare (non ci devono essere sensazioni dolorose: in tal caso, fermarsi e rilassarsi). Ci si può sempre fermare, riposare o cambiare qualcosa, se non gradita.

P. Maghella, *Incontri di accompagnamento alla nascita*, edizioni red!

ha paura, quando si è seduti o si balla... Occorre prendere coscienza di come si respira, di come i diversi ritmi ci influenzano e ci aiutano.
La respirazione è movimento: coinvolge i muscoli inspiratori che ricoprono la cassa toracica e il diaframma per creare spazio in tutte le direzioni. Questo movimento influenza anche l'addome e il perineo.
Durante l'attesa è importante mantenere la cassa toracica mobile, i muscoli flessibili, perché con l'avanzare della gravidanza il diaframma avrà meno mobilità.

Respirazione per il travaglio

Dopo aver condiviso nel gruppo l'argomento sensazioni e dolore, provate a riprendere la respirazione per il travaglio e il parto. Incoraggiate le donne a immedesimarsi con la sensazione anziché ostacolarla.
Chiedete che cosa le potrebbe aiutare: espirare, sospirare, l'uso della voce, dondolare...?
Sospirare ed espirare lentamente rappresentano la fase più rilassante della respirazione.

Respirazione per la fase espulsiva

Su questo punto è in corso un'accesa discussione. In molti corsi si fa provare questa respirazione per la fase espulsiva: fare una grande inspirazione diaframmatica, trattenere il respiro (apnea) e mantenerlo il più a lungo possibile, con il mento verso il torace. La tecnica Valsalva. Da anni ne è stata dimostrata l'inefficacia, oltre agli effetti negativi sulla madre e sul bambino (vedi il capitolo 'Parto e tecnologia appropriata').
In tutte le arti marziali la forza muscolare è al massimo rendimento nella fase di espirazione o usando la voce (cioè, espirando).
Lo studio di Enkin, Keirse e Chalmers *L'efficacia delle procedure di assistenza alla gravidanza e al parto* (edizioni red!) ha messo in evidenza come la stragrande maggioranza delle donne, in fase espulsiva, se non dirette, espira; altre trattengono il respiro per brevissimo tempo (brevissime apnee per 4-6 secondi) ripetutamente durante la contrazione.
Anche rispetto a questa fase del parto vanno tenute presenti le differenze: ognuna trova da sola la propria respirazione efficace da usare in fase espulsiva; alcune donne non spingono affatto ma lasciano che succeda, altre trattengono il respiro per brevissimo tempo, altre usano la voce, altre ancora ansimano.
Personalmente preferisco incoraggiare la discussione su questo punto mostrando video di donne diverse o riportando esperienze scritte.

Scheda di lavoro n. 26

Il respiro

Qualsiasi sia il tipo di approccio degli incontri che proponete, può essere d'aiuto ricordare alcuni aspetti.

• Ogni persona è diversa e ognuno ha un suo ritmo. Per questo, quando dedicate tempo alla respirazione facendola insieme, incoraggiate ognuno a respirare al proprio ritmo e non a seguirvi.

• Ricordate l'attenzione al respiro in qualsiasi movimento. Risvegliare il corpo aiuta a respirare meglio. Muovere, rendere flessibile la cassa toracica risveglia i muscoli coinvolti nell'inspirazione, soprattutto in gravidanza.

• Scegliete le parole con cui accompagnare la respirazione, così da creare immagini positive: «Lasciate che...», «con armonia», «facilmente», «gentilmente», «lentamente».

• Incoraggiate le partecipanti a sospirare dolcemente: è molto facile ed è molto rilassante.

• Suggerite di portare l'attenzione a dove si manifesta il movimento della respirazione. È gradevole collocare le mani seguendo il movimento.

• Incoraggiate le partecipanti a cantare, a vocalizzare liberamente.

• Dopo aver dedicato tempo e attenzione al respiro proponete un feedback, una discussione: come si sono sentite? Che cosa hanno colto? Che cosa le ha aiutate?

Per aiutare l'ascolto e la consapevolezza del respiro

• È utile mettersi in coppia e avere la mano del partner sul torace (sulla schiena) e sull'addome.

• È utile, soprattutto durante gli incontri di coppia, proporre di mettersi, in coppia, uno davanti all'altra (la persona dietro guarda la schiena dell'altro/a), sedute a terra o su una sedia, eseguendo quanto segue.

1. La persona che sta dietro aspetta da parte dell'altra persona un cenno che riceverà come segnale che può cominciare. Dopodiché mette le mani sulla 'vita' della persona davanti, controllando con lei se il punto e il tocco vanno bene.

«Ora la persona davanti prova a respirare normalmente... più lentamente e dolcemente... Sentite quando il corpo vi permette di passare alla prossima fase... Provate a lasciare che il movimento del respiro scenda in direzione delle mani del vostro partner... e ora, lentamente, provate a lasciar andare tutte le tensioni espirando o sospirando... poi, una pausa, in attesa del segnale interno per inspirare nuovamente... lentamente e gentilmente... sciogliete le tensioni espirando... sciogliete le tensioni del collo, delle spalle e delle mascelle ogni volta che volete sospirare...
Lentamente provate a percepire il vostro ritmo...
Quando sentite di essere comode con un ritmo, provate a immaginare un oggetto, qualsiasi cosa, che possa accompagnare questo ritmo... Provate poi a distogliere l'attenzione dal respiro e continuate a immaginare il movimento di quell'oggetto e il suo ritmo...»

(In un corso di coppia questo ascolto del respiro è utile: mette la coppia in contatto con i diversi ritmi di respirazione, c'è un contatto fisico, rilassa e offre l'occasione di riparlarne in un secondo tempo e di familiarizzare con le immagini dell'altro; può servire per far pensare a che cosa può aiutare in travaglio, e il partner potrà in quel momento ricordare alla donna l'immagine che accompagna quel calmo ritmo.)

2. Poi la persona dietro appoggia le mani sulla schiena appena sotto le scapole. Suggerite alla persona davanti:

«Prova a respirare verso le mani... quando espirate o sospirate date tempo al vostro corpo... poi inspirate verso le mani aprendo il torace, facilmente... espirate e rilasciate le tensioni...»

Invitate poi a riposare o a muoversi un poco (muovere le gambe, le braccia, ruotare la testa, stiracchiarsi e allungarsi).

3. Ora il/la partner dietro appoggia gentilmente le mani sulle spalle della persona davanti.

«Provate a respirare molto leggermente verso le mani dell'altra persona, con una breve pausa dopo ogni espirazione... Provate a trovare un ritmo che sia vostro... un ritmo comodo... e poi riposate...»

Senza più alcun contatto fisico, suggerite di sospirare, sbadigliare e stiracchiarsi alcune volte.

Incoraggiate poi a scambiarsi i ruoli: chi era davanti, ora passerà dietro. Dopo questa proposta incoraggiate le coppie a parlarne, prima tra di loro e poi con il gruppo.

P. Maghella, *Incontri di accompagnamento alla nascita*, edizioni red!

Massaggio e posizioni

Tenere, premere, accarezzare, toccare, strofinare, massaggiare sono espressioni di comunicazione, di affetto, di sostegno, per alleviare dolori e tensioni.

Il massaggio, negli incontri di accompagnamento alla nascita, appartiene alle abilità pratiche, dà sollievo, attiva competenze ed è divertente.

Ci sono molti modi per introdurre un'interazione corporea nel corso: automassaggio, risveglio del corpo, appoggio e sostegno in un movimento, massaggio del piede, massaggio del viso, della mano, della schiena e delle gambe, massaggio per il travaglio, massaggio al bambino.

Gli elementi importanti nel massaggio sono la vicinanza fisica, il tocco, la ripetizione, la pressione e il ritmo.

Il tocco è un modo efficace per rilassare profondamente. Inizialmente ci si può sentire imbarazzati, impacciati, perché nella nostra cultura spesso il tocco è associato unicamente all'interazione sessuale. Chi conduce deve riflettere su come si sente nell'introdurre il massaggio nel corso e su come lo trasmette.

Anche per i partecipanti al corso, specialmente per gli uomini, toccarsi può essere estremamente imbarazzante: è un'interazione intima con il/la partner.

Non sarà raro trovare persone che ridono o fanno battute. Accettate queste reazioni del tutto normali e cercate di rendere l'ambiente e le indicazioni il più rassicuranti possibile.

Aiuta mettere della musica e abbassare un poco la luce.

È utile se anche la conduttrice massaggia una collega o, se ciò non è possibile, un bambolotto.

Nei corsi di coppia, è opportuno invitare le donne a massaggiare o a toccare per prime il partner per i seguenti motivi: le donne sono più predisposte al tocco, alla carezza, al contenimento, soprattutto in gravidanza; le donne (generalmente, e ancora più al primo figlio) ricevono molta attenzione in gravidanza dal compagno, dai parenti, dagli operatori, dalle amiche; in questo modo, anche il futuro padre riceve qualcosa per sé dal corso, si rilassa e sarà meno ansioso e imbarazzato quando proporrà il massaggio alla compagna nel gruppo. Inoltre, il futuro padre riceve, in tal modo, le informazioni per massaggiare successivamente la sua partner, comprende che cosa la fa sentire bene, che cosa le dà sollievo; e si sentiranno meno frequentemente proteste del tipo: «Così no... non sei capace... è troppo... ma che cosa fai?...»

Quando si propone un tocco ricordate alla persona che massaggerà di

Scheda di lavoro n. 27

Il massaggio

• Assicuratevi che tutti siano in coppia; eventualmente fungete da partner per qualcuno.

• Suggerite di indossare abiti comodi e di togliersi cinture troppo strette.

• Prima di cominciare, invitate la persona che massaggia a pensare al proprio atteggiamento nel toccare l'altro, a liberarsi delle tensioni, a sospirare prima di cominciare, a scrollare prima le mani.

• Assicuratevi che la persona che riceve il massaggio sia comoda e nella posizione a lei più congeniale.

• Incoraggiate le persone a 'sentire' l'area prima di cominciare, per riconoscere gli eventuali effetti dopo.

• La persona che riceve darà il segnale quando si sente pronta per cominciare. La persona che riceve guida la persona che offre indicandole il ritmo, la pressione desiderata o la necessità di fermarsi.

• Mostrate a chi fa il massaggio come mantenere una buona postura per non affaticarsi, per non rovinarsi la schiena: una delle posture migliori è stare inginocchiati su un solo ginocchio, come se ci si stesse per alzare.

• Mostrate come fare il massaggio lentamente, passo passo, con voce calma e rilassante.

• Un tocco ripetuto diventa il miglior massaggio.

• Incoraggiate a esplorare altri modi, oltre a quelli da voi proposti.

• Invitate chi massaggia a porsi dal punto di vista di chi riceve.

• Consigliate di trovare un ritmo che assecondi la respirazione della persona massaggiata.

• Proponete di accarezzare dolcemente con i palmi delle mani la schiena, come disegnando una fontana che percorre la colonna, avvolge le spalle e scende ai lati del tronco.

• Incoraggiate a provare varie posizioni e appoggi diversi (sedie, divani, cuscini, pareti, mobili, tavoli...).

• Incoraggiate la coppia a ripetere il massaggio a casa, con i propri ritmi, nel proprio spazio, senza indumenti.

• Invitate a raccontarsi le impressioni e a ringraziarsi.

P. Maghella, *Incontri di accompagnamento alla nascita*, edizioni red!

LE POSIZIONI DEL TRAVAGLIO

In questa pagina e in quella a lato sono illustrate alcune posizioni che possono aiutare la donna a trovare sollievo durante il travaglio.

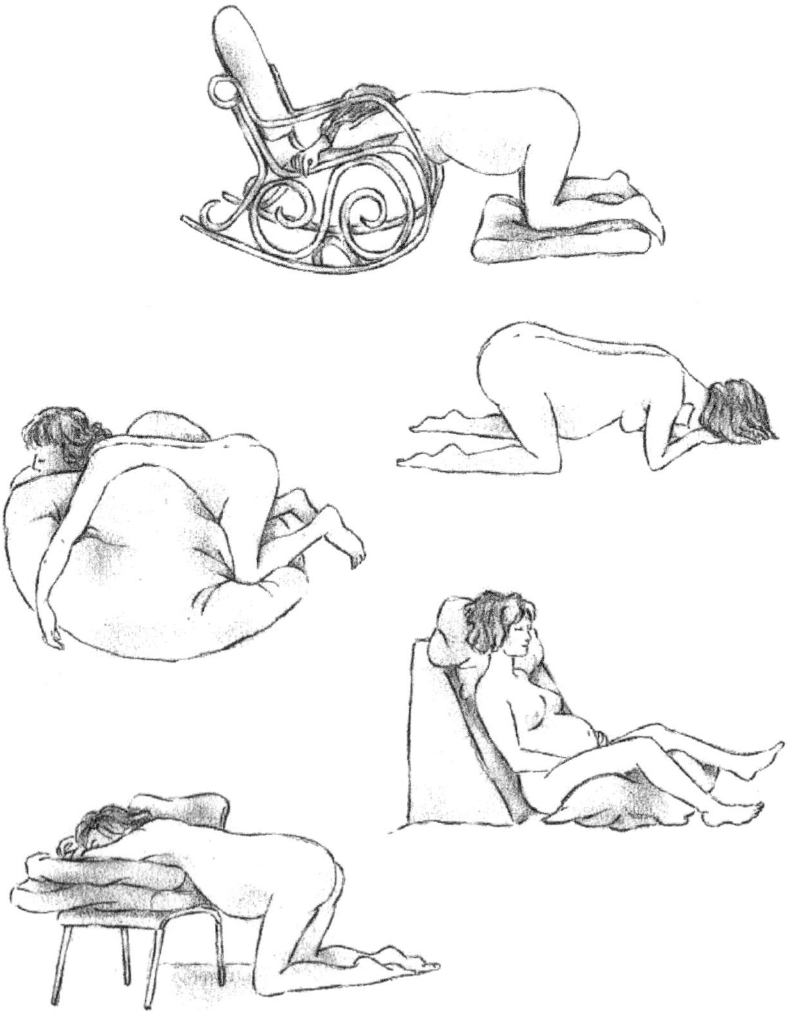

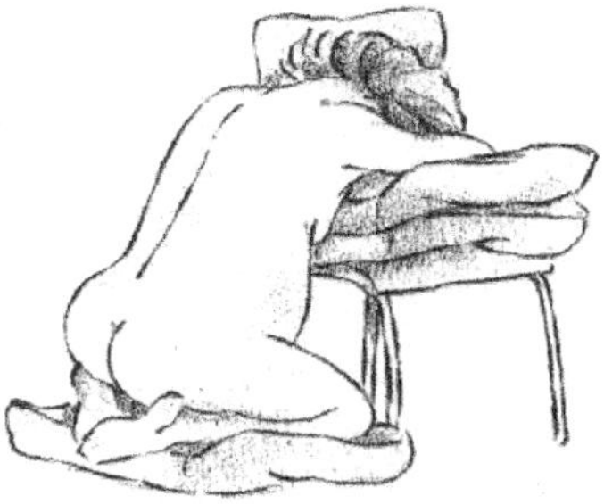

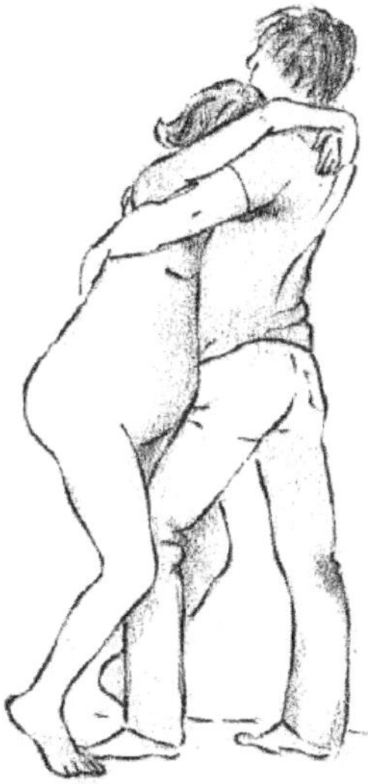

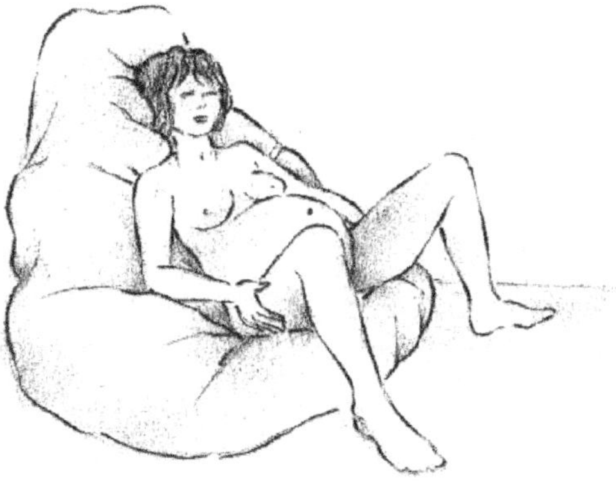

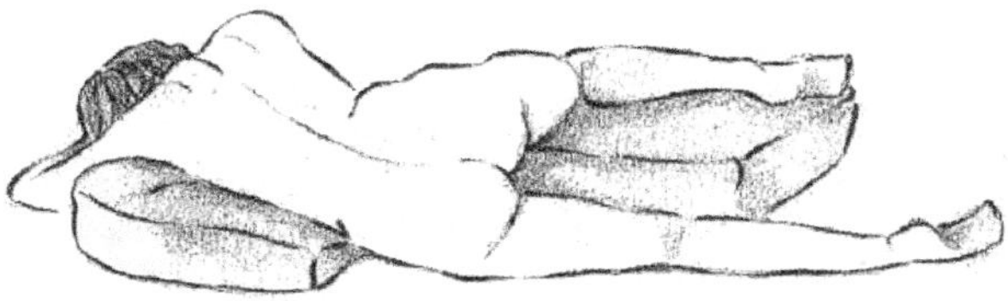

aspettare sempre un segno di permesso dalla persona che riceve prima di collocare le mani sul corpo.
Contenere, tenere in braccio, avvolgere con le braccia è estremamente rassicurante e rilassante.
Tenere tra le mani i piedi dell'altra persona, con una buona pressione, dà un incredibile sollievo. Molte persone utilizzano questo tipo di contatto durante il travaglio.
Il massaggio durante il travaglio può essere, per alcune donne, estremamente benefico (un tocco intenso e con notevole pressione, in un'area precisa), mentre ad altre può suscitare forte fastidio. Il massaggio è sempre utile in gravidanza e, nel periodo successivo, per il bambino.
Molti testi illustrano le diverse tecniche di massaggio, ma in gravidanza le aree cui prestare maggior attenzione sono la zona sacrale, la schiena, le gambe e le spalle. L'aspetto essenziale, comunque, e ciò vale anche per le posizioni per il travaglio e la fase espulsiva, non è insegnare tecniche particolari o posizioni diverse, ma incoraggiare le persone a provare e a trovare modi per ricevere o dare maggior sollievo. Cercare quel sollievo che va bene in quel momento!

Rilassamento

Il rilassamento è uno strumento importantissimo per svuotarci e ricaricarci e per mantenere o raggiungere benessere. È anche uno strumento che ci permette di contenere lo stress e l'ansia. Queste sensazioni le viviamo durante tutto l'arco della vita per problemi relazionali, di salute, economici, di lavoro ecc. Chi lavora assistendo parti, sia in una struttura ospedaliera sia a casa, ha sicuramente vissuto momenti di forte ansia.
Molti operatori considerano il rilassamento una parte essenziale degli incontri di accompagnamento alla nascita. È importante che ciascun operatore provi a riflettere su che cosa vuol dire per sé rilassamento, che atteggiamento lo accompagna e quali sono le sue esperienze al riguardo.
Il rilassamento è valido per tutti e si adatta a qualsiasi situazione.
Tutti possono proporre il rilassamento in modo efficace qualora abbiano capito che cos'è e ne abbiano sviluppato l'abilità.
Il rilassamento offre svariati benefici:

- riduce lo stress;
- influenza il ritmo respiratorio, la postura e le posizioni;
- dà un senso di benessere;
- allevia le tensioni;
- ci mette in ascolto;

Scheda di lavoro n. 28

Le posizioni per il parto

• Mostrate, sperimentate e adattate tutte le posizioni per il travaglio e la fase espulsiva; quelle asimmetriche sono particolarmente facilitanti per la progressione del travaglio.

• Ricordate alle persone di essere flessibili e aperte poiché, a volte, quello che piace o dispiace durante il travaglio è diverso da quanto succede in altri momenti: proponete le diverse posizioni durante i vari incontri.

• Incoraggiatele a essere creative, a inventare la 'loro' posizione e a pensare a come alleviare una particolare sensazione.

• Accompagnate le posizioni con rilassamento, sospiri e massaggio.

• Ricordate ai futuri padri che sono loro le persone che meglio e più intimamente conoscono la loro compagna e che, quindi, ne capiranno i messaggi, i bisogni, le smorfie e le tensioni.

• Incoraggiate la coppia a riprovare a casa e a discuterne.

• Incoraggiate la discussione anche mostrando fotografie o video.

• Una donna libera di muoversi e sostenuta nello sperimentare le diverse posizioni è il fulcro di tutta l'esperienza, è la prima risorsa nella progressione del parto, è la chiave delle soluzioni per alcune dinamiche, per il comfort della donna e il benessere del bambino.

....

....

....

....

....

P. Maghella, *Incontri di accompagnamento alla nascita*, edizioni red!

- ci mette nella condizione di poter essere assertivi;
- migliora l'interiorizzazione, il lavoro e lo studio;
- è energetico;
- aiuta nei disturbi del sonno;
- aiuta a sciogliere tensioni e rabbia;
- influenza gli atteggiamenti;
- interrompe il ciclo tensione-paura-dolore.

Varie forme di rilassamento

Quando pensiamo al rilassamento generale lo associamo unicamente allo stare sdraiati, a occhi chiusi, per almeno 30 minuti. Questa, infatti, è una forma di rilassamento.

Ci si chiede spesso quanto tempo sia necessario per trarre dal rilassamento il massimo vantaggio: non è una questione di tempo, ma di profondità. Anche un rilassamento profondo può avere una breve durata (possono bastare anche pochi minuti). Ovviamente, il tempo necessario è estremamente soggettivo e richiede pratica. In una situazione di gruppo è necessario dare spazio a rilassamenti più lunghi (intorno ai 10-15 minuti) o più brevi (pochi minuti), secondo le necessità delle persone che lo compongono.

Esistono numerose tecniche di rilassamento specifiche, miranti a far prendere consapevolezza di tutto il corpo esterno, interno e mentale: tra queste ricordiamo la visualizzazione, l'ipnosi, il training autogeno respiratorio (RAT), le meditazioni, la mindfulness, i *mantra*...

Alcune semplici 'tecniche' per rilassare possono essere utilizzate in ogni momento.

Rilassamento in piedi

- Con i piedi leggermente divaricati alla stessa larghezza del bacino, le gambe sbloccate (le ginocchia devono essere lievemente piegate), muovere leggermente le gambe, la schiena e il collo trovando la posizione appropriata affinché queste parti non debbano 'lavorare' (la proposta può essere fatta anche a occhi chiusi.)
- Dondolare lievemente da un lato all'altro (un movimento quasi impercettibile), sentendo il peso del corpo premere prima sui talloni, poi sull'alluce, poi sulla parte esterna e poi su quella interna della pianta del piede. Respirare lentamente, visualizzando le varie parti del corpo dai piedi fino alla testa o al contrario. Possono bastare pochi minuti.

Scheda di lavoro n. 29

Tensione e rilassamento

Ripensando a situazioni personali, provate a ricordare una o più esperienze di tensione recentemente vissute e chiedetevi:

• Quando avverto la tensione cosa sento?

....

....

• Dove la sento?

....

....

• Come respiro?

....

....

La prossima volta che percepite tensione provate alcune di queste tecniche:

• Fermatevi a riflettere, effettuando un veloce controllo delle tensioni del corpo.

• Contate lentamente e continuate a contare cercando di rallentare il ritmo respiratorio.

• Sospirate lentamente alcune volte, fate un bel respiro profondo.

• Scuotete le spalle e le braccia, abbassate la mandibola.

• Cercate mentalmente un'immagine di un luogo tranquillo in natura, per alcune decine di secondi.

• Contraete tutto il corpo, forte forte, e poi mollate completamente e ancora rilassate, alcune volte.

P. Maghella, *Incontri di accompagnamento alla nascita*, edizioni red!

Per concludere il rilassamento è sufficiente fare un bel sospiro o sbadiglio e poi continuare le attività precedenti.

Breve rilassamento per la schiena

- In piedi, con le gambe leggermente divaricate e sbloccate, piegarsi in avanti lentissimamente in direzione dei piedi, con le braccia e la testa a penzoloni e sentendo tutta la schiena che si allunga. Sospirare. Rialzarsi srotolando vertebra dopo vertebra, molto lentamente, sempre con le gambe sbloccate, fino a ritrovarsi in piedi e continuare sollevando le braccia verso il soffitto con le mani ben aperte. Stiracchiarsi e sbadigliare.
- Stese a terra supine, piegare le gambe in direzione del torace e abbracciare le ginocchia con le mani, appoggiare comodamente la testa sul pavimento e dondolarsi lievemente. Può essere molto utile utilizzare una palla di media grandezza (20-22 cm diametro) piuttosto sgonfia, da collocare sotto il sacro e dondolare.
- Inginocchiate a terra, appoggiare i glutei sui talloni (a rana), posare le braccia su una sedia o un pallone. Allungare la colonna. Sospirare dolcemente alcune volte, emettendo anche qualche suono. Allungare le braccia verso l'alto, stiracchiarsi, sbadigliare e riprendere le attività.

Tensione e rilassamento

- Un'altra tecnica di rilassamento consiste nel mettere in tensione una parte del corpo (per esempio partendo dai piedi, dalle gambe fino al viso) e poi, espirando, rilassarla completamente, più volte.

Rilassamento con la respirazione

- In qualsiasi situazione o posizione è possibile cercare di rallentare il ritmo del respiro, dolcemente. Poi concentrarsi mentalmente sulle spalle, alzarle contraendole durante l'inspirazione e lasciarle andare verso il basso espirando e sospirando sonoramente.

Rilassamento per gli occhi o palming

- Chiudere gli occhi e coprirli con il palmo delle mani. Se si è sdraiati a terra, i gomiti guardano il soffitto. I palmi delle mani, coprendo comodamente gli occhi, mantengono il buio e portano una leggera e piacevole pressione per pochi minuti. Togliere lentamente le mani mantenendo gli occhi chiusi per incontrare timidamente la luce e i colori.

Rilassamento con un tocco semplice

- A due: la persona che riceve si mette comoda e indica all'altra una parte bisognosa del proprio corpo. Chi accompagna colloca la mano o le mani su quell'area e lì rimane per alcuni minuti per continuare a essere piacevole per chi riceve. È un tocco semplice, è stare dove richiesto evitando di offrire altri stimoli con il movimento delle dita o muovendo le mani percorrendo il corpo. Dopo alcuni minuti, o quando richiesto da chi riceve, lasciare molto lentamente il contatto. Lasciare il tempo a chi ha ricevuto di percepire com'è quell'area ed eventuali differenze. Questa è un'ottima strategia come pausa durante gli incontri o prima di proporre i massaggi per il travaglio. Permette a chi offre di sentirsi competente con un semplice tocco.

Come preparare l'ambiente

L'arredamento della stanza deve comprendere pochi oggetti ed essere gradevole.

È necessario arieggiare prima di ogni incontro, evitando odori particolari (profumi sintetici, muffa, incensi...).

Inoltre, si dovrà cercare di ridurre i rumori esterni (telefono, traffico...), scegliendo, possibilmente, il momento meno disturbato (soprattutto nelle strutture in cui la stanza usata per il rilassamento è vicina agli ambulatori...) e appendendo sulla porta un cartello con la scritta: 'Non disturbare: rilassamento in corso'.

L'intensità della luce è importante, in quanto diminuirla significa ridurre gli stimoli visivi. Ci dovrebbe essere la possibilità di oscurare le finestre (persiane, tende, scuri...) o di regolare la luce elettrica: l'ideale per un rilassamento è una luce azzurra, mentre è da evitare il buio completo, che può creare insicurezza.

L'ideale è avere a disposizione alcune coperte leggere e calde, poiché durante il rilassamento l'organismo funziona al minimo e una sensazione di freddo potrebbe disturbare la distensione. In mancanza di coperte, si può suggerire di coprirsi con un indumento in più. Servono cuscini.

Potete usare della musica rilassante (musica d'ambiente, oppure musica con suoni della natura: acqua, uccellini, e così via), che deve rimanere come sottofondo, come se provenisse da lontano. Controllate prima di iniziare l'esercizio il tipo di musica, che la sua durata sia sufficiente per la proposta e che non ci siano interruzioni brusche.

Come condurre un rilassamento

Prima di iniziare un rilassamento di lunga durata (15 minuti circa), proponete una pausa di pochi minuti per provvedere a soddisfare le esigenze corporali (bagno), affinché le persone non si debbano alzare e uscire durante la proposta; offrite anche a chi lo desidera la possibilità di bere un po' d'acqua.

Potete utilizzare questo momento per arieggiare, provvedere ai cuscini, alle coperte, per staccare il telefono, diminuire leggermente la luce, assicurarvi che la musica sia pronta e il volume non troppo alto.

Incoraggiate le persone a trovare una posizione comoda, dedicando a questa ricerca tutto il tempo necessario. Per chi decidesse di stendersi a terra, saranno utili un materassino o una coperta e alcuni cuscini, per non sentire il pavimento troppo duro e freddo.

È utile consigliare a chi si stende supina di piegare le ginocchia o di divaricarle leggermente (possibilmente evitando di incrociare i piedi). In questa posizione, invitate ad allungare il collo spingendo il mento in direzione del torace, ad allungare le braccia lungo il tronco oppure, per il benessere delle spalle, a spingere i gomiti in fuori sul pavimento. Alcune donne preferiscono appoggiare le mani sull'addome per sentire il bambino.

A chi decidesse di stendersi lateralmente, sarà forse necessario un cuscino per la schiena: comunque dovrà ricordarsi di accomodare bene la testa e la spalla che poggia sul pavimento per non creare tensioni. Un altro cuscino può essere collocato sotto il ginocchio della gamba che non appoggia direttamente sul pavimento.

Soprattutto per gli uomini, che possono decidere di sdraiarsi con l'addome appoggiato sul pavimento, proni, sarà utile un cuscino sotto il torace, per rilassare meglio il collo.

Per chi decide di usare la sedia, può essere comodo sia appoggiarsi allo schienale con la schiena ben sorretta, sia sedersi a cavalcioni con lo schienale davanti e le braccia appoggiate su un cuscino.

Se durante il rilassamento qualcuno non si sentisse più a proprio agio nella posizione precedentemente scelta, incoraggiatelo a cambiare posizione.

Soprattutto la prima volta, ad alcune persone può sembrare strano e imbarazzante rilassarsi in un ambiente non familiare, con altre persone, e può accadere che qualcuno rida: invitatele a non reprimersi e a provare a concentrarsi sul respiro. Da parte vostra, se ciò dovesse succedere, cercate di non innervosirvi, ma accettate serenamente la situazione, incoraggiando con voce rilassata e calma a espirare lentamente, di sospirare.

Un modo efficace per rilasciare le tensioni può essere quello di sbadigliare alcune volte appena accomodati, prima di iniziare il rilassamento: incoraggiate a farlo liberamente senza coprire la bocca con la mano.
Avvertite le donne che, mentre si rilassano, probabilmente sentiranno il bambino muoversi più attivamente; ricordate loro che anche il bambino trae beneficio dal loro rilassamento.
Ricordate al gruppo che hanno sempre il controllo della loro esperienza e che in qualsiasi momento possono cambiare posizione, cambiare scenario o tornare più vigili.

La voce

La vostra voce deve avere un tono rilassante. Deve essere chiara e udibile da tutti, ma avvolgente.
Le indicazioni devono essere lente: per un rilassamento non si è mai sufficientemente lenti.
Lasciate una pausa tra una frase e l'altra (potete contare mentalmente fino a 10 o più). Usare la voce in questo modo e a questo ritmo indurrà anche in voi una sorta di rilassamento.
Scegliete le parole con attenzione. Utilizzate parole semplici, del linguaggio comune e che possano evocare immagini positive. Scegliete frasi che invoglino a lasciarsi andare e parole come 'facilmente', 'tranquillamente', 'sciogliere', 'piacevolmente'... Le sensazioni di leggerezza o pesantezza sono soggettive: vanno bene entrambe perché sono entrambe segni di distensione.

L'inizio del rilassamento

Prima del rilassamento guidato invitate le donne ad ascoltare i rumori del mondo esterno, i suoni nella stanza, i rumori provenienti da fuori, e così via, e a lasciarli scorrere, iniziando contemporaneamente a prendere coscienza del proprio respiro. Generalmente durante il rilassamento si invitano le persone a chiudere gli occhi. Alcuni non se la sentono e per altri che usano lenti a contatto chiudere gli occhi può creare reale fastidio; suggerite allora di guardare un punto facile.
Quando date le indicazioni per un rilassamento provate, se è appropriato per la proposta, a far percepire attraverso tutti i sensi (vista, udito, odorato, gusto, tatto e movimento). Ogni persona memorizza utilizzando e preferendo un senso anziché un altro. Se invitate a immaginare qualcosa (una forma, un colore...), ricordate di suggerire anche di immaginare l'odore o il profumo...

La fine del rilassamento

Il rilassamento va sempre finito con gradualità: incoraggiate le persone a riprendere coscienza del luogo in cui si trovano, dell'ambiente e delle persone attorno a loro, a muovere la parte del corpo che sentono di voler muovere per prima, a stiracchiarsi e a sbadigliare. Ripetete più volte.

Se qualcuno, finito il rilassamento, dovesse mantenere gli occhi chiusi, evitate di 'svegliarlo', magari toccandolo bruscamente. Semplicemente, con voce rilassata ma decisa, invitate tutte le persone del gruppo a ricordare dove sono, a risentirsi presenti e pronte per le altre attività. Se non bastasse, potete cominciare a contare da 1 a 5, invitando a ritornare nel gruppo. Tuttavia se la persona si fosse addormentata, basterà con un tono di voce sempre tranquillo, anticipare il lieve tocco che andrete a fare sul ginocchio o sulla mano. Invitatela a sospirare e a tornare nel gruppo con tranquillità.

Invitate successivamente le persone a condividere a coppie, se lo vogliono, il percorso fatto e le sensazioni ricevute, che cosa le ha aiutate, oppure a esprimersi con un disegno.

Le visualizzazioni

La visualizzazione è una tecnica efficace, semplice ed estremamente flessibile, che ci mette in contatto con il nostro 'panorama interno', con il nostro immaginario. È uno strumento che facilita l'interazione continua tra mente e corpo, facendo affiorare l'incredibile deposito di immagini interne acquisite e di reazioni e risposte.
La visualizzazione ci mette in relazione con noi stessi, scopre e fa affiorare immagini, vissuti, sensazioni che continuamente immagazziniamo. Associata alle affermazioni positive, facilita e canalizza atteggiamenti e azioni, accrescendo vissuti ed esperienze più positive.
Si tratta di una tecnica molto antica usata per risolvere problemi e ritrovare la salute.
Attualmente viene applicata con successo nel campo della medicina per il controllo corporeo (ipertensione, problemi respiratori ecc.), in psicoterapia (depressioni, risoluzione di problemi, e così via), e nel campo dello sport per accrescere il potenziale atletico.

La visualizzazione nella vita quotidiana

Nella vita quotidiana può essere applicata a tutti i livelli con ottimi risultati:

- aiuta a rilassarsi profondamente;
- aiuta ad ascoltarsi, a capire;
- stimola l'immaginazione;
- aiuta ad accettare, elaborare e trasformare le paure, per poi ridurle;
- aiuta a focalizzare i problemi;
- induce atteggiamenti positivi e rafforza l'intuizione;
- dona forza e fiducia in se stessi, nelle proprie capacità e nei percorsi personali;

- aiuta a rafforzarsi in una direzione e a raggiungere un obiettivo;
- favorisce l'autocontrollo;
- sollecita la consapevolezza.

Nell'accompagnamento alla nascita

Da alcuni decenni viene utilizzata anche nell'accompagnamento alla nascita, perché offre alcuni benefici particolari:

- facilita il rilassamento;
- favorisce l'interazione con il bambino;
- aiuta dopo un percorso difficile (un precedente cesareo o un aborto);
- aiuta a chiarire e rafforzare le proprie aspettative e a 'modellare' le proprie scelte per il parto;
- facilita la dilatazione e il processo del travaglio e la fase espulsiva, aumentando la fiducia in se stesse e nelle proprie capacità;
- aiuta sia nell'organizzazione sia nel vissuto del dopo parto;
- chiarisce i ruoli e le scelte.

Nel lavoro corporeo

Nel lavoro corporeo:

- aumenta la capacità di movimento, di apertura, di resistenza;
- aiuta a mantenere un ritmo (per esempio, nella respirazione);
- 'anche solo un'intenzione!'

Nelle situazioni di gruppo

In una situazione di gruppo:

- aiuta la discussione e la condivisione dei vissuti;
- rende positiva una precedente discussione;
- anticipa o rafforza un argomento scelto.

Classificazione delle visualizzazioni

La visualizzazione può essere 'guidata' quando chi propone offre immagini più o meno dettagliate.
La visualizzazione è 'attiva' quando si sceglie coscientemente un determinato percorso, un'esperienza, le qualità che desideriamo 'vedere' in chiave positiva.
A seconda dell'obiettivo e del tempo la visualizzazione può essere veloce o profonda.

Visualizzazione veloce

La visualizzazione veloce (bastano alcune decine di secondi: chiudere gli occhi, immaginare la situazione desiderata e riaprirli) omette la fase iniziale di rilassamento e la fase di ritorno.
La visualizzazione veloce può essere utilizzata per sdrammatizzare quando si è parlato di una particolare situazione in chiave negativa; si può chiedere di immaginarla in positivo.

Una veloce visualizzazione

Ecco una veloce visualizzazione, che dura un minuto di orologio, che uso nei corsi di aggiornamento per operatori: «Chiudete gli occhi... immaginate una donna che partorisce... riapriteli». Questa veloce visione permette, comunque, di chiedere: «Che cosa avete visto, percepito?» (A volte vedono un utero, la pancia, una donna con le gambe in alto, una donna carponi, mormorii...)

Si possono poi chiedere dettagli: «In che posizione era? Chi c'era con lei? Dov'era? Che viso aveva? Che sensazioni viveva? Che suoni?» Le risposte offrono un incredibile aiuto per capire la situazione, chiarire l'obiettivo, valutare le strategie da usare per favorire la consapevolezza e il cambiamento di atteggiamento.

Altro esempio: «Immaginate una cartolina con un bellissimo luogo di vacanza. Un luogo per una vacanza piacevole, rilassante che vi ristori... (1 minuto). Un bel sospiro e riprendiamo.»

Visualizzazione profonda

La visualizzazione profonda può durare attorno ai 15 minuti.
L'esperienza guidata tramite l'uso dell'immaginazione può essere libera, senza entrare nei dettagli: «Immaginatevi in un bellissimo luogo... in un luogo che vi dia tranquillità... e quando avete trovato o scelto questo piacevole luogo... potete riconoscere o immaginare la temperatura... i suoni... i colori...», così che le persone siano libere di pensarsi in una stanza, in montagna, all'aperto, al mare, in un cortile, in giardino...

La visualizzazione può essere, invece, dettagliata, con indicazioni precise: «Potete immaginarvi in un prato... in primavera... potete respirare aria pura, piacevolmente fresca... potete percepire i suoni... persino la dolce brezza ha un suono... forse giocosi cinguettii... i nuovi profumi e odori... l'erba nuova, i fiori... anche i colori sono nuovi...»

L'ambiente per la visualizzazione

La visualizzazione, soprattutto se veloce, può essere fatta in qualsiasi luogo e momento e ripetuta durante il giorno.
Quanto, invece, alla visualizzazione profonda fatta in gruppo, è necessario preparare un ambiente che faciliti un rilassamento profondo, uno stato mentale adatto:

- non ci devono essere rumori esterni forti e improvvisi (telefoni, campanelli, clacson, porte sbattute...). È utile invece una musica rilassante di sottofondo;
- la temperatura deve essere adeguata. È utile avere a disposizione delle coperte e dei cuscini.

Ogni persona deve disporre di uno spazio personale, senza inciampare in altri se avesse l'esigenza di cambiare posizione durante l'esperienza.
Inoltre, le persone del gruppo devono poter trovare una posizione comoda, preferibilmente su un pavimento munito di tappeto, coperte o materassini, oppure ben appoggiate allo schienale di una sedia.
La posizione scelta deve permettere una buona respirazione e una corretta postura della colonna; può certamente aiutare avere cuscini di varie dimensioni per sorreggere e appoggiare il corpo. In gravidanza la posizione supina può risultare molto fastidiosa: è preferibile suggerire di mettersi sdraiate di lato, sorrette da cuscini sotto la testa e le spalle, eventualmente con un cuscino tra le gambe, oppure comodamente sedute con la schiena e la testa ben sorrette.
Le persone vanno incoraggiate inoltre a cambiare posizione nei vari incontri, per imparare a riconoscere che ci si può rilassare anche in altre svariate posizioni.
L'abbigliamento deve essere comodo, senza cinture o indumenti aderenti, senza scarpe, fermagli, occhiali.
Un altro elemento importante per ridurre gli stimoli ambientali è la semioscurità. Dovrebbe essere possibile, prima di iniziare il rilassamento, abbassare le tapparelle o oscurare le finestre, per poter usare un modulatore della luce.
Nemmeno gli odori dovrebbero essere troppo forti, anche se alcuni operatori trovano piacevole collocare in un bicchiere con acqua poche gocce di olio essenziale; prima di iniziare, il conduttore può aprire per un attimo la finestra.

Il ruolo del facilitatore

Posizione e postura del conduttore sono importanti. La sua voce, dal tono basso e rilassato, deve essere udibile da tutti e quindi è importante la sua posizione nella stanza. Dovrebbe essere leggermente più elevato rispetto gli altri (se sono sdraiati, potrà semplicemente essere seduto per terra o su una sedia), vedere tutti e non avere nessuno alle spalle, per poter osservare possibili reazioni o fastidi e per una migliore udibilità della sua voce, per modulare il ritmo.
Sempre per favorire l'ascolto della sua voce, è indispensabile una buona postura, con la schiena allungata ed eretta, con le spalle e il viso rilassati.
Il linguaggio deve essere semplice, spontaneo (senza leggere, per non parlare troppo velocemente, pur seguendo una traccia e avendo presenti gli obiettivi) e propositivo («Potete... Mi chiedo se... Vi propongo di... Forse...»).
Tra una 'proposta' e l'altra devono esserci pause (contare fino a 5-10 prima di dare altre indicazioni), in modo da permettere alle persone di immaginare, di scegliere e di non agitarsi se non riescono a seguire. Per esempio: «Mi chiedo se potete immaginarvi in un bellissimo luogo..., potete guardarvi attorno..., e riconoscere quali colori ci sono..., odori o profumi..., forme..., sensazioni...»
Prima di ogni nuova indicazione è utile usare la parola chiave 'e ora...', pronunciata con tono fermo ma rassicurante, perché dà il segnale di un altro inizio, di un'altra situazione e permette alle persone che 'si perdono' durante il percorso di poter 'tornare' e seguire, se lo vogliono.
Sulla scelta del pronome da utilizzare, eccovi alcune considerazioni. Se la proposta è in un gruppo potete utilizzare il 'voi' per mantenere il contesto e le possibilità di scelta. Quando la visualizzazione è individuale utilizzate il 'tu' o il 'lei'. Il pronome 'io' è da utilizzare solamente per le affermazioni positive alla fine della visualizzazione.

Come iniziare una visualizzazione

Proponendo una visualizzazione più lenta e profonda il tempo di preparazione è importante. Assicuratevi che il gruppo abbia tutto il tempo di cui ha bisogno per cercare una posizione comoda, sospirando e sbadigliando, trovando gli appoggi adeguati. Aiuta accompagnare con la voce e incoraggiare la ricerca di una posizione proprio comoda e tanti sospiri.

Un esempio di come iniziare una visualizzazione

• Prendetevi tempo per sistemarvi e mettervi comode, con i sostegni adeguati per la vostra colonna e la testa, forse un cuscino... Vi ricordo che siete sempre in controllo della vostra esperienza e della vostra postura e in qualsiasi momento potete accomodarvi meglio o cambiare posizione... Potete cambiare immagine e trovare ciò che è adeguato per voi...

• E ora che siete forse più comode di prima... potete sbadigliare... fare dei bei sospiri... magari chiudere gli occhi o guardare un punto facile da osservare... facilmente, tranquillamente... piacevolmente...

• E ora mi chiedo se potete seguirmi in questa visualizzazione (rilassamento, storia...).

Come terminare la visualizzazione

Il ritorno da qualsiasi rilassamento è una fase importante. Più profonda e durevole è stata la visualizzazione e l'esperienza guidata, più lento e dettagliato deve essere il ritorno. Le persone vanno riportate alla realtà ricordando loro le caratteristiche della stanza, la loro postura, la presenza degli altri e il motivo della loro presenza...

Un esempio di come concludere una visualizzazione

Ecco un esempio di come concludere una visualizzazione, come aiutare a tornare alla realtà.

• E ora (mentalmente contate fino a 5-10)... potete lasciare quell'immagine, quella situazione, sapendo di potervici ritornare quando vorrete... e forse potete mantenere una sensazione piacevole per il resto della giornata...

• E ora... potete cominciare a muovere quella parte del corpo che sentite pronta a muoversi per prima... potete via via stiracchiare il resto del corpo, allungandovi, sbadigliando, sospirando dolcemente, facilmente...

• E ora, potete ricordare dove siete... questa stanza... i suoi colori... la vostra posizione... i colori dei vostri indumenti... il resto del gruppo... facilmente, tranquillamente... sempre più presenti.

• E ora... siete sempre più presenti, sveglie, attive... pronte per le prossime attività o spostamenti... pronte ad accomodarvi meglio per ritrovare il gruppo.

Le reazioni alle visualizzazioni

Potete poi chiedere, senza fissare nessuno in particolare (per non far sì che la persona fissata si senta in obbligo di parlare), se qualcuno vuole condividere con il gruppo le proprie immagini. Generalmente, a questo invito, arriva una valanga di visioni.

Nel caso, invece, nessuno parlasse, aspettate ancora un po'; quindi ripetete l'invito, e domandate: «Cos'è stato piacevole?», «Cosa vi ha infastidito?», passando infine alla parte successiva del programma, se ancora non ci fossero interventi.

Quando si ascoltano le reazioni o le visualizzazioni, è importante che il facilitatore non analizzi, non rida o non faccia espressioni drammatiche, ma inviti le persone a fare da sole, al momento o più tardi, fuori dal gruppo, collegamenti tra immagini, sensazioni, vissuti e aspettative.

Quando qualcuno ha avuto un'immagine sgradevole oppure ha mal di testa o altre sensazioni negative, invitate la persona a richiudere gli occhi e ricostruire l'immagine come vorrebbe che fosse (qualora si trattasse di un'immagine); nel caso di una sensazione fisica, chiedete alla persona di portare l'attenzione su quella parte del corpo o su quella sensazione e di attivare mentalmente quelle strategie che sa essere funzionali per quella parte o quella sensazione. Invitate a fare questo mentre il gruppo continua a condividere: ciò per la persona sarà come un sottofondo.

Alcune persone hanno una facile e ricca capacità immaginativa, riescono a 'vedere' mentalmente nei minimi particolari la situazione che viene loro descritta o suggerita; altre possono avere la 'sensazione' della situazione. Per questo motivo è importante, quando si guida nella visualizzazione, ricordarsi di evocare tutti i sensi coinvolti: la vista, l'olfatto, l'udito, il gusto, il tatto e il movimento.

Può succedere che le persone non riescano a 'vedere', non seguano la proposta indicata o, molto raramente, si addormentino perché molto stanche, oppure, e sono i casi più frequenti, perché incontrano delle 'resistenze', rappresentate da qualcosa legato al passato o al futuro, che non vogliono vedere o sentire, che li mette in ansia. Per esempio, a volte è difficile 'vedere' il proprio parto. La visualizzazione 'difficile' può essere ripetuta, quando lo si desideri; altre volte e se persistono i 'blocchi', si può cercare di capire il perché e provare ad affrontarli. Oltre alla stanchezza e ai blocchi, un altro ostacolo alla visualizzazione può derivare dall'aver scelto un'immagine 'non efficace'.

Esempi di visualizzazioni

La panoramica corporea

• E quando siete più comode di prima, a vostro agio... vi ricordo di nuovo che in qualsiasi momento potete muovervi o addirittura cambiare completamente la vostra posizione. Quando volete... potete chiudere gli occhi o guardare un punto facile... continuando ad accomodarvi... potete sospirare piacevolmente... Mi chiedo se potete portare la vostra attenzione al respiro... seguendo il ritmo... così com'è in questo momento... sospirando dolcemente. Vi propongo di portare la vostra attenzione al viso... alle spalle... alle braccia... fino alle dita. Potete tornare nuovamente al viso, allo spazio tra le sopracciglia, all'area attorno alla bocca... Scendere nel torace... riconoscerne i ritmi... nella pancia... nell'utero... quel luogo così speciale per il vostro bambino/a... nei genitali... Potete portare l'attenzione alla testa, alla nuca... Scendere lungo la colonna, la schiena... nei glutei... scendendo nelle gambe... fino alle dita dei piedi...

La visualizzazione sulla panoramica corporea può concludersi così aggiungendo la parte dell'uscita. Oppure potete proseguire con un altra aggiunta, qui sotto riportata.

• E ora mi chiedo se, durante questa panoramica, avete incontrato una parte del vostro corpo più bisognosa di attenzione... forse perché stanca, tesa... o dolente... Mi chiedo se potete ritrovarla... percepirla... immaginarla... visualizzarla anche anatomicamente nella sua struttura, per la sua funzione... Potete rimanere per alcune decine di secondi per percepire meglio quella parte o quell'organo...
E ora potete cercare quelle strategie o quelle condizioni, quelle qualità che sapete che funzionano per quella parte...
Forse può essere un movimento particolare... o forse una temperatura adeguata... o un tocco o una pressione... un suono e la sua vibrazione... o ancora un aroma, un profumo... un colore... o forse può essere un'emozione o un pensiero... o forse un indumento... o un rimedio... o qualsiasi altra cosa che sapete che funziona per quell'area o quell'organo... (lasciate 1 minuto).

• E ora potete percepire quell'area nella sua piena funzione... in armonia con gli altri sistemi e funzioni del corpo... E ora potete muovere quella parte del corpo che è pronta a muoversi per prima nel rispetto dei vostri tempi e dei tempi delle altre... prendendo tutto il tempo di cui avete bisogno per stiracchiarvi, per allungarvi,, per sbadigliare... per tornare completamente presenti, veglie...
E solo quando volete potete trovare la posizione migliore per poter interagire col resto del gruppo... forse sedute... prendendo il tempo necessario...»

La sfera

Questa proposta, usata in molteplici occasioni, combina il ritmo respiratorio a un'immagine mentale per rilassare profondamente, rivitalizzare o energizzare.

• Cercate una posizione comoda.
Potete chiudere gli occhi, se preferite, guardare un punto davanti a voi facile da guardare.
Respirate normalmente, seguendo il vostro ritmo. qualche bel sospiro.
Lasciate che il respiro diventi un po' più profondo e lento. Facilmente, ritmicamente e lentamente.

• E ora, potete immaginare una piacevole sfera luminosa.
Potete forse accogliere questa piacevole luce.
A ogni inspirazione, immaginate che questa piacevole, calda luce possa diffondersi soavemente nel torace.
Espirando, potete percepire il corpo rilassato.
Inspirando, potete ora immaginare che questa piacevole e calda luce scenda nelle braccia e nelle mani.
Espirando, potete lasciar andare le possibili tensioni.
Inspirando, potete immaginare questa piacevole luce riempire nuovamente il torace e scendere nell'addome.
Espirando, potete lasciar andare le tensioni.
Inspirando, potete immaginare questa radiante energia nella zona pelvica, nel perineo e nei genitali.
Espirando, potete lasciar andare tensioni.
Inspirando, potete immaginare questa luce radiante percorrere la colonna, la schiena, i glutei.
Espirando, potete lasciar andare le tensioni.
La gradevole luce può continuare a scendere nelle gambe e nei piedi fino all'estremità delle dita.
Espirando, potete lasciar andare ciò che non vi serve in questo momento.

• Il respiro ha il suo piacevole ritmo. E forse potete percepire questa energia, la gradevole luce dalla testa alle dita dei piedi. Potete trattenere una piacevole sensazione.

• Quando vi sentite pronte, potete muovere la parte del corpo che sentite pronta a muoversi per prima. Quindi stiracchiatevi e allungatevi, lentamente e gentilmente.
E lentamente ricordatevi dove siete.

• E ora, quando volete, nel pieno rispetto dei vostri tempi e di quello delle altre, stiracchiandovi e sospirando potete riaccomodarvi, pronte per le prossime attività.

L'arcobaleno

Anche questa proposta induce un rilassamento profondo.

• Vi propongo di immaginarvi comode e sdraiate sotto un bellissimo, magico arcobaleno.
Potete forse vedere l'arco dell'arcobaleno nel cielo.
Osservare e percepire l'arcobaleno con i suoi soffici e rilassanti colori. Potete accogliere quei colori a ogni piacevole sospiro.
Espirando, potete lasciar andare le possibili tensioni, la stanchezza...

• E ora, potete forse immaginare un piacevole colore rosso. Inspirando il colore rosso, piacevole, caldo.
Espirando rosso, forse di una diversa sfumatura.
Il rosso vi circonda con il suo gradevole calore.

• E ora potete immaginare l'arancio. Percepirvi in questo allegro, caldo arancio.

• E ora, lasciate tranquillamente che l'arancio si trasformi in giallo.
Lasciate che questo giallo sole vi accarezzi e vi circondi.
Immergetevi in un bagno di raggiante energia gialla.

• E ora, lasciatevi circondare dal verde. Lentamente.
Lasciatevi immergere in questo verde, in un fresco verde primaverile.

• E ora, lasciate che il verde si trasformi in blu, in un piacevole e rilassante blu.

• E ora, lasciate che il blu sbiadisca nell'indaco.
Siete circondate da questo rilassante indaco.

• E ora, lasciate che l'indaco si trasformi in viola.
Lasciatevi avvolgere da questo sereno, calmante viola.
Potete lasciarvi gentilmente sprofondare nel viola, sempre più serene.

• E ora, potete inspirare una luce bianca.
Lasciate che questa raggiante luce vi avvolga completamente, finché tutto diventi una gradevole luce chiara.

• E ora, quando volete, trattenendo una sensazione piacevole potete stiracchiarvi e lentamente tornare...

Il luogo speciale

Questa visualizzazione si può utilizzare come una breve visualizzazione oppure per entrare in un rilassamento più profondo o come ancoraggio o ancora come base per una successiva visualizzazione.

• Immaginate un bellissimo luogo, un luogo sicuro, tranquillo, piacevole. Un luogo tutto vostro.
Se vi appaiono diversi luoghi, scegliete quello che più vi suscita in questo momento un senso di tranquillità, di serenità.
Vi propongo di guardarvi attorno, in questo bellissimo luogo, osservando e percependo colori, forme, odori, rumori, sensazioni.

• E ora, potete trovare uno spazio per accomodarvi e sentirvi circondate dalle belle cose di questo luogo.
Potete rimanere così per 1 minuto, assaporando le sensazioni.

• E ora, potete lasciare questo luogo, sapendo che potrete tornarci tutte le volte che vorrete.

• E ora vi propongo di tornare...

I palloncini

Questa visualizzazione si può utilizzare quando le componenti del gruppo sono particolarmente stanche, oppure dopo un incontro di movimento.

• Mi chiedo se potete seguirmi in questo gradevole viaggio.
Potete immaginarvi sulla riva di un fiume calmo e tranquillo.
La calma corrente spinge una barca vicino.
Potete forse salire sulla barca. Sentite il rumore dell'acqua che, gentilmente e armoniosamente, accarezza i fianchi della barca.
Potete sentire addosso il piacevole calore del sole o assaporare la freschezza dell'aria.

• Ora, la barca approda dolcemente sull'altra sponda.
Potete immaginare un bellissimo posto. Guardatevi attorno. Potete scorgere da lontano un insieme di colori, una macchia coloratissima. Avvicinandovi potete riconoscere la forma di questa macchia colorata. Sono tanti palloncini leggerissimi e coloratissimi.
Sono leggeri, rotondi, lisci.
Li potete sollevare con un soffio, con un dito.
Si sollevano e lentissimamente ridiscendono, ondeggiano.
Potete trovare piacevole e giocoso seguirli, e seguire le loro direzioni.
È facile raggiungerli e cambiare il loro movimento.

E come quei palloncini potete immaginarvi leggere, agili, flessibili, armoniose.

• E ora, quando vi sentite pronte...

La gravidanza

Questa visualizzazione aiuta a sentirsi a proprio agio con il corpo che cambia durante la gravidanza. Si può far precedere da 'La sfera'.

• Porta la tua attenzione alla tua pancia, adeguata per la tua epoca di gravidanza. Forse la puoi accarezzare. Puoi immaginare il tuo utero, le sue fasce muscolari e la sua capacità di accogliere, avvolgere, proteggere il tuo bambino.
E ora puoi immaginare, percepire o visualizzare il tuo bambino/a...
Lo puoi immaginare avvolto dal liquido amniotico, perfettamente caldo.
Puoi riconoscere l'accompagnamento del battito del tuo cuore, come una musica piacevole. Puoi riconoscere il ritmo del tuo respiro che accompagna e massaggia, un costante dondolio.
Puoi forse immaginare il cordone ombelicale. Puoi seguire il cordone fino alla placenta. Puoi immaginare l'ossigeno e tutte le sostanze nutritive e gli anticorpi protettivi che dal tuo corpo attraverso la placenta e il cordone arrivano al tuo bambino.
Puoi riconoscere la straordinaria competenza del tuo corpo e forse ripetere mentalmente: «Sono in grado di soddisfare i bisogni che il bambino ha per crescere».

• E ora, quando ti senti pronta... stiracchiati lentamente.

La comunicazione con il bambino

Anche mentre il bimbo è nell'utero, mentre sta ancora crescendo, si instaura un'interazione, una relazione tra lui/lei, la madre e il padre. Fantasticherie, sogni, accarezzare la pancia, scelta del nomignolo, del nome, preparazione del corredino, e altro ancora: sono elementi importanti in questa relazione, nel processo di attaccamento.
Visualizzare il bambino nell'ambiente uterino aiuta ad adattarsi emotivamente al nuovo ruolo; facilita l'interazione preverbale tra il piccolo e i genitori.

Visualizzare il bambino può rafforzare l'idea dell'incredibile abilità del corpo e della sua capacità di accogliere, crescere, sviluppare questa nuova vita. Immaginare il bambino può stimolare a pensare alle sue sensazioni, alla sua esperienza intrauterina.
Gli operatori coinvolti nell'accompagnamento alla nascita dovrebbero incoraggiare i futuri genitori a parlare al bambino, a toccarlo, a identificarne le parti del corpo.

Per questa visualizzazione potete suggerire, negli incontri di coppia, di sedersi vicini, uno tra le braccia dell'altro: il futuro padre potrebbe sedersi appoggiato con la schiena al muro, la donna tra le sue gambe, sorretta dal tronco di lui, così che entrambi possano tenere le mani sull'addome di lei. Prima di iniziare la visualizzazione, potrebbero cercare di identificare dall'esterno le parti del bambino. Potete persino proporre come sottofondo una musica con un battito cardiaco materno.

Un altro suggerimento utile è quello di ondeggiare, dondolare insieme e chiudere gli occhi quando si sentono pronti.
Questa proposta è modificabile nei tempi e nelle persone, se il gruppo è composto da sole future madri.

• E ora, prendevi tutto il tempo di cui avete bisogno per accomodarvi comodamente. Sbadigliando e sospirando.
Mi chiedo se volete portare la vostra attenzione alla bellissima pancia... così adeguata per la vostra epoca di gravidanza... potete forse appoggiarvi le mani oppure accarezzarla...

• Potete immaginare il vostro bambino/a nel suo luogo speciale, sicuro, caldo, accogliente.
Potete riconoscere i suoi riflessi, le sue abilità, le reazioni agli stimoli interni ed esterni e i suoi bisogni.

• E ora, potete immaginare di dire qualcosa al bambino, qualsiasi cosa desiderate... o di accogliere qualcosa da lui/lei attraverso un'immagine, o una parola o una sensazione.
Lasciatevi trasportare in questo stato di serenità e comunicazione con il vostro bambino/a. Potete immaginare o percepire un'interazione tra di voi. Rimanete con queste sensazioni per un poco.

• E ora, quando lo desiderate, prendetevi il tempo necessario stiracchiandovi e sbadigliando per tornare alle attività in gruppo.
Scambiatevi le impressioni.

Il parto

Ti propongo di portarti avanti nel tempo, fino al giorno della nascita del tuo bambino/a.
Il giorno atteso da tempo è arrivato.
È arrivato il giorno in cui vi potete incontrare, tu e il bambino/a.
Il tempo della celebrazione.
Puoi portare l'attenzione al tuo bambino/a, puoi sentirlo dentro di te.
Lo puoi immaginare con la testa appoggiata alla tua cervice, la schiena leggermente inarcata, gli occhi forse chiusi. Se vuoi puoi mettere una mano sull'addome e accarezzare il bambino.
Forse puoi immaginarti in travaglio. Chi ti accompagna in questo viaggio.
Forse puoi immaginare il luogo in cui vorresti essere...

→

→

Gli oggetti che vorresti poter usare.
Puoi immaginare l'energia delle contrazioni.
La sensazione ha un inizio, cresce, ha un picco e poi svanisce.
Queste sensazioni, queste onde di energia continuano a venire.
Ogni contrazione, ogni onda permettono alla cervice di aprirsi.
Ogni onda di energia aiuta il bambino a scendere.
Puoi immaginarti nelle posizioni che senti adatte a te in quel momento. Puoi utilizzare la grande mobilità del corpo per facilitare la dilatazione e contenere le sensazioni.
Puoi immaginarti capita, incoraggiata e sostenuta dalle persone che vuoi.
La testa del bambino/a spinge contro la morbida cervice, aprendola sempre di più, come un fiore che sta sbocciando lentamente, in direzione del sole.
Le onde continuano a susseguirsi. Puoi accoglierle.
Puoi immaginarti mentre cambi posizione. Mentre ondeggi, mormori, sospiri.
Puoi immaginare il ritmo delle contrazioni efficaci.
Le pause, un tempo speciale per riposare.
Puoi immaginare la tua cervice completamente dilatata.
Pensa al tuo bambino/a che scende, si adatta.
Puoi sentire il bambino/a che spinge verso il basso.
Puoi assecondare e utilizzare le sensazioni. Puoi aprirti.
Puoi immaginare il tuo bambino, tra le braccia, sul seno.
Rimani per alcuni istanti con queste sensazioni.

• E ora, quando ti senti pronta, metti una mano sull'addome e ricordati che il tuo bellissimo bimbo/a è ancora dentro di te e che insieme aspettate il tempo giusto per questo vostro incontro.

• Quando lo desideri, ricordati dove sei, i colori di questa stanza. Pensa alle persone che sono qui con te.

• Comincia lentamente a muovere la parte del corpo che senti pronta a muoversi per prima, stiracchiati, sbadiglia e torna lentamente presente.

L'invito

Il parto è un evento familiare, intimo, da condividere con le persone con cui ci si sente bene.
Le persone che condivideranno l'esperienza del parto hanno un profondo impatto sul vissuto della donna e del bambino.
Questa proposta aiuta nella scelta o nella valutazione delle persone di appoggio. È utile eseguirlo dopo la visualizzazione, già esposta, 'Il luogo speciale'.

• Puoi rimanere in questo bellissimo posto per alcuni minuti.
Nessuno può entrare in questo bellissimo posto senza il tuo invito.

• E ora, puoi immaginare di invitare in questo luogo speciale la persona o le persone con cui vorresti condividere il parto o i primi giorni dopo la nascita: forse il tuo compagno, forse la tua famiglia, i tuoi bimbi, un'amica e, forse, l'ostetrica che ti assisterà.

• Mentre ogni invitato entra in questo tuo luogo bellissimo e speciale, chiediti: «È una persona con cui vorrei condividere questo evento? Potrà contribuire a questa esperienza?»
Lascia che qualsiasi pensiero arrivi alla tua mente.
Non cercare di analizzare, lascia libere le sensazioni e le immagini.

• E ora, ringrazia chi parteciperà e contribuirà alla tua speciale esperienza.

• Quando ti senti pronta, stiracchiati lentamente...

Il luogo del parto

Questa visualizzazione è molto utile quando la coppia deve decidere dove partorire, oppure dopo una discussione sul luogo del parto, oppure dopo la visita alla sala parto. È un'ottima proposta negli incontri per coppie.
Dopo questo esercizio, i partecipanti al corso possono condividere, in coppia, le sensazioni e preparare una lista dei desideri. Oppure possono decidere di approfondire alcuni particolari sul luogo già scelto o di guardarsi ancora attorno per riconsiderare la scelta.
Non è mai troppo tardi per cambiare il luogo del parto.

• E ora, portatevi avanti nel tempo, al giusto momento della nascita del vostro bambino/a.
Potete immaginarvi in travaglio. Immaginare il luogo che avete scelto per la nascita.

• Guardatevi attorno. Osservate l'ambiente, gli oggetti, gli odori, i colori, la luce, i rumori. Le persone.

• E ora, chiedetevi:
«Stiamo ricevendo il sostengo emotivo e fisico che ci è necessario?
È questo il luogo dove vorremmo vivere questa esperienza?»
Lasciate che pensieri, immagini e sensazioni arrivino alla mente senza analizzare.

• Quando volete, muovete la parte del corpo che è pronta a muoversi per prima... sospirando e stiracchiandovi per tornare insieme in gruppo.

Il mio parto

Questa visualizzazione focalizza il luogo del parto, esplorando le tante immagini e aspettative immagazzinate, per poter arrivare alla propria scelta.
Inizia con la visualizzazione già descritta 'Il luogo speciale', omettendo, ovviamente, la parte del ritorno dalla visualizzazione.

• E ora, guardandoti attorno meglio, in questo tuo luogo scopri un passaggio.
Puoi decidere di percorrerlo.
Poco dopo arrivi davanti a una porta. La osservi bene.
Trovi una scritta: 'Parto medicalizzato'. Apri la porta.
Guardi com'è l'ambiente, i colori, gli oggetti. Senti gli odori.
Guardi meglio e vedi una donna in travaglio. Che cosa succede? Chi c'è con lei?

• E ora, ritorni alla porta e la richiudi dietro di te.
Ti ritrovi di nuovo nel passaggio che continua.
Lo segui e arrivi a un'altra porta.
C'è una scritta: 'Parto naturale'.
Entri. Ti guardi attorno.
L'ambiente, i colori, gli odori, le forme. C'è una donna in travaglio. Che cosa succede? Chi sta con lei?

• E ora, ritorni alla porta e la richiudi dietro di te. Ti ritrovi nel passaggio e arrivi a un'ultima porta.
C'è una scritta: 'Il mio parto' (o: 'Il parto della mia compagna').
Puoi entrare e guardare attorno.
L'ambiente, i colori, gli odori, gli oggetti. Le persone.
Puoi immaginarti in travaglio. (La tua partner è in travaglio.)
Puoi persino immaginare la nascita e il bimbo tra le braccia.
Rimani alcuni secondi con questa sensazione.

• E ora, lascia quel luogo e ritorna verso la porta che richiudi dietro di te.
Ritorna al tuo bellissimo luogo.

• E ora, quando vuoi, ricordati dove sei, appoggia una mano sulla pancia per sentire il tuo bimbo ancora dentro di te. Quando ne hai voglia, espira alcune volte profondamente.
Comincia a muovere la parte del corpo che senti pronta a muoversi per prima.

Il travaglio, usando una metafora

Mi chiedo se potete seguirmi in questo viaggio e vi ricordo che potete sempre cambiare immagine.
Potete immaginare di essere in un bellissimo luogo immerso nella natura, ai piedi di una montagna... e immaginare un sentiero che parte da un punto preciso di questo paesaggio... Mi chiedo se avete voglia di iniziare il cammino in compagnia. Potete munirvi di tutto ciò che vi serve.

Camminando potete percepire il contatto dei piedi col terreno, il movimento delle vostre gambe, il ritmo del vostro passo, del respiro. Potete percepire i suoni del paesaggio che vi circonda, forse il gradevole fruscio delle foglie e i suoni della natura. Probabilmente da questo punto del cammino non riuscite a vedere la cima della montagna.
E ora mi chiedo se potete continuare a percorrere il sentiero che diventa più ripido, più impegnativo, più faticoso. Potete percepire i cambiamenti del vostro ritmo, del respiro, del vostro corpo così competente. Nel vostro cammino potete apprezzare i momenti di pausa per riposare, per ristorarvi, per ricaricarvi, per riprendere il cammino che vi porta alla meta.
E forse proseguendo il cammino non potete vedere la cima... ma col vostro ritmo e con i vostri tempi, potete continuare trovando tutte le strategie necessarie. Mi chiedo se dopo ogni pausa potete riprendere il vostro sentiero con più forza, con più competenza.
Nei momenti più faticosi potete riconoscere tutto il cammino già fatto e ciò che ha aiutato.
E ora mi chiedo se potete immaginare di raggiungere la sospirata vetta e di sorprendervi del meraviglioso panorama... Potete percepire la soddisfazione, la potenza, l'orgoglio, il senso di conquista, la gratificazione.
Prima di lasciare questo meraviglioso paesaggio mi chiedo se potete ripetervi mentalmente: «Sono arrivata fino alla vetta!», «Il mio corpo si adatta alle diverse salite, il mio corpo è competente», «il mio corpo si adatta alle tante sfide che scelgo di intraprendere».
E ora potete muovere la parte del corpo pronta a muoversi per prima, stiracchiandovi...

Insieme

Questa breve visualizzazione serve alla coppia per immaginarsi in travaglio insieme.

• Accomodatevi.
Il respiro diventa più lento.
Portatevi avanti nel tempo al giusto momento. Immaginate che il travaglio sia già cominciato e che voi due insieme vi stiate preparando ad accogliere il vostro bambino/a.
Donna, puoi immaginare di ricevere l'appoggio di cui hai bisogno. Se senti di non ricevere tutto l'appoggio desiderato, prova, mentalmente, a dirlo a chi hai accanto e a immaginare nuovamente la scena come vorresti che fosse.
Ringrazia il tuo partner per l'appoggio che ti sta offrendo.
E tu, partner, immagina di aiutare la tua compagna, di sostenerla fisicamente ed emotivamente: «Sono in grado di offrire l'appoggio e il sostegno».

• E ora, lentamente, con un bel sospiro, condividete.

La cascata

Questa visualizzazione può essere usata anche durante il travaglio per alleviare la tensione e il dolore delle contrazioni.

• Puoi immaginati davanti a una bellissima cascata.
Puoi mmaginare la chiara acqua cristallina che scorre, scorre, scorre. Ha un suo ritmo.
Forse senti il suono, il rumore costante dell'acqua che cade.
Puoi sentire sulla pelle gli spruzzi dell'acqua.
Puoi assaporare quell'acqua pura.
Puoi annusare l'aria fragrante che avvolge quella scena.

• Ora, a ogni espirazione, puoi lasciare le tensioni alla cascata. Immagina le tensioni scorrere via con l'acqua.

• Puoi immaginarti sempre più rilassata e cosciente della tua grande forza.

• Puoi immaginare te stessa come una cascata.

Il fiore

Anche questa semplice visualizzazione può essere usata durante il travaglio. Il fiore è un simbolo adatto a rappresentare la dilatazione della cervice e della vagina.

• Prova a immaginarti in un giardino con tanti bellissimi fiori.

• Guardati attorno e prova a scegliere il fiore più bello.

• Ora puoi osservare, percepire questo fiore sbocciare lentamente, petalo dopo petalo. Immaginalo in tutti i suoi dettagli.

• Il fiore continua a sbocciare, petalo dopo petalo, fino alla completa e meravigliosa apertura.

L'allattamento

«Mi chiedo se potete pensare al vostro seno. Alla sua morbidezza, alla sua rotondità.
All'areola e al capezzolo diventati più grandi e più scuri in gravidanza. Per proteggere e preparare.
Mi chiedo se potete immaginare l'interno della mammella con il suo meraviglioso tessuto ghiandolare... e gli ormoni capaci di preparare e stimolare la produzione di latte adatto al tuo bambino/a.
Potete riconoscere le meravigliose funzioni del vostro seno e le competenze per nutrire il vostro bambino/a come avete fatto e continuate a fare in gravidanza.
Potete anche riconoscere i riflessi e le abilità con cui il bimbo nasce per cercare il vostro seno».

Visualizzazione veloce nella posizione della farfalla

Questa visualizzazione è efficace durante l'esecuzione di alcune posizioni, per aiutare una maggiore apertura e un maggior allungamento dei muscoli.

• Ti propongo di sederti comodamente con le gambe piegate e le piante dei piedi unite.
Puoi avvicinare i talloni il più possibile al tuo corpo.
Porta ora l'attenzione alla tua schiena e allungala. Puoi forse appoggiarti alla parete. Comoda, sospirando alcune volte.

• Ora, se vuoi, puoi chiudere gli occhi, immaginandoti davanti a uno specchio. Puoi riconoscere la figura riflessa nello specchio. Sei tu. Con gli stessi indumenti, con gli stessi colori. Nella stessa postura.
Guardati. Osserva il tuo viso.
Com'è il viso? Com'è la bocca?
Scendi alle spalle.
Continua a guardare nello specchio e osserva il tronco del tuo corpo.

• E ora scendi alle gambe e alle ginocchia. Mentre osservi le tue ginocchia riflesse nello specchio, le vedi lentamente scendere sempre di più verso il pavimento fino a toccarlo. Stai solo immaginando.
Osserva nello specchio le tue ginocchia che appoggiano sul pavimento.
Rimani così per qualche minuto.

• E ora, sospira e stiracchiati.

Visualizzazione veloce per allattare

Questa visualizzazione è molto utile per indurre fiducia nella propria capacità di allattare.
È proponibile in gravidanza e nei primi giorni dopo la nascita.

• Ti propongo di immaginare il tuo seno, la sua rotondità, la sua bellezza, la sua pienezza. Immagina l'areola, il tuo capezzolo.

• E ora, puoi immagina il tuo bimbo/a che, guidato dai suoi riflessi, cerca il capezzolo, apre bene la bocca, succhia efficacemente e deglutisce con facilità. Puoi percepire il buon latte che scende per soddisfare i bisogni del tuo bambino.
Questo latte caldo e bianco è sempre pronto ed è sempre adeguato alle richieste del tuo bambino. Puoi immaginarti con il bimbo/a tra le braccia.

• E ora, sospira e stiracchiati.

Uso della visualizzazione per situazioni particolari

Precedente cesareo

Nel caso di una gravidanza con un precedente cesareo, può essere utile elaborare mentalmente il percorso usando le visualizzazioni 'Il parto', 'Il luogo del parto', 'Il fiore'. Sono, inoltre, molto efficaci le affermazioni positive, da scrivere e appendere in casa nei luoghi più frequentati, da ripetere in automobile o davanti allo specchio la sera prima di coricarsi.

Post-termine

Nelle situazioni post-termine si possono adottare alcune visualizzazioni. Durante la visualizzazione 'Il luogo speciale', si può aggiungere:

- E ora chiediti: «Mi sento pronta per far nascere questo mio bambino?».
- Lascia che qualsiasi sensazione o immagine passi liberamente.

Dopo la visualizzazione se ne può discutere.
Altre utili visualizzazioni possono essere 'Il parto' e 'Il fiore'.

Posizione podalica

Quando il bimbo si presenta in posizione podalica, oltre alla moxa, all'agopuntura, all'omeopatia e alle posizioni, può essere d'aiuto la visualizzazione 'Ho spazio per ruotare'.

Ho spazio per ruotare

• Ti propongo di metterti a terra, distesa sopra una coperta, con le ginocchia piegate e le piante dei piedi ben appoggiate al pavimento. Puoi sostenere i glutei e il bacino con alcuni cuscini.

• E ora, puoi immaginare il tuo bambino/a nell'utero, immerso nella limpida acqua calda. In questo suo luogo speciale.
Immagina i suoi movimenti. Immaginalo ruotarsi, girarsi, stirarsi, scalciare. Le pareti dell'utero sono flessibili e si adattano ai movimenti del tuo bambino/a. Puoi immaginarlo fare movimenti piacevoli, morbidi, leggeri in questa calda acqua chiara.

• E ora, puoi immaginare il tuo bimbo/a rilassarsi comodamente a testa in giù, poggiando la testa contro la tua cervice come fosse un soffice e caldo cuscino.
Rimani con questa immagine per alcuni secondi.

• E ora, stiracchiati, allungati. Puoi ripetere questa visualizzazione alcune volte durante la giornata o la settimana.

Situazioni e argomenti particolari

Le situazioni particolari che si possono incontrare negli incontri di accompagnamento alla nascita possono essere legate alla tipologia delle persone presenti o agli argomenti che emergono.

Gruppi con bisogni particolari

Genitori con altri figli

Le coppie con altri bambini hanno poca disponibilità di tempo, problemi di accudimento del resto della prole, la necessità di elaborare la/le precedenti esperienze di parto e di organizzare l'intera famiglia con l'arrivo del nuovo nato.
Hanno poco tempo, quindi si può pensare di organizzare pochi (2 o 3) incontri specifici, negli orari a loro più convenienti e con poche coppie (al massimo 5). Ogni partecipante al corso può ricordare (anche con una visualizzazione guidata) la precedente esperienza, scriverne i punti salienti (i disagi, che cosa ha aiutato...) e poi parlarne. Si può separare il gruppo dei papà da quello delle madri.

La riflessione può essere aiutata ponendo domande anche scritte del tipo:

- «Quali sono le cose più importanti della passata esperienza?»;
- «Che influenza ha avuto su di me, come mi ha cambiato?»;
- «Come tutto ciò sta influenzando questa gravidanza?»;
- «Come tutto ciò sta influenzando questo parto, questo bambino?»;

- «Che cosa vorreste ricevere dalla struttura, dagli operatori, questa volta?»;
- «Che cosa vorreste dal vostro partner, in questa esperienza?»;
- «Come è stato il primo mese dopo la nascita del primo bambino?».

Molte riflessioni e discussioni convergono poi sulla vita dopo la nascita, sui problemi legati all'arrivo del nuovo bimbo nella quotidianità familiare, sul tempo da dedicare agli altri figli, le gelosie, l'organizzazione, il ruolo del padre (o dei nonni) con gli altri figli...

Durante gli incontri potete proporre attività che facciano emergere le nuove strategie per limitare le difficoltà per gli altri figli:
- Regalare un bel bambolotto, tutto nuovo, assieme ad alcuni pannolini.
- Preparare piccoli ed economici regalini, accuratamente confezionati, da dare agli altri figli dopo la visita di un amico o un parente che ha portato qualcosa solo al nuovo nato.
- Riprendere le fotografie dei primi mesi di vita dell'altro figlio per mostrargli che anche lui faceva... era in braccio...
- Non avere il nuovo nato in braccio al primo incontro con i fratellini, ma accanto, per poter meglio facilitare l'accoglienza come esperienza comune.
- Coinvolgere gli altri bimbi nell'accudimento quotidiano del nuovo nato, affidando loro piccole mansioni, come prendere l'acqua, il pannolino, il cotone, la crema..., o facendogli il bagnetto insieme...

Coppie con famiglie multiple

Sono sempre più numerosi i casi di coppie che riformano una famiglia dopo una precedente separazione: la madre può essere alla terza gravidanza e il padre alla prima, oppure lui può avere un figlio e lei essere alla prima esperienza.
Le relazioni possono essere complesse. C'è spesso l'ombra dell'esperienza passata («La mia compagna precedente ha avuto un bellissimo parto... lei sarà in grado di fare lo stesso?»; oppure: «Il mio partner di allora ha fatto questo e quello: mi troverò a confrontarlo con quello che lui fa o farà...?»). A volte questi gruppi hanno bisogno di più tempo per sentirsi liberi di parlare tranquillamente e necessitano di incoraggiamento per ricordare che ogni parto, ogni bambino sono assolutamente unici. Possono avere bisogno di tempo per discutere degli effetti che questo nuovo

bimbo può avere sugli altri figli, che già sperimentano la complessità di appartenere a due famiglie e spesso di vivere in due case con dinamiche e organizzazioni diverse.

Genitori di culture diverse

Nella nostra realtà italiana è sempre più comune avere in un gruppo donne di culture ed etnie diverse. Si può avere sia il problema della lingua sia la mancanza di mediatrici culturali. A volte, a una donna di diversa etnia, può sembrare strano frequentare incontri di accompagnamento alla nascita e vedere un'ostetrica come 'insegnante' prima del parto. I ruoli all'interno della famiglia possono essere molto diversi, così come il coinvolgimento dei partner ai corsi o al parto. Ci sono donne che non sono mai entrate in un ospedale...
Anche in questo caso, occorre riflettere sugli atteggiamenti e i pregiudizi nei riguardi di persone che provengono da aree diverse, con valori e stili di vita lontani dai nostri. È opportuno cercare informazioni tramite libri, opuscoli, associazioni, membri della comunità che conoscono abitudini, riti o credenze religiose...
È necessario imparare ad accogliere le diversità con umiltà!
In pratica, se volete integrare donne di etnie diverse, è necessario rivedere il sistema di pubblicità per informare le donne dell'esistenza dei servizi (forse il 'passaparola' è un buon canale, o un foglio illustrativo scritto nella loro lingua). Si possono organizzare alcuni incontri solo con loro, con un interprete o una mediatrice.
Si possono utilizzare molti disegni o (come fanno in Guatemala e in Messico) grembiuli con semplici rappresentazioni grafiche dello sviluppo del bambino, del travaglio e del parto. È utile anche offrire opuscoli tradotti. Fate inoltre particolare attenzione nel mostrare il filmato di un parto, nel suggerire sessioni pratiche di massaggi e posizioni per il travaglio, poiché potrebbero scontrarsi con i loro usi e costumi.

Esistono interessanti esperienze, fatte da alcuni consultori familiari, di efficace coinvolgimento come:

- Incontri di alfabetizzazione e maternità, quindi per imparare l'italiano mentre si parla di percorso nascita e diritti.
- Laboratori di cucina interculturale, per cucinare insieme un pasto o dolci tradizionali mentre si parla di gravidanza, parto e bambini.
- Incontri di danza del ventre coinvolgendo tutte le donne.
- Incontri a tema presso le scuole.

- Incontri per scambiare abilità come il portare, il massaggio al bambino.

Altri gruppi

In un gruppo potete trovare due o più persone che hanno in comune un'esperienza particolare (un cesareo precedente, una donna sola, una coppia omosessuale, in attesa di gemelli, con bimbi adottati, in attesa di un figlio dopo un precedente aborto o ripetuti aborti...)
È sempre opportuno porre attenzione al proprio linguaggio e trovare strategie per farle lavorare insieme, dividendo i gruppi in piccoli sottogruppi, durante le discussioni o cercando la risoluzione di vari problemi... In questi gruppi è ancora più importante proporre una metodologia attiva e attivante, cercare di equilibrare i bisogni dando spazio a tutti, porre domande aperte, sollecitare il *brainstorming* e il feedback. È molto utile fare un colloquio individuale prima del corso per dare alla persona la possibilità di parlare liberamente. Ovviamente l'operatrice ha bisogno di consultare libri, articoli e altre colleghe che la aiutino ad affrontare ogni particolare situazione.
Ricordate sempre che le persone che vengono agli incontri, tutte, con le loro particolarità, hanno bisogno di parlare, ascoltare, condividere emozioni, ricevere informazioni, sentirsi sicure perché accettate e anche capite!

I timori legati alla nascita

Un accompagnamento alla nascita non deve essere pensato solo per gli eventi e per il percorso positivo e a lieto fine, ma deve includere anche gli eventi spiacevoli e non voluti.
Durante gli incontri, quando si chiede di scrivere su un cartoncino anonimo una preoccupazione riferita alla gravidanza, al parto o alla vita del bambino, spesso emergono proprio le paure relative alla salute del bambino.
Si tratta di paure che a volte le singole persone non hanno nemmeno comunicato al partner per timore di creare o accrescere ansie già presenti.
La discussione di alcuni di questi problemi non dovrebbe occupare più di una ventina di minuti, ed è consigliabile non proporla né all'inizio né, tanto meno, alla fine di un incontro. La conduttrice deve cercare di contenere l'ansia del gruppo e le dinamiche scaturite dalla situazione, terminando l'incontro con un'attività positiva.

Il ruolo del conduttore

L'affrontare questo tipo di argomenti può creare difficoltà all'operatore, spesso portato a 'proteggere' i partecipanti al gruppo, evitando di sollevare o discutere realtà tristi. Si tratta, però, di un falso problema, di una falsa protezione, perché le paure ci sono. Quando poi, nella realtà, si verificano situazioni negative e problemi, l'isolamento è pesante: ci si ritrova completamente impotenti e sprovveduti, perché nel gruppo non se n'è parlato, ci si trova di fronte a un 'fuggi fuggi' generale da parte di operatori, familiari e amici e si rimane soli, con il peso della situazione e con la necessità di dover cercare altre risorse, appoggi e indirizzi di persone e di strutture.
Ecco, passo per passo, come un conduttore può comportarsi all'interno del gruppo nell'affrontare, condurre e sviluppare uno di questi argomenti.

Prendiamo come esempio un cartoncino, scritto anonimamente durante il lavoro di gruppo, che porti la scritta: «Morte del bambino». Innanzitutto ricordiamoci, come operatori, che, se pensiamo di accompagnare alla nascita, dobbiamo essere consapevoli delle nostre opinioni e forse aver elaborato vissuti e emozioni rispetto agli argomenti in questione.

Scegliendo un momento opportuno, proponete di riprendere uno dei cartoncini, dopo una pausa abbastanza lunga (è necessario non aver paura dei silenzi!), e leggetelo. Pausa. Silenzio. Vi sentirete e sentirete gli altri particolarmente emozionati, vi si chiuderà la gola, in alcuni casi qualcuno potrà anche mettersi a singhiozzare. Contate, mentalmente, fino a 20, senza guardare. È difficilissimo, ma necessario, per dar tempo a voi stessi e ai partecipanti al corso di pensare e di percepire le proprie emozioni e i propri sentimenti.
Poi, guardando il gruppo, senza fissare nessuno in particolare, potete dire: «È sicuramente difficile immaginare questa situazione, ma provate a immaginare come si potrebbe sentire una madre o un padre». Contate e aspettate.
Qualcuno parlerà, qualcuno racconterà l'esperienza propria o di qualche conoscente. Ringraziate chi ha parlato per aver avuto il coraggio di affrontare questo triste argomento.
Poi chiedete: «Cosa potrebbe aiutare...?» Contate e restate in silenzio, aspettando interventi o suggerendo di tanto in tanto qualche possibile

strategia o ulteriore domanda: vedere il bambino/a, dargli un nome, stare soli con lui/lei... e poi a casa... chi lo dirà ad amici e parenti... tutte le sue cose che erano pronte...
È assolutamente necessario, in ogni caso, che la conduttrice sia documentata e a conoscenza di servizi, operatori, gruppi, bibliografie che possano dare appoggio.

Ansie e paure

Ecco alcuni esempi reali di 'timori' scritti su cartoncini da diversi gruppi.

- Problemi di salute della madre o del bambino.
- Problemi fisici del bambino.
- Paura dell'immediato dopo parto.
- Perdita della libertà individuale.
- Paura di non poter affrontare le situazioni di emergenza.
- Paura di non saper amare il bambino.
- Paura di imprevisti nel parto.
- Paura di diventare solo mamma perdendo la dimensione di donna.
- Paura di un'eccessiva intromissione dei nonni.
- Paura di non avere sufficienti energie per i bisogni del bambino.
- Paura di dover ricorrere a un parto cesareo.
- Paura che il bambino non sia fisicamente sano.
- Complicazioni del parto.
- Paura del parto.
- Paura che la fase espulsiva sia lunga e che il bimbo possa subire traumi.
- Paura di farsi prendere dal panico.
- Paura di non poter seguire il parto.
- Paura di restare sola in ospedale.
- Paura della mia incompetenza.
- Paura del dolore per la madre e per il bambino.
- Paura di essere limitati nella libertà dal bambino.
- Paura di non riuscire a capire i bisogni del bambino.
- Paura del cambiamento nella vita di coppia.
- Paura di non sapere che cosa fare.
- Terrore di usare i bagni dell'ospedale.
- Paura che il parto lasci conseguenze nel futuro della coppia.
- Paura, nel dopo parto, di non considerare il bambino una persona indipendente.
- Paura di restare sola dopo il parto e di non poter tenere il bambino accanto a me.
- Paura di dover vivere situazioni sgradevoli in ospedale.
- Timore che mi separino subito dal bambino, paura di sentirmi persa.
- Paura di non riuscire a trovare un'intimità personale nella struttura.
- Paura di perdere il respiro.

Come far emergere le paure

In uno dei primi incontri, chiedo ai partecipanti di scrivere anonimamente, su cartoncini preparati per questo scopo, una paura, una preoccupazione e di mettere quindi il cartoncino in una cesta. È un'attività che richiede qualche minuto.
Chiarisco poi che i cartoncini verranno usati successivamente, per discutere su quanto scritto negli incontri futuri. Quando tutti i bigliettini sono nella cesta, cambio attività, compensando lo sforzo compiuto con un'attività piacevole e positiva (massaggio, visualizzazione, gruppi di lavoro pratico...).
Alla fine dell'incontro, dopo aver salutato il gruppo, leggo i cartoncini, li raggruppo per argomento: salute, perdita, cesareo, dopo parto, e così via, predisponendoli come materiale da usare in incontri successivi.
A volte è opportuno chiedere la collaborazione ad altri operatori che meglio possono offrire informazioni e sostegno a seconda degli argomenti emersi.

Alla fine dell'incontro, potete cercare di rassicurarli senza cadere nella tentazione di dare irreali rassicurazioni assolute: la morte fa parte della vita, è un rischio cui siamo costantemente esposti.
Il gradino successivo sarà quello di chiedere ai partner di ogni coppia di rivolgersi l'uno all'altro, dicendosi che cosa vorrebbero o non vorrebbero fare o ricevere in una simile, anche se remota, situazione.
Quando la coppia si è scambiata i propri desideri, chiedete loro di ringraziarsi. Poi, chiudete l'argomento, cambiando completamente attività e proponendo qualcosa di positivo: una visualizzazione sul risveglio della natura, sul posto preferito... Oppure potete proporre un massaggio o altre attività di gruppo.

La perdita di un bambino

La morte di un bambino, sia che succeda in gravidanza, durante o dopo il parto, è sempre una tragedia.
In gravidanza tutte le energie (fisiche, emotive, relazionali, spirituali) sono dedicate alla creazione della vita. Quando la vita non si realizza, il processo si blocca bruscamente e resta incompiuto.
La sofferenza per la perdita di un bambino è molto intensa perché è 'innaturale': i figli sopravvivono ai propri genitori, è l'ordine naturale degli eventi. Per la madre il bimbo è parte di sé e il perderlo è come perdere una parte di sé; lei infatti sente un forte senso di vuoto poiché

Il vissuto di un gruppo

Ho chiesto ai partecipanti di un gruppo di scrivere quello che ciascuno di loro avrebbe voluto nel caso della morte del bambino; le risposte sono state le seguenti.

• Non vedere gli altri piangere, ma pregare e parlare insieme con mio marito. Dare un nome al bambino.

• Stare molto vicina al mio compagno. Poter toccare il bambino e guardarlo. Allontanarci un po' insieme e vedere la vita che ci circonda. Poterne parlare e riparlare con gli altri e gli amici.

• Vorrei vedere il bambino e fargli una foto, dargli un nome. Vorrei poi andar via dalla città insieme con il mio compagno per un po' di tempo e regalare tutte le cose preparate per il bambino a Lucia.

• Non vorrei dover raccogliere e riporre le cose del bambino. Vorrei una sua foto. Vorrei ascoltare solo chi ha vissuto la stessa esperienza.

• Non vorrei la comprensione degli altri, sentire le solite stupide frasi. Vorrei solo la presenza di poche persone, con la possibilità di parlare e parlare... Avrei bisogno di ascolto. Vorrei poter vedere e toccare il bambino e cercare di capire il perché della sua morte. Vorrei toccarlo, guardarlo, accarezzarlo e baciarlo, per rendermi conto del fatto che, comunque, è mio figlio. Vorrei avere chiaro il suo ricordo.

• Vorrei non essere mai sola. Vorrei parlare il più possibile. Vorrei fare un viaggio insieme con il mio compagno e avere a disposizione tanti libri sull'argomento. E poi vorrei riprovare ad avere un altro figlio.

• Vorrei poter parlare con tutte le persone che sento amiche; non vorrei che mi commiserassero, ma che accettassero l'inevitabilità dell'evento e non mi facessero sentire sola. Avrei bisogno di molto affetto.

• Vorrei molto appoggio dal mio compagno. Vorrei potermi ricordare del bambino per tutta la vita. Vorrei che avesse un nome.

• Vorrei vedere e toccare il bambino, avere una sua foto, conservare alcune cose preparate per lui. Non vorrei essere compianta, non vorrei cambiare lavoro ed essere respinta come donna.

• Come padre, vorrei un grosso appoggio dagli operatori e dagli amici. Vorrei capire. Vorrei non doverlo dire ai familiari. Vorrei non lasciare sola mia moglie. Vorrei poterne parlare.

ci sono pochissime opportunità di creare collegamenti e raccogliere memorie.

L'intensità della sofferenza non dipende solo dalla durata della gravidanza, ma anche dall'intensità con cui viene vissuta. Più sentito è il legame più intensa e forte è la sofferenza, il lutto.

E, tuttavia, più chiaro è il processo di realizzazione della perdita, meno complicata è l'elaborazione del lutto.

La sofferenza per la perdita di un bambino è particolare rispetto a quella per altre perdite, perché durante la gravidanza sono state fatte tante proiezioni sul bambino e sulla vita insieme che rimarranno irrealizzate e in molti casi non c'è alcuna memoria oggettiva.

Per la donna c'è anche un senso di perdita della propria capacità di generare, di mettere al mondo una creatura: «Ho sentito di aver fallito come donna, ho odiato il mio corpo e l'ho paragonato a una macchina difettosa». Quando un bambino muore in ospedale, tutte le evidenze della sua esistenza vengono rimosse con una rapidità incredibile, niente è lasciato per confermare la realtà della sua morte: «Tutto è successo così rapidamente... non riuscivo a capire, a realizzare... ed era già tutto fatto... solo ora penso che avrei voluto vederla, toccarla...» Resta una grande sensazione di vuoto.

La morte del bambino è una perdita che presenta diversi aspetti:

- la perdita fisica;
- la perdita simbolica, la perdita della potenzialità di avere una vita con quel bambino, che nessuno potrà mai sostituire;
- la perdita secondaria, che destabilizza le certezze e l'ordine del ciclo della vita e degli eventi: «Ho sempre fatto tutto bene, andava tutto bene... è un'ingiustizia».

La sofferenza è il processo che abbiamo per rendere la perdita un'esperienza reale e per elaborarla.

Sono state identificate alcune fasi che rappresentano vari stati emotivi.

- Shock, stordimento, torpore, negazione e rifiuto dell'accaduto, congelamento emotivo, nel tentativo di negare l'inevitabile («È un sogno... quando riapro gli occhi sarà diverso...»). Si reagisce solo meccanicamente.
- Realizzazione del fatto. Paura anche delle sensazioni fisiche («Fa male e non serve a niente!»), disorientamento, confusione, senso di colpa (le colpe del proprio corpo, della propria gravidanza): «Se solo non avessi dato un bacio a mio marito che aveva il raffreddore...»; «Se non avessi

dimenticato l'appuntamento...»; «Se non avessi mangiato...»; «Se non avessi camminato così tanto...»), con dolore fisico intenso: pesantezza al torace, difficoltà a respirare, palpitazioni, arti indolenziti. E il bisogno di raccogliere più ricordi possibili per rendere la morte una realtà.

- Protesta, rabbia, risentimento, rancore («Perché proprio a me!»), sensazione di subire un'ingiustizia, contrattazione, accordi, voti col soprannaturale: «Se il bimbo sopravvivrà io farò...». La rabbia può intensificarsi per la percezione di perdita di controllo della situazione, per l'assenza di una possibilità di scelta o per la non percezione di cosa stesse succedendo. Può indirizzarsi verso una persona o un operatore. Chi è coinvolto tende a fare domande per capire, per trovare il colpevole. Può avere problemi di insonnia, mancanza di appetito, incubi, *flash-back*.
- Disorganizzazione. Depressione, solitudine, isolamento, apatia, perdita di interessi, sintomi fisici, difficoltà di coppia (per modalità diverse di esprimere la sofferenza).
- Riorganizzazione. Disgelo emozionale, parziale accettazione dell'evento, ricerca di nuove modalità di comportamento, ricettività verso gli altri, ricerca di significato della morte e della vita, nuovi interessi e abilità, sofferenza ma senza angoscia. Lento ritorno alla quotidianità.
- Elaborazione dell'esperienza, sua collocazione nella propria biografia, accettazione, adattamento alla vita senza la presenza di quel bambino, nuove relazioni e attività, nuova forza interiore.

I genitori hanno essenzialmente tre importanti aspetti su cui poter agire:

- realizzare la perdita e cominciare a parlarne;
- esprimere le normali reazioni del lutto e lasciare che continuino;
- soddisfare i propri bisogni e quelli degli eventuali altri figli.

Più la perdita è reale, più memorie si hanno, più tempo e possibilità di parlarne ci sono, meno complicata è l'elaborazione del lutto.
Tuttavia ogni intento esterno, verbale e pratico, è volto a far dimenticare la perdita e proseguire con la vita: «È giovane, ne avrà altri»; «Forse è meglio così, la natura a volte è saggia»; «Forse è una benedizione: non era certo il momento migliore per avere un figlio».
Per quella madre, per quei genitori, quel bimbo NON è rimpiazzabile e a volte sono anche preoccupati di dimenticarsi di lui e fanno un grosso sforzo per aiutare gli altri a ricordarlo.
A volte hanno anche il timore che elaborare l'esperienza voglia dire dimenticare il bambino. La sofferenza li lega al bambino, al suo ricordo,

alla realtà della sua morte. I genitori hanno bisogno di sapere che, anche quando la sofferenza diminuirà, non si dimenticheranno mai di quel bambino. Molte donne si sentono a disagio e in colpa quando qualcuno chiede loro se hanno figli: «Non ho figli», oppure: «Ne ho due... ma in realtà ne ho avuto un altro che non c'è più... quel bimbo c'è stato, è esistito, ha un nome...»

Partorire senza analgesici e occuparsi del corpo nel puerperio (genitali, produzione di latte e così via) sono tutti aspetti che rendono reale la perdita di quel bambino. La prova, la traccia che quel bimbo esisteva. Avere memorie tangibili: vederlo, toccarlo, avere una sua foto, un'impronta, una ciocca di capelli, il certificato, il tempo, i rituali... tutto questo aiuta a elaborare la sofferenza.

Molti genitori hanno dichiarato che la sofferenza è fortissima nei primi due mesi, dopodiché sembra meno terribile e attorno ai sei mesi dalla perdita ci sono ancora momenti molti tristi, ma va molto meglio. Alcuni genitori hanno dichiarato che solo dopo nove mesi o un anno hanno sentito di poter avere ancora la voglia di sorridere.

Nella coppia

L'elaborazione del lutto può essere molto diversa per i due componenti della coppia.

Per la donna c'è un legame fisico, precoce in gravidanza, c'è un vissuto corporeo durante il parto e nel puerperio. Per l'uomo la gravidanza è sempre un processo più tardivo, complesso e mentale. Nel lutto il padre non ha la componente fisica.

Inoltre, un uomo tende a non esprimere i propri sentimenti, tanto più se sono forti e intensi. Infatti si tende spesso a chiedere al padre come sta la sua compagna e ci si dimentica di chiederegli come si sente. Lui stesso tende a pensare di poter aggravare la sofferenza della sua compagna se prende l'iniziativa di parlarne o rivelare i suoi sentimenti. Prevale la convinzione che deve essere forte e deve superare velocemente. Tende quindi a evitare di parlare dell'evento, a tradurre la sua sofferenza con il fare: spesso si tuffa nel lavoro o in attività pratiche. Il suo coinvolgimento nel lavoro e nel ruolo di responsabile del sostentamento familiare diventa determinante; per lui la vita deve continuare.

Per molte coppie è doloroso riconoscere che nella prova più difficile della loro relazione non ci si aiuti come si vorrebbe. A volte la donna pensa che il partner non riponga lo stesso valore nella perdita del bimbo. Lui pur soffrendo evita di parlarne, di parlare della sua modalità di

ricordare il bambino o di vivere questo lutto. E di qui derivano molte incomprensioni che portano a volte alla separazione. Sono necessarie molta tolleranza, pazienza e fiducia per evitare una rottura. Può essere questo un momento di grande allontanamento tra una donna e un uomo. Stare con i propri sentimenti, condividerli, pur rispettando le diverse modalità, può essere invece un modo per creare pezzi di strada da fare insieme.
Piangere serve a rilasciare tensioni. La quantità di pianto non è la misura dell'amore e del legame con quel bambino, ma piuttosto il darsi il permesso di esprimere la sofferenza.

Altri bimbi della famiglia

Gli altri bambini della famiglia raccolgono messaggi, vedono la sofferenza, e anche quando i genitori non hanno detto nulla sanno che qualcosa è successo. Saranno confusi e angosciati. I bambini percepiscono gli stati emotivi che li circondano. Reagiscono al linguaggio corporeo, ascoltano le conversazioni, fanno domande dirette o indirette. I bambini devono sapere perché i genitori sono tristi, perché gli altri familiari sono tristi e perché loro si sentono tristi.
Può essere molto difficile consolare un bambino, tuttavia è indispensabile per aiutarlo a elaborare la perdita evitando l'insorgere di difficoltà fisiche ed emotive.

Di fronte alla morte, i bambini pongono alcune domande:
- «Morirò anch'io?» Hanno bisogno di essere rassicurati, di capire e di sentirsi dire che, nonostante la tristezza e la sofferenza, sono amati.
- «È successo per colpa mia?» Hanno bisogno di sentirsi dire che non sono responsabili, anche se hanno provato sentimenti conflittuali nei confronti di quel fratellino o di quella sorellina.
- «Chi si prenderà cura di me?» Rassicurare il bambino sul suo ruolo in famiglia. Aiutarlo a fare spazio per il fratellino o la sorellina morta (nome, riti...).

Avere un altro figlio

Il bimbo perso è insostituibile: ha la sua storia, pur brevissima; ha un suo nome; ha una sua collocazione nella famiglia. Il lutto deve avere il suo tempo di elaborazione, per non rischiare di portare con sé ansie e angosce durante la successiva gravidanza. Il successivo bimbo, per la sua salute fisica, emotiva e relazionale, non può portarsi addosso il fardello del figlio perso. Avrà la convinzione, spesso inconsapevole, che qualcosa non vada in lui/lei, che qualcosa di tremendo gli possa succedere all'improvviso. Ci sono donne che credono che un'immediata nuova gravidanza possa ridurre la sofferenza, tuttavia molti concordano che sia necessario dare tempo all'elaborazione della perdita e aspettare.

Raccomandazioni

- Offrire ai genitori il tempo necessario per prepararsi alla difficile situazione (nel caso di morte endouterina). Informarli per poterli coinvolgere nelle decisioni. La coppia dovrebbe poter rimanere insieme.
- L'ostetrica che assiste deve a sua volta avere un sostegno empatico (da una collega, da un altro operatore) e la possibilità di parlare ed elaborare con lei/lui.
- Evitare (quanto più possibile) di offrire analgesici, sedativi o tranquillanti poiché inibiscono l'iniziale processo del lutto. Il senso della non-esistenza del bimbo è spesso esagerata in donne anestetizzate o sedate e private delle memorie, anche fisiche, necessarie per poter attivare il processo del lutto.
- Aiutare i genitori ad avere e raccogliere memorie: stare con il bambino, senza ricevere pressioni o fretta; toccare o vestire il bambino. Anche se questi atti sembrano temporaneamente aumentare la sofferenza per entrambi, possono tuttavia diventare memorie concrete per facilitare l'elaborazione. I genitori devono poter avere tempo e spazio, anche se non immediato, con il bambino: devono avere tempo da trascorrere soli con il bambino, avere una foto, l'impronta del piede o della mano, una ciocca di capelli, un'etichetta con il nome, un certificato con peso, altezza, circonferenza... Poter dare un nome.
- Anche i fratellini, i nonni o i parenti stretti devono poter vedere e salutare il bimbo. Poter essere presenti ai riti di addio o al funerale. Occorre rispettare le varie usanze religiose e culturali. Incoraggiare i genitori a scrivere qualcosa che ricordi il bambino per darlo a parenti e amici: un modo per aiutare a riconoscere la pur breve esistenza di quel bambino.
- I genitori devono poter avere informazioni sulle procedure delle esequie, sull'eventuale autopsia. Le informazioni sulle cause, sullo stato di salute del bimbo e sui risultati dell'eventuale autopsia devono essere date ai genitori in modo comprensibile ed eventualmente ripetute a distanza di alcuni giorni.
- Durante la degenza in ospedale, alcuni medici permettono alla coppia di rimanere insieme, nella stessa stanza, durante il periodo di degenza.

Questa opportunità evita anche l'imbarazzo di offrire una stanza con altre donne che hanno partorito un bimbo vivo e sano (convivenza che potrebbe risultare insopportabile per alcune donne).

- Al momento della dimissione è opportuno fissare alcuni appuntamenti successivi e proporre sostegno attraverso la rete territoriale.
- Secondo gli studi e l'esperienza del neonatologo Marshall Klaus e colleghi, è importante poter offrire ai genitori almeno tre colloqui, attivando soprattutto l'ascolto empatico e offrendo informazioni appropriate. Il primo, subito dopo la morte, durante il quale i genitori vengono anche informati delle varie prassi scelte e delle possibili reazioni fisiche ed emotive.
- Il successivo a distanza di pochi giorni (2 o 3). La cosa più importante è ascoltare, ascoltare e ancora ascoltare. Il terzo colloquio potrebbe avvenire nel periodo tra il terzo e il sesto mese dalla morte del bimbo. Se il processo di lutto è particolarmente difficile e patologico si consiglierà un sostegno specialistico.
- Offrire informazioni sull'esistenza di gruppi di mutuo aiuto costituiti da genitori che hanno vissuto l'esperienza della perdita e che si incontrano 1 o 2 volte al mese per sostenersi (PEND, *Parent Experiencing Neonatal Death*, per l'Italia CiaoLapo).

Il ruolo degli operatori

In genere agli operatori è negata l'emotività, sia la commozione nelle situazioni positive, sia la sofferenza in quelle negative. Viene loro chiesto di comportarsi con distacco. Questo atteggiamento condiziona il comportamento dell'operatore anche in caso di morte del bambino.

È bene, invece, ricordare che anche gli operatori sono protagonisti nel percorso della gravidanza e del parto, e che perciò non ha senso cercare di escludersi dai processi emotivi.

Il tipo di reazione dei genitori è soggettivo, ma gli operatori hanno la responsabilità di gestire la propria reazione di fronte agli eventi drammatici e di fronte a coloro che ne sono protagonisti e di fornire loro gli strumenti per seguire la direzione che hanno scelto.

L'operatore ha il diritto di difendersi dalle emozioni della coppia, pur permettendole lo sfogo necessario, ma, allo stesso tempo, ha bisogno di trovare un appoggio esterno per la propria sofferenza; si sentirà impotente e dovrà accettare la propria impotenza.

Anche gli operatori sono coinvolti nell'esperienza, hanno forti emozioni e quindi hanno bisogno di parlarne, di essere ascoltati, di essere sostenuti. Hanno bisogno di capire e di essere capiti.

Il taglio cesareo

È importante parlare del taglio cesareo negli incontri di accompagnamento alla nascita, soprattutto in Italia, dove la percentuale nazionale dei cesarei è tra le più elevate in Europa (circa 33% nel 2018; dati CEDAP pubblicati nel 2021). Indagini dell'Istituto Superiore di Sanità (2012) hanno dimostrato che le donne desiderano un parto spontaneo (95% delle donne dopo il primo parto) e che questa speranza rimane anche per quelle madri che hanno avuto l'esperienza sia del taglio cesareo sia di un parto vaginale (93% delle pluripare).
Le indagini hanno dimostrato che gli incontri di accompagnamento alla nascita sono tra le strategie di contenimento del numero dei cesarei.
Gli incontri sono un'ottima occasione per offrire informazioni che derivano da un'analisi rigorosa di studi scientifici di recente pubblicazione. Il Sistema Nazionale per le Linee Guida dell'Istituto Superiore di Sanità (SNLG-ISS) ha prodotto un opuscolo divulgativo per le donne e le coppie con le informazioni essenziali sull'argomento. Durante gli incontri, dopo

Il taglio cesareo

Il taglio cesareo è un'importate atto chirurgico, salvavita e giustificabile in un Paese sviluppato nel 10-15% dei casi. Può essere programmato oppure effettuato in travaglio per urgenza o emergenza.
È preferibile il taglio cesareo programmato in queste situazioni:
- bimbo in posizione podalica al termine di gravidanza;
- placenta previa (quando la placenta copre parzialmente o completamente il passaggio del bambino nel canale vaginale;
- mamma diabetica con un bimbo con un peso stimato oltre i 4,5 kg;
- presenza di alcune patologie

Non è raccomandato invece, come prima scelta, nel caso di gemelli entrambe cefalici al termine di gravidanza o, in assenza di complicazioni, dopo un precedente cesareo.

Il cesareo d'urgenza si rende necessario quando in gravidanza o durante il travaglio emergono gravi problemi di salute per la madre e il bambino, come per esempio un distacco di placenta o una sofferenza fetale.
Il cesareo programmato in una gravidanza normale ha rischi maggiori del parto vaginale: ricovero del neonato in terapia intensiva, ricovero materno più lungo in ospedale, infezioni, asportazione dell'utero, arresto cardiaco, tromboembolismo venoso e polmonare ed eventi sfavorevoli nelle gravidanza successive. I disturbi respiratori neonatali sono maggiori nel cesareo prima della 39ª settimana.

Tratto da *Informazioni alle donne:* SNLG-ISS 2012; *Agenda di Gravidanza,* Regione Piemonte aggiorn. 2019. NICE, CS, 2020.

aver sviluppato insieme al gruppo le informazioni e le competenze del travaglio e parto fisiologico, si possono proporre le informazioni sul taglio cesareo, che è una procedura chirurgica che salva la vita e migliora gli esiti materni e fetali in alcune condizioni cliniche ma non è priva di rischi per il bambino e per la madre. Il parto spontaneo è da preferire al taglio cesareo per il benessere della madre e del bambino.

Reazioni delle donne al parto cesareo

È possibile che abbiate negli incontri donne che precedentemente hanno avuto un cesareo; in questo caso è essenziale aiutarle a elaborare l'esperienza precedente, le paure e le ansie per il parto successivo, parlandone, cercando strutture e operatori che le rassicurino sulla comprovata possibilità di un parto vaginale dopo un cesareo, utilizzando visualizzazioni, affermazioni positive e strategie varie.

Il parto cesareo dolce

La probabilità di un cesareo è minore nelle donne che partecipano agli incontri di accompagnamento alla nascita, programmano il parto fuori dall'ospedale, in travaglio ricevono un'auscultazione intermittente (e non continua) del battito fetale, hanno un supporto emotivo costante, posso muoversi liberamente, possono alimentarsi come desiderano, fare il bagno o la doccia, sono senza analgesia peridurale, senza ossitocina e assumono una posizione verticale durante il periodo espulsivo.

Il cesareo solo quando strettamente necessario! E quando necessario e tutte le volte che è possibile, che tenga conto anche dell'esperienza della madre, del neonato e della famiglia: un parto cesareo dolce!

La mamma è accompagnata dal proprio partner che può rimanere accanto per tutta la durata. Viene somministrata un'anestesia spinale, l'estrazione del neonato è lenta per dargli la possibilità di adattarsi, il taglio del cordone ombelicale è ritardato ed è fortemente raccomandato l'immediato pelle a pelle; l'osservazione e la valutazione del neonato viene effettuata direttamente sul torace della madre. Al termine dell'intervento, madre, bimbo/a e partner vengono trasferiti nell'area di osservazione senza interrompere il pelle a pelle e la prima poppata. In alcune situazioni questo approccio più rispettoso non è realizzabile per problemi di salute del bambino, per la necessità di ricevere una anestesia generale o se emergono ulteriori complicazioni.

NICE, *Caesarean Section, 2020*. Cochrane Sysr Review 2018. Uppa, *Parto Cesareo Dolce*, 2020.

Le reazioni e l'adattamento a un taglio cesareo sono diversissimi. Ci sono donne che si riprendono abbastanza velocemente e accettano l'intervento chirurgico come un gradino verso la maternità. Altre invece si sentono tristi, violate, con un senso di colpa e con perdita dell'autostima. Queste emozioni non trovano spesso la possibilità di venire espresse, a volte per mesi o addirittura per anni.
Le emozioni negative che accompagnano tale esperienza vengono negate e ignorate anche perché la donna si sente dire: «Hai un bel bimbo sano, perché devi sentirti così giù? Fortuna che hai avuto un cesareo, ora devi continuare con la tua vita, hai delle responsabilità!» La neomamma si può sentire persino in colpa per il fatto di avere emozioni negative.
Anche il compagno o la famiglia spesso non sono consapevoli della ferita interna, che a volte si manifesta solamente in occasione di una successiva gravidanza. Queste emozioni negative influenzano la decisione di avere un altro figlio e la scelta di chiedere un cesareo programmato o un parto vaginale (VBAC, *Vaginal Birth After Cesarean*).
Sono parecchie le donne che apprezzano la realtà di avere avuto un bimbo sano, ma allo stesso tempo si sentono tristi, confuse e arrabbiate.
Ci sono più aspetti da considerare. C'è l'aspetto fisico e le conseguenze a volte pesanti, come infezioni, dolore, morbilità chirurgica, isterectomia, febbri, perdite ematiche irregolari, incontinenza fecale...
Secondo recenti indagini (Rapporti Istisan 12/39, ISS), per quanto riguarda la percezione del dolore a 24 ore dal parto, ha riportato dolore terribile/atroce l'8% delle donne con un parto vaginale spontaneo e il 21,4% delle donne dopo un cesareo elettivo. Molte donne hanno difficoltà ad accudire il bambino o possono avere problemi con l'avvio dell'allattamento.
C'è l'aspetto clinico: che tipo di cesareo è stato (programmato, d'urgenza, dopo un lungo travaglio, con che qualità di assistenza prima), che tipo di anestesia è stata fatta e quanta possibilità di decisione ha avuto la donna su questo intervento, la motivazione e il dubbio circa la sua reale necessità.
Alla motivazione le donne pensano molto: «Perché? È colpa mia, del mio corpo, della mia incapacità, della mia intolleranza al dolore, è stata la mia paura?...» Questa componente personale ha un forte impatto sull'immagine di sé come persona, donna e madre. «È colpa di quel medico e dell'assistenza ricevuta durante l'intero percorso?» Emerge rabbia per il dubbio di aver subìto un cesareo per le ferie, per l'inesperienza, per il *burnout*... di qualcun altro. È colpa dell'ospedale? C'erano le ferie? «Dovevo aspettarmi che, con tanti cesarei, anch'io potevo essere una vittima...»
Le donne hanno bisogno di capire e trovare un vero significato, che ne-

Alcune esperienze di parto cesareo

Alcune donne, che hanno avuto un taglio cesareo, raccontano:
- Ero assolutamente impreparata.
- Non mi sono sentita totalmente donna.
- Ho fallito.
- Il cesareo è stato tutto sommato positivo, gli operatori erano molto gentili e nonostante io fossi molto nervosa mi sono sentita in mani sicure e mi hanno chiesto se volevo il bambino subito con me.
- Mi sono sentita manipolata e ho terrore di una prossima gravidanza.
- È stata una sofferenza, una terribile esperienza.
- Mi hanno rubato corpo e bambino.
- Avevo il terrore di non potermi svegliare.
- Il magico sogno del mio addome è diventato improvvisamente un incidente.
- È stata dura e ancora non so se era veramente necessario.
- Il cesareo è stata l'esperienza più traumatica di tutta la mia vita.
- Sono contenta per il cesareo perché, dopo anni di infertilità, mia figlia poteva anche nascere dalle orecchie: l'importante è che fosse sana e viva.
- È stato bruttissimo, totalmente traumatico, non mi è stata data alcuna possibilità di avere il bambino subito o poco dopo, come se nulla fosse successo. Per settimane non sentivo il bambino come nato da me. Questa esperienza mi fa ancora piangere ogni volta che ci penso.
- Ho molti dubbi, ancora dopo anni, sull'utilità del mio cesareo.
- È stato un fallimento e avrò un altro figlio solamente se potrò partorirlo nel modo normale.
- Avere un cesareo è come fare una maratona, vedere il traguardo e cadere perché qualcuno ti fa lo sgambetto.
- È stata dura dover ammettere con gli altri che non ce l'avevo fatta; ma forse non mi hanno dato la possibilità di farcela.
- Quando ti fanno un cesareo non ti spiegano brevemente il perché e non ti coinvolgono più.
- Ci sono stati momenti in cui ho cercato di dire alle persone vicine l'intensità della mia pena, della mia delusione. Per mesi ho cercato di reprimere queste sensazioni. Mi sono sempre sentita in colpa per aver pensato solo a me e alle mie sensazioni e non essermi rallegrata per la salute del mio bambino.
- Quando mi hanno comunicato la necessità del cesareo, la cosa che più mi ha rattristato è stato l'atteggiamento dei medici.
- Quando ho potuto incontrare mio figlio per la prima volta, ero intontita e non potevo muovermi.
- Non ho potuto vedere, toccare, abbracciare mia figlia: mi sembrava di impazzire.
- È stato triste, ma, una volta fatto, è tutto passato.
- Per gli altri, i bambini devono comunque 'arrivare', ma, per me, la nascita è come vedere tuo figlio partire.
- La cosa più difficile non è stato il dolore del travaglio, il dolore del dopo cesareo, ma il fatto che mio figlio sia nato lontano dal mio sguardo, dal mio tocco e indipendentemente dai miei sforzi.

cessita a volte di una lunga elaborazione. E quindi c'è l'aspetto interno, emotivo, con la necessità di parlarne, di riconoscere le emozioni ambivalenti (contentezza e tristezza) e di poterle esprimere senza giudizio, di riconoscere e curare la ferita (che è esterna e interna).
Una donna che ha avuto un parto cesareo è più esposta ad avere una sindrome da stress post-traumatico. Sono poche le donne che dopo questa elaborazione riescono a raccontare il loro cesareo senza sensi di colpa o rabbia.

L'epidurale

Le donne e le coppie che partecipano agli incontri di accompagnamento alla nascita vogliono ricevere informazioni sull'epidurale, anche perché leggendo le tante riviste femminili o navigando su internet ricevono informazioni che spesso evidenziano solo gli aspetti sicuri ed efficaci di questa modalità di analgesia. Nazionalmente il tasso di epidurale per il dolore del travaglio è del 25% (dati CEDAP 2018 pubblicati nel 2021), con grandi differenze perché ci sono molti punti nascita che non la offrono mentre altri che la propongono attivamente e la utilizzano nel 90% dei travagli.
Attualmente è un argomento controverso che può essere visto come:

- un'affermazione del diritto della donna di eliminare efficacemente il dolore del travaglio. Il 90% delle donne sottoposte a un'epidurale conferma la sua efficacia rispetto al dolore;
- un metodo efficace che tuttavia comporta alcuni effetti collaterali. Esso innesca un meccanismo di cascata di interventi, medicalizzando il parto.

Nei corsi utilizzate strategie che stimolino le persone a discutere, a evidenziare i pro e i contro. Hanno bisogno di sapere che cos'è, come viene fatta, i vantaggi e gli svantaggi.

Vantaggi e utilità dell'epidurale

- Nella gamma delle analgesie farmacologiche è la più efficace e utile a quelle donne che durante il travaglio, pur ricevendo un sostegno emotivo dalla persona di fiducia e dall'ostetrica, pur muovendosi, percepiscono il dolore come intollerabile.
- È indicata in caso di estrema ansia o paura del dolore.
- È indicata per alcune patologie in cui è necessario evitare lo stress del travaglio (insufficienza cardiaca o respiratoria).
- È proposta nei casi di morte endouterina e travaglio abortivo, quando la sopportazione del dolore è molto bassa e c'è una profonda sofferenza psicoemotiva.

Svantaggi e cascata di interventi

- Diminuisce la pressione sanguigna materna, che influisce sul flusso uteroplacentare con possibile alterazione del battito cardiaco del bambino. *Si interviene con altro farmaco e fluidi.*
- L'analgesia riduce la mobilità. Si tende a stare a letto. Epidurali a basso dosaggio permettono di poter camminare con un sostegno e di ridurre alcuni effetti indesiderati.
- Aumentano i tempi della fase espulsiva, *si interviene con flebo di ossitocina sintetica.* Più bambini in posizione posteriore. *Metà delle donne che ricevono un'epidurale ha bisogno di un aiuto strumentale (ventosa o forcipe) con episiotomia.* L'effetto dell'epidurale può essere regolato a tal punto da far risentire alla donna tutte le sue sensazioni durante la fase espulsiva, in modo da renderla attiva per la spinta.
- C'è una perdita della sensazione della vescica, con conseguente ritenzione di urina. *Si interviene inserendo un catetere nel tratto urinario, con conseguenti casi di infezione.*
- Aumenta la temperatura > 38° della mamma (15-20%), che può portare a tachicardia del bambino. *Si devono fare accertamenti, con conseguente separazione del bambino dalla madre ed eventuale somministrazione di antibiotici.*
- Si possono avvertire prurito e nausea dovuti all'effetto degli oppiacei. *Si interviene cambiando il farmaco usato nell'epidurale.*
- Una donna ogni 100 soffrirà di mal di testa dopo la nascita, dovuto alla puntura lombare, che si risolve generalmente in 10 giorni e raramente si protrae fino a 6 settimane. *Si interviene con farmaci.*
- Alcune donne soffrono, in seguito, di mal di schiena, anche se questo dato non è stato confermato dalle ricerche.
- Molto raramente (una donna ogni 550) avverte debolezza nelle gambe e perdita sensoriale, sintomo che si risolve spontaneamente entro 3 mesi.

Obstetric Anaesthetists'Association UK 2017 - Epidural Information card.

Complicanze per il bambino e per la relazione mamma-bambino

- Un aumento della temperatura della donna in travaglio dovuta alla somministrazione dell'epidurale rischia di ripercuotersi sul bambino con la separazione dalla madre, le cure speciali e la somministrazione di antibiotici.
- Il farmaco assorbito dalla madre sembra influenzare il riflesso di suzione del neonato, alterando l'avvio dell'allattamento e il primo contatto madre-bambino.
- Non sono stati dimostrati effetti negativi su: ossigenazione fetale, equilibrio acido base, incidenza di patologie che rendono necessario il ricovero in patologia neonatale.

Conclusioni

- L'epidurale aumenta le procedure mediche durante il travaglio. Come tutte le tecniche mediche l'epidurale ha indicazioni, contro-indicazioni, complicanze e alternative che devono indurre a soppesare rischi e benefici.
- La donna dovrebbe essere informata sui benefici e sui rischi dell'analgesia peridurale, in modo che possa esprimere una richiesta consapevole.
- L'analgesia epidurale può interferire sulla relazione mamma-bambino e sull'avvio dell'allattamento.
- In caso di epidurale è necessario aumentare il sostegno alla mamma, garantire l'assistenza *one to one*, incoraggiare a muoversi e assumere posizioni verticali.

Informazioni tratte dal MIDIRS Data Base.

Il dolore

Nell'evoluzione degli incontri di accompagnamento alla nascita l'argomento del dolore è stato fonte di discussione.

Dire o non dire, usare la parola 'dolore' o evitarla a tutti i costi, sostituendola con 'contrazioni', dare o non dare spazio a questo argomento.

Il dolore è il punto nevralgico di tutta l'esperienza e durante gli incontri è un argomento irrinunciabile, per capirlo nel suo significato fisiologico e affettivo.

Non parlare insieme del dolore, nelle sue diverse e soggettive intensità, e della sua funzionalità è mortificare le donne!

Il dolore è sempre stato un aspetto del travaglio poco capito. Le varie culture ed epoche lo hanno ignorato, tollerato, controllato e soppresso. L'obiettivo principale delle varie tecniche, ostetriche, farmacologiche e non, è sempre quello di eliminarlo.

Il dolore e con esso tutta l'esperienza del parto sono esperienze profonde e trasformatrici per ogni donna. Il parto è un evento di forte intensità fisica e con un profondo significato affettivo.

Il dolore c'è, con anticipazioni e risposte culturali e ambientali, con un suo ruolo; ed è quindi importante dargli spazio, soprattutto negli incontri con le coppie, perché è ciò che loro incontreranno e dovranno gestire nei modi che sentiranno adeguati.

Il dolore è un'esperienza influenzata:
- da storia e convinzioni personali;
- da esperienze personali: menarca, sessualità, primi rapporti, altre gravidanze, altri parti...;
- da stato di salute della madre e dalle caratteristiche dinamiche come il posizionamento e le dimensioni del bimbo;
- da stato emotivo del momento, dalle relazioni col proprio bambino e con chi accompagna;
- da convinzioni culturali, religiose, etniche;
- dalle aspettative degli altri, della cultura;
- dall'ambiente del punto nascita, dalla relazione con l'ostetrica e gli altri operatori, dal loro atteggiamento rispetto alla nascita e al dolore, dalle procedure di routine.

Perché c'è?

Il dolore segnala alla donna che cosa sta succedendo e la induce a cercare per sé e per il bambino un ambiente sicuro, protetto e a chiedere il sostegno e la presenza rassicurante di qualcuno. È un meccanismo di protezione e conservazione della specie. L'intensificarsi delle sensazioni segnala anche l'andamento e l'avvicinamento al momento della nascita. È un grande impegno fisico. Il dolore permette la trasformazione dell'utero da organo contenitore, in gravidanza, per il bambino che cresce a organo espulsore del bambino verso la gradualissima autonomia. Segnala il passaggio di stato che la donna e il suo bambino stanno compiendo. È un'esperienza di perdita di controllo che costringe a uscire dai propri confini, a perdersi, ad abbandonarsi. Con gradualità e ritmo. Prepara il terreno a una profonda perdita (la gravidanza, il rapporto simbiotico col bimbo) per poter accogliere un altro ruolo, l'offerta incondizionata della maternità (la presenza, la pazienza e la dedizione necessarie all'attaccamento sicuro del bambino). Segna anche la separazione dal bimbo dentro e l'incontro con il bimbo reale.
Se capito, facilitato e accompagnato, produce un forte senso di conquista.
Il dolore è funzionale. Attiva risposte neuro-ormonali (endorfine, ossitocina, prolattina...) fondamentali per il buon andamento del travaglio/parto, dell'accoglienza e dell'accudimento.
È una guida, induce la donna a ricercare, a sperimentare movimenti, posizioni e modalità varie. La chiara, immediata sensazione fisica segnala dove la pressione è eccessiva e induce la madre a ridurre la pressione,

ad aprire il passaggio attraverso il movimento spesse volte asimmetrico e ad assumere posizioni facilitanti. Favorisce la capacità di adattamento del neonato.

La via del dolore

Possiamo pensare al dolore con due centri di raccolta: le sensazioni, i messaggi e gli stimoli dall'utero e dai genitali vengono raccolti dalla rete nervosa nella zona del sacro e delle ultime vertebre lombari. Queste informazioni viaggiano lungo il midollo spinale per raggiungere quel secondo centro di raccolta, elaborazione, valutazione e smistamento che è il cervello nei suoi vari distretti. Da qui partono e si rafforzano reazioni, risposte ormonali.
Gli stimoli periferici del dolore sono causati da ipossia delle fasce muscolari dell'utero, stiramento del segmento uterino inferiore, stiramento dei legamenti e degli annessi uterini, compressione delle articolazioni del bacino, dilatazione, stiramento, distensione del perineo e della vulva, distruzione cellulare in vari distretti e congestione pelvica.
Nel 1965 Ronald Melzak e Patrick Wall hanno introdotto la teoria del *gate control* (controllo d'entrata) che avviene nella sostanza gelatinosa situata nelle corna posteriori del midollo; qui ci sono i primi scambi di informazioni, controllo e modificazione degli impulsi che salgono e che scendono dal cervello. Le fibre che trasmettono il dolore sono piccole rispetto a quelle che trasmettono altre sensazioni come pressione, caldo, freddo. Se si attivano queste fibre che permettono agli impulsi di viaggiare più velocemente, queste interferiscono con la trasmissione dell'impulso doloroso, chiudendo il cancello, sbarrando l'informazione. Si potrebbe capire meglio il meccanismo pensando a cosa succede quando facciamo scorrere acqua fredda su un dito con una scottatura: la sensazione del freddo dell'acqua sulla pelle attiva sensazioni competitive che annullano o riducono la sensazione dolorosa; ma questo può durare parecchi minuti prima che l'impulso doloroso arrivi al cervello e allora si ha bisogno di un'altra strategia.
Durante il travaglio si possono contenere i messaggi dolorosi utilizzando stimoli efficaci per competere con la velocità delle fibre delle corna posteriori del midollo. Questi stimoli possono essere il massaggio, la pressione, il caldo, il freddo, vibrazioni e percussioni sull'area del sacro... Altre strategie quali il movimento, il cambiare frequentemente posizione, il camminare, l'appendersi, il dondolare attivano altri recettori che diminuiscono nella zona periferica l'intensità del dolore.

Oltre alla possibilità di ridurre l'intensità del dolore lungo la via, anche il cervello può ridurre o ampliare la percezione dolorosa proveniente dagli stimoli periferici. L'esperienza del dolore dipende da un insieme di fattori di tipo psicologico, affettivo, ambientale e ovviamente fisiologico. La percezione del dolore è modulata dal sistema neuro-vegetativo, involontaria ma influenzata dagli aspetti mentali e valutativi.
Quindi l'insieme del sistema di convinzioni, degli aspetti cognitivi e delle emozioni quali ansia, paura, eccitazione può influenzare la percezione del dolore.
Il dolore serve a stimolare la produzione di importanti ormoni indispensabili per garantire che il travaglio prosegua.

La via del dolore

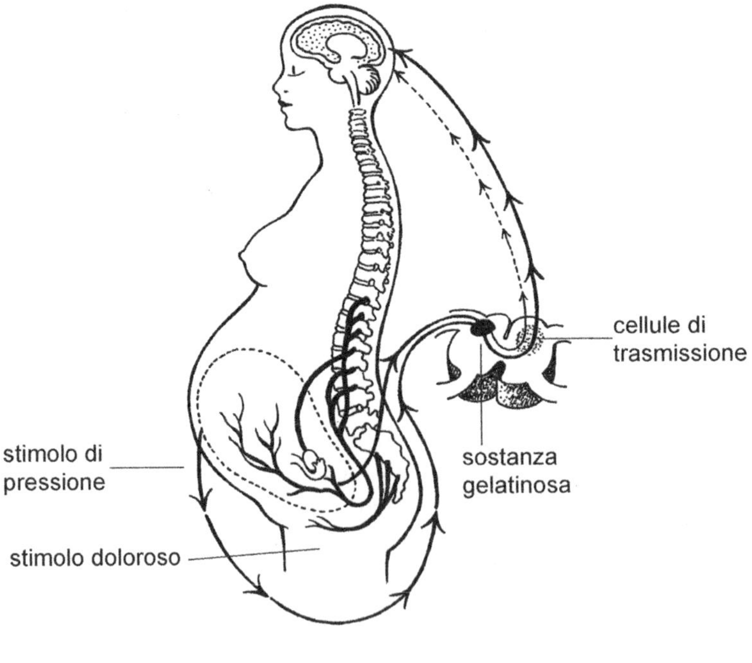

Le vie nervose dall'utero e dalla pelvi al midollo

Aspetti da affrontare negli incontri

Durante gli incontri di accompagnamento alla nascita, sull'argomento centrale delle sensazioni del travaglio/dolore è importante far emergere e sviluppare insieme con il gruppo:

- la panoramica interna, che cosa ne pensano, miti e messaggi, per capire il significato, la motivazione del dolore;
- il ruolo del dolore;
- la via del dolore (che cosa succede fisiologicamente);
- le esperienze di altre donne (con brevi interviste, frasi scritte...);
- che cosa disturba e che cosa facilita;
- strategie facilitanti periferiche/localizzate, come il movimento, le posizioni, il tocco, l'acqua...;
- strategie facilitanti affettive verso il bimbo, attraverso la presenza e il sostegno emotivo di chi accompagna e dell'ostetrica;
- strategie facilitanti mentali, come il focalizzarsi attraverso l'espirazione, sospiri, le visualizzazioni, le autosuggestioni positive, la musica, conoscere cosa succede...
- ambiente sicuro, rassicurante, facilitante, fiducioso, ossitocinico...
- analgesie farmacologiche.

Scheda di lavoro n. 30

Per un travaglio sicuro ed efficace

ALTO LIVELLO DI OSSITOCINA → EFFICACIA

ALTO LIVELLO DI ENDORFINE → CONFORTO

BASSO LIVELLO DI ADRENALINA → TRAVAGLIO VELOCE

P. Maghella, *Incontri di accompagnamento alla nascita*, edizioni red!

Scheda di lavoro n. 31

Dolore del travaglio-parto

- Universale
- Segnala buon funzionamento del corpo
- Ha un ruolo, è guida, è motore
- Attivato da/attiva ormoni efficaci

Origine:	Contrazioni dell'utero Pressione e stiramento della cervice, dei legamenti Pressione sugli altri organi/nervi
Caratteristiche:	Graduale e intermittente, con contrazioni e pause Aumenta con la dilatazione della cervice Sensazione diversa in fase espulsiva Dolore tra le contrazioni indica problema
Aiutato da:	Endorfine Posizioni erette o appoggiate in avanti Movimento Sostegno e senso di sicurezza Calore Tocco e massaggio Movimento, dondolio e contenimento col rebozo Acqua, immersione in vasca o doccia Immaginare qualcosa di ancorante, piacevole Sospiri, respiro, voce
Aggravato da:	Immobilità Solitudine, paura Adrenalina Digiuno Posizione anomala del bimbo Alcune procedure

P. Maghella, *Incontri di accompagnamento alla nascita*, edizioni red!

Scheda di lavoro n. 32

Ossitocina, l'ormone dell'amore

Coinvolto in tutti i meccanismi della riproduzione:
- Ovulazione e mestruazione
- Attività sessuale e orgasmo
- Gravidanza
- Travaglio e parto
- Allattamento

Caratteristiche:	Ormone endogeno, autoprodotto Attiva comportamento affettivo e *bonding* Stimola contrazioni uterine Riduce ansia e promuove senso di calma Riduce sensazione del dolore Può essere disturbato, condizionato Riduce rischio di emorragia post-partum e aiuta l'involuzione dell'utero Responsabile della fuoriuscita del latte
Stimolato da:	Stimolazione di alcune aree del corpo (capezzoli, utero, vagina, organi genitali...) Contatto pelle a pelle Vicinanza e contatto occhi Improvvisa produzione di adrenalina (poco prima della fase espulsiva)
Ridotto da:	Scomodità, imbarazzo, giudizio, ansia, paura Adrenalina Somministrazione di ossitocina sintetica Farmaci oppiacei, epidurale Separazione mamma-bambino

P. Maghella, *Incontri di accompagnamento alla nascita*, edizioni red!

Scheda di lavoro n. 33

Endorfine

- Oppiacei naturali
- Ormone anti-stress
- Aumentano gradualmente dalla 12ª settimana di gravidanza
- Presenti nel fluido amniotico
- Aumentano in travaglio
- Riduzione dopo alcuni giorni dal parto

Caratteristiche:	Benessere, sentirsi bene Modera dolore Modera lo stress Altera percezione del tempo e dello spazio Aiuta la consapevolezza Riduce le inibizioni Aiuta la concentrazione interna, stato di trance Euforia del dopo nascita
Stimolate da:	Sforzo, impegno fisico Contrazioni del travaglio Stimoli sensoriali piacevoli come musica, ridere...
Ridotte da:	Adrenalina Analgesici, anestetici

Scheda di lavoro n. 34

Adrenalina

- Meccanismo di sopravvivenza
- Reazione istintiva involontaria al pericolo, paura, disturbo
- Per la conservazione della persona
- Imprevedibile

Caratteristiche:	Aumenta battito cardiaco Sudore freddo Bocca secca Agitazione o congelamento Pupille dilatate Flusso sanguigno ai muscoli **In travaglio, alti livelli** Riduce ossitocina > travaglio rallenta Riduce endorfine > più dolore Altera attività uterina > lenta dilatazione o blocco Riduce afflusso sanguigno all'utero e al bambino
Stimolata da:	Percezione o reale pericolo/disturbo Paura, ansia, stress, rabbia Parole e azioni che causano ansia e paura Interruzioni, ambiente poco intimo, troppe persone Dolore innaturale/patologico
Ridotta da:	Rimozione della fonte di ansia Creare un ambiente/clima emozionalmente sicuro e protetto Riduzione degli stimoli sensoriali (luce, rumori...) Acqua calda Stare con persone conosciute, in un luogo familiare Conoscere/capire cosa succede

Parto e procedure appropriate

Gravidanza, parto e passaggio al ruolo di genitore rappresentano un percorso 'naturale' e 'normale'.
Ma che cosa si intende per 'naturale' e 'normale'? Ognuno di noi potrebbe darne un'interpretazione diversa.
L'Organizzazione Mondiale della Sanità (OMS) chiese a diverse figure professionali di dare una definizione del concetto di 'parto normale' (Conferenza di Fortaleza, 'Tecnologie appropriate per il parto', aprile 1985).
I ginecologi riferirono che si ha un parto normale quando non emergono deviazioni patologiche e non c'è ricorso all'intervento.
Le ostetriche affermarono che avere un bambino è un percorso normale di vita, qualsiasi ne sia l'esito, anche quando emergono complicazioni. Un parto è normale se viene vissuto come tale dalla donna stessa, se rispecchia la sua vita e il suo stile di vita.
L'epidemiologo affermò che il parto è da considerare normale quando è un processo assolutamente fisiologico, anche se oggigiorno conosciamo ben poco della fisiologia, vista la tendenza interventista.
Lo psicologo definì il parto come una normale crisi di crescita con una funzione decisiva sullo sviluppo emotivo dell'essere donna e madre.
Il sociologo affermò che il parto non è un processo 'normale', ma un processo sociale, e che 'normalità' e 'naturalità' del parto dipendono interamente dalla persona, dal luogo, dal tempo in cui avviene. Che un parto sia considerato normale o meno dipende più dal soggetto che ne dà la definizione che non dall'evento in sé.
La rappresentanza delle donne concluse che il parto è 'normale' quando la donna lo controlla. Parto e nascita non fanno parte della vita normale e quotidiana di una donna e della sua famiglia, sono eventi

Che cosa è 'naturale' e 'normale' nel parto?

Ecco le risposte a questa domanda date in un corso per operatori:
- Dipende dal soggetto.
- Un evento è normale quando è conforme alle regole o alle norme dell'individuo, del gruppo e della struttura; e il parto, con le procedure più frequentemente attuate, è normale quando non vi sono interventi esterni e intrusioni rispetto ai tempi.
- Un parto è normale quando la donna realizza le proprie aspettative.
- Un parto è normale quando è vaginale, fisiologico, vissuto dalla donna fino in fondo e con la nascita di un bimbo sano.
- Un parto è normale quando è conforme alla tradizione di una determinata cultura.

straordinari e molto intensi ma diventano normali se si considera la globalità del ciclo di vita.

Fattori che influenzano il parto

Tutti questi diversi concetti espressi dalle diverse professionalità sottolineano l'importanza di considerare la globalità e l'ampiezza del percorso, poiché esso racchiude aspetti socioculturali, fisico-biologici, emozionali relazionali, energetico-spirituali.
Brigitte Jordan ha scritto: «Il parto è una transizione intima e complessa il cui contenuto è fisiologico, ma il cui linguaggio è culturale».
Il parto è un evento 'bio-affettivo-sociale'. La matrice (nella lingua spagnola si utilizza ancora il termine matrice per parlare di utero), il processo fisiologico universale vengono 'colorati' dalla cultura. Questa funzione fisiologica è influenzata dalla situazione culturale e dalle sue regole. Il parto è considerato, universalmente, un evento molto importante, che ha differenze di tipo sociale. Un evento sociale che necessita di 'regole'. Le regole di alcune culture possono essere inconcepibili per altre. Ogni cultura considera il proprio sistema di assistenza, le proprie regole, come moralmente superiori alle altre.
Il parto è anche un percorso storico, per quanto riguarda la storia dell'umanità, il senso di appartenenza e la continuità con tutte le donne della storia. Ma è anche un percorso storico personale: la storia di ogni donna determina come arriva al parto e come questo evento ne influenzerà la vita.

La storia personale di ogni donna, poi, è strettamente influenzata dal vissuto affettivo dalla propria nascita e primi anni di vita, dal vissuto relazionale come adulta, da quello sessuale, poiché il parto è anche un evento che appartiene alla sfera affettiva e sessuale, anche se questo aspetto è spesso totalmente ignorato dagli operatori.
Le correlazioni tra parto e rapporto sessuale sono molteplici: basti pensare alle contrazioni ritmiche dell'utero, agli organi coinvolti, all'ossitocina, prodotta in entrambi gli eventi, al ritmo del respiro, ai suoni e ai movimenti. In entrambi i momenti diminuiscono il livello di interazione e controllo verso il mondo esterno, ma si acutizzano verso di sé, tanto che, in entrambi i casi, il controllo sociale li può bloccare. Il parto e gli eventi sessuali sono funzioni primali e 'funzionano' meglio quando la parte analitica, il controllo e il giudizio vengono accantonati per fare spazio alle sensazioni fisiche con alto significato affettivo.

Il concetto di rischio

Il rischio è una componente integrante dell'esperienza della vita.
Il concetto di rischio è uno dei principali riferimenti dell'attuale sistema organizzativo e culturale dell'ostetricia. Dagli anni '80 sono stati numerosi gli sforzi per normalizzare la nascita, per promuovere la fisiologia come elemento centrale per tutelare la salute di mamma e bambino, da parte di movimenti delle donne, di associazioni di operatori, di società scientifiche e di importanti agenzie internazionali di salute. Nonostante le forti evidenze e gli studi a sostegno della fisiologia, la medicalizzazione della nascita non si è ridotta... La cultura del rischio è fortemente radicata. L'attitudine a considerare tutti i parti a rischio non è positiva né funzionale. L'argomento è complesso e coinvolge tanti aspetti: culturali, epidemiologici, organizzativi...; di comunicazione, di scelte... (Si suggerisce la lettura del libro di A. Regalia e G. Colombo, *La nascita: rischi reali, pericoli percepiti*, Carrocci Faber, 2018).

Scegliere le modalità e il luogo del parto

Nella vita dobbiamo costantemente scegliere. Vi sono scelte quotidiane, di ordinaria amministrazione, e scelte che condizionano il corso della nostra vita. Le scelte sono influenzate da tanti fattori e spesso ci troviamo trasportate/i, consapevolmente e non, dalla corrente.

La scelta del luogo dove partorire

Cosa succede quando 'compriamo un bambino'? (In molte culture è ancora presente questa espressione, forse utilizzata perché il peso e la misura del bambino sono così importanti!) 'Comprare un bambino' è un evento molto significativo, addirittura sconvolgente all'interno di una coppia, di una famiglia. Una scelta che condiziona tutta la vita!
Gravidanza, parto, nascita sono eventi e percorsi molto importanti, che coinvolgono il lato fisico, biologico, emozionale, relazionale, sociale, culturale, sessuale, storico, spirituale e anche medico-assistenziale.
È nostra responsabilità, come donne e uomini in attesa di un bimbo, innescare il percorso di ricerca e toglierci la benda dagli occhi, per poter scegliere, giocando un ruolo di centralità.
È anche nostra responsabilità prendere coscienza dei servizi sociali e sanitari che possiamo utilizzare e che paghiamo come cittadini.

Andiamo incontro a diverse scelte:

- desiderio o scelta della maternità e paternità;
- scelta del servizio e dell'operatore: consultorio familiare, ospedale, privato; ostetrica o medico ginecologo;
- controlli clinici: screening, esami, visite vaginali (quali, quando, periodicità, utilità, rischi);
- incontri di accompagnamento alla nascita: quali, quando, dove, rivolti a chi, tenuti da chi;
- informazioni: letteratura sull'argomento, opinioni familiari;
- sospensione temporanea o meno del lavoro.

Molte di queste scelte iniziali influenzeranno e determineranno la scelta del luogo e delle modalità con cui accogliere il bambino.
Per poter rispondere alle scelte delle donne/coppie rispetto al luogo del parto, è essenziale che gli operatori si chiariscano i termini del dibattito circa parto in ospedale, parto a domicilio e case del parto.
Ancora oggi, infatti, si continua erroneamente a pensare che partorire in casa sia più rischioso che partorire in ospedale.

Il parto in casa e il parto in ospedale

È statisticamente dimostrato che partorire a domicilio non è più rischioso che partorire in ospedale; anzi, l'ambiente familiare e intimo può meglio sostenere la tranquillità del parto e proteggere dalle interferenze inutili. Questa scelta potrebbe essere realizzabile (gratuitamente o con rimborso regionale) per la stragrande maggioranza delle donne che lo desiderano, purché abbiano avuto una gravidanza sana, con un bimbo dal peso normale, con presentazione cefalica e con un parto che si attiva spontaneamente tra la 37ª e la 42ª settimana di gestazione.

Recenti studi[1] affermano che il parto in casa programmato è tanto sicuro quando un parto in ospedale, ma con meno interventi e meno complicazioni. Un parto programmato a casa non aumenta il rischio di mortalità perinatale e di grave morbilità perinatale tra le donne a basso rischio. L'assistenza di un'ostetrica preparata e motivata e un buon sistema di accoglienza nel punto nascita nei rari casi di trasferimento garantiscono una scelta sicura.

La nostra è la prima era nella storia dell'umanità a poter assicurare nei paesi sviluppati un parto e una nascita domiciliari sicuri grazie agli ottimi standard igienici, nutrizionali, nonché al numero minore di figli per ogni donna, all'uso di telefoni, cellulari e automobili, al numero e alla vicinanza delle strutture ospedaliere.

È interessante e utile, per capirne le ragioni, documentarsi sul percorso storico e analizzare gli elementi che hanno dato vita alla quasi totale ospedalizzazione del parto cui assistiamo oggi.

I criteri della scelta

Vediamo ora quali sono i criteri per scegliere oggi il luogo dove partorire. Nel caso in cui si scelga l'ospedale è necessaria un'ulteriore scelta fra tante possibilità: ospedale di zona, piccolo ospedale di provincia, 3° livello, vicino, lontano, dove lavora chi segue la donna gravida, *rooming-in,* ospedale 'alternativo' con stanza familiare, attrezzato per un parto in acqua, ospedale 'amico del bambino e della madre', clinica privata, ospedale universitario, ospedale che offre attivamente l'epidurale...

Chi sceglie l'ospedale

Le motivazioni di chi sceglie l'ospedale sono generalmente le seguenti:

- il mio medico lavora in ospedale;
- se mi dovesse succedere qualcosa è un luogo più attrezzato;
- ho avuto dei problemi in gravidanza o di salute;
- è il mio primo figlio;
- lo fanno tutti;

1 Olsen O., Clausen J.A., *Planned hospitalbirth versus planned homebirth*, The Cochrane Libray, issue 9, 2012.

- il mio compagno si sente più sicuro in ospedale;
- è più sicuro per la salute del bambino;
- non sono più giovane;
- non voglio soffrire e vorrei ricevere farmaci che mi aiutino a evitare il dolore;
- voglio potermi riposare e non pensare agli altri figli o alla casa per i primi giorni;
- non ho alternative;
- avrò bisogno del cesareo;
- è gratuito.

Chi sceglie il 'parto naturale' in ospedale

Ed ecco le motivazioni di chi sceglie un ospedale in cui si protegge il parto fisiologico, dove si pratica il 'parto naturale'e l'appropriatezza delle cure:
- è una via di mezzo;
- è più familiare di altri ospedali;
- posso muovermi come voglio, l'ho scelto perché posso utilizzare se vorrò l'acqua;
- c'è un'atmosfera più tranquilla;
- c'è una minore medicalizzazione;
- c'è maggiore autonomia delle ostetriche;
- c'è la disponibilità a una dimissione precoce;
- sono, in genere, reparti più piccoli;
- c'è più rispetto verso il nucleo familiare;
- c'è un bel sostegno all'inizio dell'allattamento;
- in alcune situazioni è consentita la presenza di eventuali altri figli, sia alla nascita sia nei giorni seguenti;
- c'è libero accesso per il partner;
- c'è un ruolo attivo della madre.

Chi sceglie di partorire in casa

Ecco le motivazioni di chi sceglie di partorire in casa:
- risponde al nostro vissuto;
- si tratta di un evento normale da vivere all'interno della famiglia, da non trasferire in un luogo deputato alla cura delle malattie;
- per avere il bambino sempre con noi;
- non voglio interferenze inutili;
- non vorremmo procedure di routine;

- non mi fido degli ospedali;
- per sentirmi libera di assumere le posizioni che voglio e per allattare il bambino a richiesta;
- voglio che anche gli altri figli siano partecipi e presenti all'evento;
- preferisco l'assistenza di un'ostetrica conosciuta;
- non sono a rischio;
- mi dà sicurezza;
- non voglio farmaci;
- perché la mia casa è il luogo più intimo cui posso pensare e non vorremmo persone estranee;
- sono comunque vicino a un ospedale in caso ne avessi bisogno;
- posso soddisfare più facilmente i miei bisogni;
- perché desidero che mio marito abbia un ruolo centrale;
- perché sono nata in casa.

Una scelta consapevole e informata

Per poter scegliere il luogo in cui partorire è importante capire quali siano le proprie esigenze di fronte a questo evento.
Ecco le risposte date, con la tecnica del *brainstorming*, dai partecipanti a un corso di accompagnamento alla nascita dedicato alle coppie, alla domanda: «Che cosa richiedereste a una struttura, a un'équipe di operatori?»:

- intimità: porta chiusa, essere lasciati soli quando lo desideriamo;
- la presenza di una sola ostetrica;
- rispetto dei tempi, gentilezza, disponibilità, sicurezza, incoraggiamento, fiducia;
- presenza del partner, e restare nella stessa stanza per tutto il tempo;
- operatori preparati che sappiano fare controlli adeguati e intervenire immediatamente solo quando necessario;
- libertà di movimento e di posizioni, possibilità di avere acqua e cibo e di poter usare la voce;
- che non vengano utilizzati farmaci di routine ed essere consultata nel caso;
- un'accoglienza dolce per il bambino;
- poter tenere il bambino con me dalla nascita e poterlo allattare a richiesta;
- assistenza pediatrica;
- potermene andare presto a casa;
- assistenza domiciliare dopo.

Scheda di lavoro n. 35

Aree critiche e standard di riferimento

Il percorso nascita: promozione e valutazione della qualità di modelli operativi - Indagine ISS 2011

Standard di riferimento	*Aree stridenti*
GRAVIDANZA e IAN • Assistenza della gravidanza a basso rischio da parte dell'ostetrica: 80% delle gravidanze • Assunzione di acido folico 0,4 mg al gg (almeno 1 mese prima della gravidanza continuando nei primi 3 mesi di gravidanza) • N. 1 ecografia 19ª-21ª settimana gestazione per gravidanza a basso rischio, efficace la misurazione sinfisi fondo dalla 20ª settimana gestazione • Offerta attiva: informare tutte le donne all'inizio della gravidanza dei corsi e dei servizi • Partecipazione ai corsi CAN: 80% delle primipare e favorire la partecipazione alle donne non occupate e con bassa scolarità • Inizio precoce degli incontri: almeno dalla 16ª settimana di gestazione con formule differenziare (incontri a tema nei primi due trimestri e settimanali nell'ultimo) • Partecipazione a più del 70% degli incontri • Gradimento: 80% delle donne dichiara il buon gradimento al corso	GRAVIDANZA e IAN • Troppe gravidanze seguite dal ginecologo • Bassa assunzione di acido folico periconcezionale • Troppe ecografie • Difetto di offerta attiva • Poche informazioni in gravidanza sull'allattamento • Bassa partecipazione agli IAN di donne con bassa scolarità, non occupate, straniere
PARTO • Induzioni 10% • Episiotomia 5% • Taglio cesareo 10%-15%	PARTO • Troppe induzioni • Troppe episiotomie • Troppi cesarei • Poco sostegno all'esperienza del dolore
ALLATTAMENTO E DOPO • Pelle a pelle e prima poppata in sala parto 80% di tutti i neonati • Allattamento esclusivo: 90% alla dimissione • Allattamento esclusivo: 80% a 3 mesi • Allattamento esclusivo: 60% a 6 mesi • Allattamento complementare: 60% a 12 mesi • Visite a domicilio in puerperio: 80% di tutte le donne che partoriscono in un anno	ALLATTAMENTO E DOPO • Inadeguati pelle a pelle e prima poppata • Poca osservazione della poppata • Poco allattamento esclusivo alla dimissione e a 3 mesi • Eccessiva riduzione allattamento esclusivo/completo a 6 mesi • Troppe prescrizioni di latte artificiale • Troppi problemi di allattamento nei primi tre mesi • Troppi disagi per la sutura • Poco sostegno nel dopo

Queste richieste denotano un forte bisogno di benessere psicofisico per la madre, il padre e il bambino.
Nessuna di queste richieste mette a repentaglio la salute di madre e bambino, anzi, al contrario, come molti studi dimostrano esse favoriscono una buona riuscita sia immediata sia nel periodo post-natale, predisponendo a un atteggiamento positivo verso il parto e la nascita.
Alcune donne e coppie decidono di fare le loro richieste agli operatori del punto nascita scelto scrivendo i loro desideri rispetto all'esperienza della nascita. Il **piano del parto** viene proposto come scheda da compilare anche nell'Agenda della Gravidanza della Regione Piemonte che viene consegnata dai consultori familiari a tutte le donne che risiedono nella regione. Anche altre Regioni hanno prodotto la propria Agenda.

Le Raccomandazioni dell'OMS del 1985 e del 2018 e la cultura della medicina basata sull'evidenza scientifica

Dagli anni Ottanta si parla di umanizzazione della nascita come atteggiamento di base per la sicurezza dell'evento.
In questa direzione molto ha fatto l'Organizzazione Mondiale della Sanità con le sue Raccomandazioni pubblicate nel maggio 1985, nate dall'esigenza di alcuni Stati di ottenere un'autorevole valutazione scien-

La cultura dell'Evidence Based Practice

La storia della EBM (*Evidence Based Medicine*) nasce nel 1972 con la pubblicazione da parte di Archie Cochrane del trattato *Effectiveness and Efficiency*, ormai un classico della medicina basata sulle prove di efficacia.
Da allora vi è stato un continuo fiorire di linee guida, tanto che si potrebbe pensare di vivere nel pieno della stagione dell'*Evidence Based Practice* e di riuscire a dare una veste scientifica a tutti gli atti e a tutte le decisioni prese nella quotidiana attività del mondo sanitario. In realtà non sempre è così e proprio l'ostetricia è un ambito nel quale è sempre esistito un diffuso e riconosciuto gap tra evidenze di efficacia e pratica clinica.

Laura Pellegrini, direttore dell'Agenzia per i servizi sanitari regionali (ASSRISS), Presentazione della parte I delle linee guida su 'Assistenza alla gravidanza e al parto fisiologici'.
www.assr.it/plg/gravid_parto/gravid_parto_1.pdf

Classificazione degli studi clinici in termini di evidenza scientifica (dal più debole al più forte)

1. Opinioni dell'esperto
Indicazioni basate sull'esperienza maturata su un argomento clinico, eventualmente supportate da casistiche personali o di istituto, senza popolazioni di confronto. Nella scala degli studi questo è il livello più debole, meno scientifico, e tuttavia è il più diffuso.

2. Studio retrospettivo caso-controllo Confronto di una popolazione con un problema con una popolazione sana, al fine di ricercare fattori di rischio della patologia/malattia.

• *Caso*: donna o bambino con esiti sfavorevoli.

• *Controllo*: donna o bambino senza esiti sfavorevoli, con caratteristiche simili al caso (sesso, età, peso, e così via).

• *Metodo*: confronto dei fattori che possono influenzare il fenomeno in studio fra casi e controlli.

3. Studio prospettico di coorte
Confronto di una popolazione sottoposta al trattamento in studio con una non sottoposta al trattamento, al fine di valutare gli esiti dei due gruppi.

• *Coorte* di donne o bambini sottoposti al trattamento.

• *Controllo* di donne o bambini non sottoposti al trattamento o sottoposti ad altro trattamento.

• *Metodo*: confronto degli esiti fra le due coorti.

4. Studio controllato randomizzato (RCT)
Confronto di due popolazioni sottoposte casualmente, random, al trattamento in studio o al non-trattamento al fine di valutare gli esiti dei due gruppi. Assegnazione casuale ai gruppi.

• *I gruppo (sperimentale)*: persone sottoposte a trattamento o procedura in studio.

• *II gruppo (controllo)*: pazienti non sottoposti al trattamento o sottoposti ad altro trattamento.

• *Metodo*: confronto degli esiti fra i due gruppi.

Metanalisi
Tecnica che analizza gli studi (RCT) condotti sullo stesso argomento, i quali possono aver fornito risultati contrastanti. La tecnica assembla i risultati dei diversi studi, di solito in tabella, e fornisce un'indicazione complessiva.

Revisione sistematica
Valutazione comparata della letteratura disponibile su un determinato argomento, pianificata come uno studio preparando un protocollo che espliciti obiettivi della revisione, modalità di ricerca, reperimento, valutazione critica, sintesi di tutti gli studi eleggibili per la revisione, implicazioni per la pratica clinica e per la ricerca.

PNLG *Manuale metodologico. Come produrre, diffondere e aggiornare raccomandazioni per la pratica clinica*, ISS & ASSR, Roma, 2002

tifica sull'uso delle tecnologie ostetriche e periodicamente confermate da ulteriori studi.
L'OMS ha riunito una nutrita équipe multidisciplinare composta da ostetriche, medici ostetrici, pediatri, neonatologi, economisti del campo della salute pubblica, epidemiologi, sociologi, psicologi, antropologi, politici e utenti. Questa équipe ha lavorato per 5 anni in 32 paesi, rivedendo tutta la letteratura, organizzando prove e ricerche.
Ne è emerso che solo il 10% delle procedure normalmente applicate era stato esaminato con metodologie scientifiche.
Inoltre, molte ricerche erano basate solamente sull'aspetto quantitativo, minimizzando o ignorando quasi del tutto l'aspetto qualitativo della procedura. In molti casi, gli aspetti sociali e psicologici erano stati totalmente esclusi: per esempio, in 10 anni sono stati pubblicati oltre 500 studi sull'uso del monitoraggio elettronico fetale, ma solamente due di questi prendevano in considerazione anche il vissuto e la preferenza delle donne.
Si sono constatate grosse differenze nel tipo di assistenza a livello nazionale, regionale, di area, di città, addirittura variazioni tra ospedali della stessa zona e anche tra operatori che lavorano all'interno di uno stesso ospedale.
Sono state quindi indette tre importanti conferenze sull'uso appropriato della tecnologia per la gravidanza, il parto e il dopo parto (a Fortaleza, nell'aprile 1985, a Washington, nell'ottobre 1984 e a Trieste, nell'ottobre 1986), da cui sono scaturite le famose Raccomandazioni. Le nuove raccomandazioni OMS pubblicate nel 2018, *Intrapartum Care for a Positive Childbirth Experience*, riconfermano e riassumono il modello assistenziale e le buone pratiche affinché la nascita possa essere un'esperienza positiva per la donna.

Tecnologie appropriate per la nascita

Il concetto di base delle Raccomandazioni dell'OMS è che la tecnologia, per essere appropriata, deve essere sicura, provata scientificamente, economicamente realistica e socialmente accettabile.
La valutazione di queste qualità deve emergere da un'équipe multidisciplinare, che tenga conto degli aspetti e dei fattori quantitativi e qualitativi, e deve ricevere l'approvazione finale dell'utenza.

Per valutare 'appropriata' una tecnologia, si deve tenere conto:
- della sua efficacia (beneficio) e della sua sicurezza (rischi);
- della conseguente diagnosi e della reazione agli interventi;

Modello ideale di assistenza alla nascita

• Dovremmo favorire l'autonomia della donna su come vivere la sua gravidanza e il suo parto, a meno che non vi siano chiare prove di efficacia che giustifichino una restrizione alla libera scelta della donna e una interferenza nel naturale processo della nascita. Prendersi cura della gravidanza e del parto vuol dire assistere secondo prove di efficacia.

• In un modello ideale di assistenza alla nascita, la gravidanza e il parto dovrebbero avere un'evoluzione naturale. Gli operatori dovrebbero interferire solo con comportamenti e procedure che si sono dimostrati vantaggiosi per promuovere lo stato di benessere o migliorare lo stato di salute di madre e bambino.

M. Enkin, M.J.N.C. Keirse, J. Neilson et al. *A Guide to Effective Care in Pregnancy and Childbirth,* Oxford U.P., 2000.

- dei costi;
- degli aspetti sociali (implicazioni legali, etiche, sociali e culturali);
- dell'organizzazione (influenza sulla struttura del servizio, turni, tirocini, diversa disposizione delle stanze rispetto alle procedure o ai macchinari, protocolli, registrazioni scritte...);
- dell'abilità di chi assiste.

La medicalizzazione del parto

È stato provato che non c'è correlazione tra l'uso di tecnologia e mortalità e morbilità. Un uso inappropriato o un abuso di tecnologia comporta dei rischi. L'uso di macchinari, come, per esempio, il cardiotocografo, richiede un'interpretazione soggettiva dei dati.
Negli ultimi 50 anni, statistiche, studi randomizzati, valutazioni scientifiche, letteratura, conferenze ecc. hanno dimostrato che la medicalizzazione invasiva di routine è un rischio e che causa problemi ed effetti a catena più di quanti ne possa prevenire. E che un'attenta diagnosi, screening, protezione dell'intimità dell'ambiente e della relazione della triade danno ottimi risultati.
Per più di 50 anni si è continuato a produrre, in grande quantità, valutazioni scientifiche e statistiche, ma, ciò nonostante, non si è assistito a sostanziali cambiamenti per una migliore assistenza del percorso di gravidanza, parto e dopo parto.

Ancora oggi, scegliere un parto in ospedale significa, nella stragrande maggioranza dei casi, scegliere un parto e una nascita medicalizzati.
Molte delle procedure oggi regolarmente utilizzate erano state originariamente riservate alle gravidanze ad alto rischio, ma sono poi state estese a tutte le gravidanze, anche a quell'80% di donne definite 'a basso rischio'.
Per le donne con gravidanze fisiologiche queste procedure causano più rischio che beneficio.
Procedure come posizione litotomica, monitoraggio continuo, digiuno, uso di ossitocina, manovra di Kristeller, episiotomia, taglio immediato del cordone ombelicale, separazione dal bambino, sono tutte state prese in esame da ricerche scientifiche e valutate rischiose. Tuttavia vengono continuamente utilizzate. Queste procedure vengono quindi attualmente usate più per abitudine, per consuetudine che per evidente sicurezza ed efficacia.
Perché le procedure di routine vengono ancora usate? Perché gli operatori ostetrici insistono ancora, con le tante donne con gravidanze normali, a usare tecnologia e medicalizzazione quando le ricerche scientifiche ne sottolineano l'inadeguatezza ed evidenziano la necessità di particolare e attenta selezione? Perché gli operatori insistono ancora a utilizzarle quando, per un parto normale, il rischio della medicalizzazione è più alto del beneficio?
Perché c'è ancora tanta resistenza da parte degli operatori a umanizzare l'evento 'nascita'? Secondo M. Wagner «esistono le ragioni date e le resistenze reali».

Ragioni date

- *Realismo*: «Dobbiamo essere realisti, il pericolo è sempre presente e un parto può essere considerato normale solo al suo termine». Essere realisti significa però considerare tutti gli aspetti nella loro globalità: l'umanizzazione è una richiesta che nasce da reali bisogni.

- *Sicurezza*: «Dobbiamo pensare ai desideri della donna, ma, soprattutto, alla sua sicurezza!» Non dobbiamo però sottovalutare quanto possono fare una presenza affettiva e un sostegno per un buon risultato.

- *Scienza*: «Bisogna essere scientifici!» In realtà essere scientifici significa proporre procedure e interventi che hanno dimostrato la sicurezza e l'efficacia.

- *Particolarismi*: «Dipende dalla situazione locale...» Con questa scusa si pensa che il proprio territorio o il proprio ospedale sia una realtà unica e non si possano applicare nuove modalità operative o considerare altre esperienze, soprattutto se straniere. Avrete sicuramente sentito la classica frase: «Funzionerà in quell'area, ma non da noi: siamo diversi...»

- *Infezioni*: «Bisogna evitare le infezioni...», dimenticando che proprio in ospedale si è più esposti alle infezioni. Questa argomentazione è spesso utilizzata quando si parla di nido, anche se, in realtà, questo è sicuramente il maggior abbaglio che la pediatria abbia preso nel secolo scorso, poiché la separazione del bambino dalla madre significa aumento delle infezioni, minore possibilità di allattamento e maggiori depressioni dopo parto.

- *Immobilismo*: si incolpa qualcun altro della volontà di non cambiare: le ostetriche incolpano i medici, i primari e l'utenza; i primari incolpano gli amministratori che, a loro volta, incolpano i politici...

- *Ostacoli strutturali*: un'altra ragione per non rinnovarsi è spesso la scusa della struttura architettonica, ovvero dell'inadeguato spazio fisico del reparto. Ma, per esempio, non è necessario ristrutturare un reparto per lasciare il bambino con la madre, così come non sono necessari investimenti per permettere a una donna di rimanere carponi e non richiede un progetto neppure il chiudere le porte!

- *Risorse:* un'altra scusa è la mancanza di soldi. Ma quanto costa avere un familiare presente al parto, assicurare il massimo di intimità a una donna, chiudere le porte, non fare visite a ogni ora, lasciare che la donna assuma la posizione desiderata o che cammini in corridoio o che faccia una doccia anche con le membrane rotte? Quanto costa aspettare prima di fare un'episiotomia, quanto costa dare il bambino alla madre? In realtà, se pensiamo all'aspetto economico, l'uso della tecnologia e dei farmaci è senza dubbio più costoso: quanto costano un cesareo e la lunga degenza che ne consegue? Alcune decine di migliaia di euro, con i quali si potrebbero assumere più ostetriche, mantenendo la percentuale dei cesarei al di sotto del 15%. Quanto costa un letto americano che consente le più svariate posizioni nella fase espulsiva? Migliaia di euro, mentre ne basterebbero molto meno per una semplice pedana, un lenzuolo per terra o un semplice materassino per permettere di partorire come si vuole!

Resistenze reali

Vediamo, ora, le resistenze reali e scopriremo che nessuna è medica o scientifica! Analizziamo i principali motivi per cui vengono usate le procedure di routine.

- *Vantaggi economici*: la medicalizzazione è un grosso affare. La tecnologia è economicamente vantaggiosa per gli ospedali (come azienda), per le industrie (di macchinari, apparecchiature elettroniche, farmaci, e tanto altro) e per gli operatori sanitari (aumento di personale nei reparti, frequenti visite ed ecografie, e così via). Un esempio classico è il parto cesareo: un cesareo è sicuramente più vantaggioso economicamente rispetto a un parto naturale, perché è maggiore lo staff operativo impiegato, si utilizzano apparecchiature chirurgiche e macchinari, aumenta l'uso di farmaci, di analisi di laboratorio, c'è una più lunga permanenza della donna in ospedale...

- *Risparmio di tempo*: il tempo di assistenza risparmiato viene utilizzato per fare altre cose, come assistere altre clienti o seguire il reparto; e riduce il tempo di presenza del personale.

- *Impiego di risorse esistenti:* la tecnologia e le procedure si usano perché esistono, perché sono lì, disponibili, usabili. Quando si è richiesto un monitor elettronico del costo di svariate decine di migliaia di euro, gli operatori facilmente si possono sentire obbligati a usarlo. Inoltre, l'uso di tecnologie crea attività, è una calamita. Ci si sente maggiormente a proprio agio quando si fa qualcosa, tanto più se si tratta di un'attività complicata e specializzata. E forse avranno ragione gli esperti che predicano un incremento dell'uso della tecnologia in relazione alla diminuzione delle nascite e all'aumento del numero di ginecologi e ostetrici!

- *Giustificazione di specializzazioni*: la tecnologia serve a giustificare la necessità di specializzazione e a promuovere l'autostima dell'operatore, che si sente importante e valorizza l'immagine di sé.

- *Distacco emotivo*: le procedure vengono usate per non coinvolgersi

Conduzione direttiva	**Conduzione di supporto**
Gravidanza e parto sono pericolosi	Gravidanza e parto sono eventi naturali
L'operatore è competente	La donna è competente
Assistenza secondo le consuetudini e secondo le ultime novità	Assistenza appropriata, secondo le prove di efficacia (EBM)
Livello più intensivo di cure	Livello di cure più basso compatibile con la sicurezza (OMS)
Il medico è l'esperto che assiste tutte le gravidanze, perché tutte sono a rischio	Ostetrica: promuove la fisiologia e assiste gravidanze e parti normali (basso rischio) Medico: esperto nelle patologie (alto rischio)
Il medico decide e interviene La donna delega, subisce le decisioni	La donna è coinvolta nelle decisioni L'operatore interviene solo con procedure dimostratesi vantaggiose (EBM)
Il danno può non essere accettato (accanimento)	Il danno può essere accettato
	Dottor Pietro Lombardo, medico ostetrico, formazione MIPA, 2004.

emotivamente. La tecnologia scoraggia la comunicazione e l'intimità, soprattutto in un evento così fortemente emotivo e sessuale com'è il parto.

• *Parafulmine legale*: molti operatori reputano che l'uso di tecnologia possa proteggere in caso di denunce o problemi legali.

• *Scuole di specializzazione*: le procedure di routine vengono usate perché questo è l'unico modello insegnato e offerto nelle scuole di specializzazione per ostetriche e per ginecologi, e la *forma mentis* è difficile da modificare.

I paesi del Nord Europa vantano le migliori statistiche perché sono riusciti a conciliare la più bassa percentuale di interventi ostetrici:
• con la più bassa mortalità e morbilità perinatale;
• con la possibilità di scelta da parte dell'utenza sul luogo e le modalità di parto;

- con un ruolo centrale delle ostetriche;
- con la presenza di gruppi di pressione di utenti e operatori;
- con una continuità di assistenza.

Il tutto, ovviamente, abbinato a un ottimo standard socioeconomico di vita.

Le pratiche ostetriche

Le procedure applicate di routine sono tantissime e variano da ospedale a ospedale e da operatore a operatore.
La letteratura scientifica in merito, anche in lingua italiana, le diverse Linee guida, propongono un'accurata revisione di queste procedure; vediamone succintamente alcuni esempi.

Ospedalizzazione

L'ospedalizzazione è il primo significativo intervento per la madre e per il bambino. Sono molti i fattori ambientali che in ospedale aumentano lo stress: la non familiarità, lo spostamento, la concentrazione di persone e di procedure.
Quando entrano in ospedale le donne si sentono, generalmente, perse, vulnerabili, sottomesse alle tante regole, passive, frastornate dagli odori, dai rumori, dal via-vai, dai camici, dall'"autorità", dai macchinari, dai letti, dai pazienti...
L'ambiente estraneo aumenta l'ansia: l'impatto è tale (soprattutto per le persone che entrano in un reparto per la prima volta nella loro vita) che, a volte, le contrazioni scompaiono o si indeboliscono (a causa dell'effetto inibitorio dell'adrenalina sul travaglio).
A tutto ciò si aggiungono le immediate procedure di accettazione: anamnesi (richiesta di dati, numeri di telefono, molte volte da comunicare tra una contrazione e l'altra), separazione dal familiare che si deve recare a registrare il ricovero, visita vaginale, auscultazione del battito cardiaco fetale, monitoraggio.
In alcuni ospedali, dal momento del ricovero alla nascita del bambino, la donna in travaglio cambia dalle 4 alle 6 stanze, il che, secondo uno studio di Niles Newton e Michel Odent, disturba profondamente il processo del travaglio, rendendolo più lungo, doloroso e difficile.
La sensazione di non familiarità e di isolamento è aggravata, soprattutto durante il giorno, da un alternarsi di parecchi operatori sco-

nosciuti: ginecologi, ostetriche, infermiere, studenti, puericultrici e pediatri. Uno studio canadese (citato nel libro di Enkin, Keirse, Chalmers *L'efficazia delle procedure di assistenza alla gravidanza e al parto,* edizioni red!) ha valutato che una donna in ospedale viene a contatto, durante il travaglio e il parto, con una media di 6,4 operatori.

Un altro studio (sempre citato da Enkin) ha riportato che in un ospedale universitario una donna, nell'arco di 6 ore, può incontrare fino a 16 persone diverse in camice. Ma la donna è, comunque, lasciata sola.

Uno studio (S. Inch, *Birthrights*) ha dimostrato che in situazioni di stress la frequenza del battito cardiaco materno aumenta, accompagnata immediatamente da un aumento della frequenza del battito cardiaco fetale, che persiste anche per 10 minuti dopo la cessazione dello stress. Lo studio ha rilevato che l'entrata in sala parto anche di sole quattro persone in camice può essere sufficiente a produrre un'alterazione del battito cardiaco fetale.

Le donne in travaglio richiederebbero, invece, una costante, continua compagnia, per ricevere contatto fisico (essere tenute per mano, passeggiare insieme, essere massaggiate, guardate...) e appoggio emotivo (intesa, aiuto per capire, filtrare e mediare le informazioni dell'operatore, incoraggiamento...).

Sono stati fatti ben 19 studi randomizzati che hanno dimostrato che la presenza di una persona scelta dalla donna (nel 93% dei casi, il padre del bambino) durante il travaglio fornisce un incoraggiamento particolare, influenzando la percezione e il contenimento del dolore, con conseguente minore richiesta di analgesici, riduzione della durata del travaglio, riduzione del numero di cesarei, minor stanchezza, miglior *bonding* con il bambino.

L'ostetrica in ospedale spesso non può soddisfare questo ruolo, poiché le sue mansioni sono troppe (altre donne da assistere, seguire il reparto, compilare cartelle, eseguire controlli, rispondere a telefonate, turni per servizi particolari...) per poter rimanere accanto a una donna durante tutto il travaglio.

Anche l'eventuale parente della donna, comunque, si trova in un ambiente non familiare, a volte addirittura ostile o indifferente nei suoi confronti. Sarebbe auspicabile, invece, riuscire a salvaguardare questo legame, creando facilitazioni e proteggendone l'intimità.

**Concordanza fra le Raccomandazioni OMS 1985 e 2018
e le periodiche revisioni della Cochrane Library**

- Presenza di un familiare durante il travaglio.
- Supporto continuo da parte degli operatori.
- La donna deve partecipare alle decisioni.
- Non uso sistematico e continuo della cardiotocografia.
- Non uso sistematico dell'amnioressi.
- Libertà di posizione in travaglio e nella fase espulsiva.
- Utilizzo di tecniche di rilassamento e manuali (massaggio...).
- Uso dell'epidurale secondo la preferenza della donna.
- Non uso sistematico dell'episiotomia.
- Seguire il proprio impulso a spingere.
- Non uso delle pressioni sul fondo dell'utero (Kristeller).
- Clampaggio ritardato del cordone ombelicale (non prima di 1 minuto dalla nascita).
- Taglio cesareo < 15%.
- Incoraggiare il parto vaginale dopo un cesareo.
- Il neonato con la madre, pelle a pelle.
- Inizio immediato dell'allattamento al seno.

Secondo Enkin, gli operatori dovrebbero, oltre che mantenersi informati e aggiornati, chiedersi costantemente:
- Perché eseguo questa procedura?
- È dimostrato che ciò apporta reali benefici?
- Posso fare qualcos'altro?
- Se sono nel dubbio, devo farlo?

Le pratiche facilitanti

La prima pratica non invasiva è permettere che le cose avvengano con la massima discrezione, sia che il parto e la nascita si svolgano in casa, sia in ospedale o in una casa di maternità.
Secondo Michel Odent, durante il travaglio, il parto, la nascita e le primissime ore di vita del bambino, la parola chiave dovrebbe essere 'intimità'.
Il lavoro di Odent ha preso inizialmente spunto da quello di Niles Newton, che aveva cercato le strategie maggiormente disturbanti per il travaglio dei mammiferi e tali da renderlo più lungo, difficile, doloroso e

Raccomandazioni OMS 2018

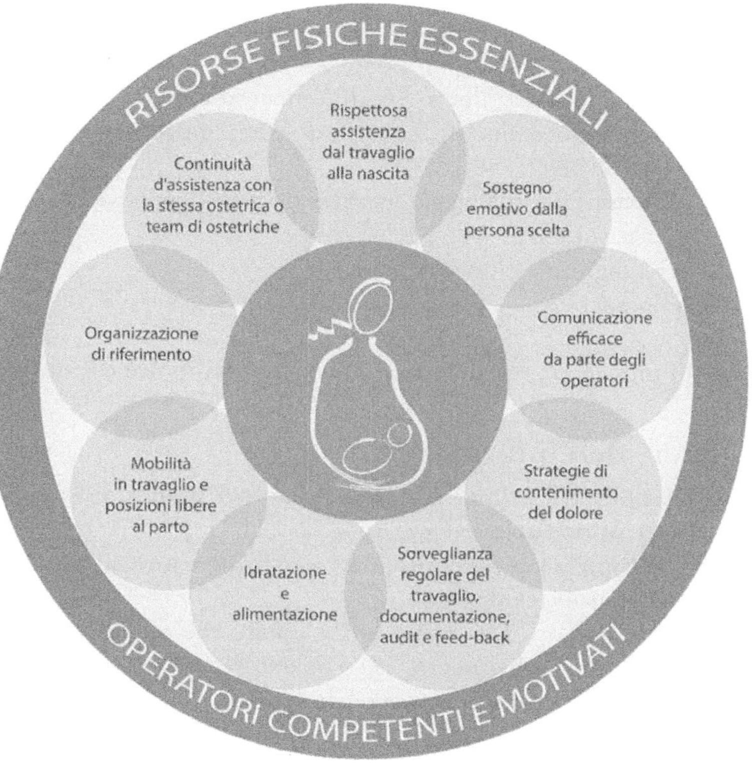

pericoloso. Tra queste, quelle con effetti maggiormente negativi si erano dimostrate lo spostamento da un luogo all'altro, la collocazione in un ambiente non familiare e un'osservazione invasiva (porli in una sfera di vetro per dare loro la netta sensazione di essere osservati).
Odent sostiene (nel suo libro *Ecologia della nascita,* edizioni red!) che per gli umani questi fattori sono ancora più importanti.

Ecco alcune pratiche facilitanti che possono essere utilizzate in ogni parto:
- intimità del luogo (porte chiuse, possibilità di stare con la persona scelta, possibilità di oscurare la stanza);
- presenza di un'ostetrica rassicurante;
- possibilità di movimento e di assumere posizioni varie (avere spazio,

spostare il letto, avere a disposizione cuscini, sedie, un pallone, sgabelli...);
- uso del pareo o rebozo che accompagna alcuni movimenti;
- uso di immagini e tecniche di rilassamento;
- uso del respiro, sospiri sonori o della voce;
- uso dell'acqua calda (docce, secchio pieno d'acqua su cui potersi sedere, lunga immersione in acqua, spruzzino, impacchi umidi...);
- alimentarsi e bere;
- uso del massaggio (massaggio localizzato all'area lombosacrale, massaggio zonale, shiatzu...);
- uso della digitopressione;
- riflessologia;
- musica;
- uso di immagini, visualizzazioni, tecniche meditative o ipnotiche.

Il potere dell'informazione

L'informazione è il primo, essenziale passo per indurre un cambiamento, per offrire un'assistenza professionale appropriata e, per le donne e le coppie, per poter discutere e richiedere un'assistenza adeguata e basata sulle evidenze.

Per i futuri genitori, l'informazione è potere che può portare uno stimolo verso il cambiamento. Per l'operatore, e in particolare per l'ostetrica, l'informazione è potere per mantenere la propria professionalità, ruolo e autonomia.

L'informazione è potere in quanto influenza le decisioni e le scelte e quindi agisce sul controllo.

Mantenersi informati e ricercare le informazioni necessarie sono una responsabilità e un impegno personali. Ciò richiede motivazione, fatica nella ricerca, fatica per 'acquisire' (soprattutto se si tratta di informazioni che mettono in crisi le pratiche codificate), elaborazione, confronto e diffusione. La difficoltà non è data solamente dall'impegno personale durante il processo di ricerca e di appropriazione, ma anche, e soprattutto, dalle resistenze nel percorso di diffusione e di passaggio dell'informazione stessa alla pratica.

Il rischio dell'informazione è la possibilità di alterare lo *status quo*, di indurre un cambiamento, di mettere in discussione atteggiamenti, opinioni, valori, sicurezze, tradizione, prestigio, potere economico e gerarchico. Il primo difficilissimo passo è il cambiamento di atteggiamento rispetto a una particolare situazione, conoscenza o procedura.

L'atteggiamento influenza l'opinione che si ha su una determinata cosa e di conseguenza, anche se non immediatamente, l'azione. In sintesi il percorso si articola in tre fasi:

- atteggiamento;
- opinione;
- azione.

Quando si innesca (consapevolmente o meno) un processo, è importante ricordare che è una reazione a catena, un domino, in quanto un cambiamento, anche se minuscolo, non resta un fatto isolato, ma influenza anche altre aree.

Generalmente, gli stimoli al cambiamento vengono dall'esterno e solo raramente dall'interno dell'istituzione. Per creare minori resistenze possibili, è utile, tuttavia, agli operatori far credere che, pur essendo esterno lo stimolo iniziale, il progetto è loro, appartiene all'istituzione.

Se un operatore o, ancor meglio, un gruppo di operatori volessero apportare delle modifiche al lavoro in un reparto, attraverso proposte o progetti, sarà utile che mettano in evidenza, per incontrare meno resistenze, che quanto proposto:

- porterà, dopo un periodo di cambiamento identificato e quantificato, minor lavoro;
- offre esperienza, acquisizioni e abilità interessanti;
- non minaccia la sicurezza e l'autonomia di nessuno;
- è in linea con i valori del reparto.

In una elaborazione di équipe è importante quindi:

- facilitare e indurre l'analisi di uno o più problemi; promuovere una decisione consensuale del gruppo;
- riuscire a entrare in sintonia con gli 'oppositori';
- riconoscere gli obiettivi reali ed esporre o far emergere le paure, reali o ingiustificate;
- che ogni partecipante si senta accettato, appoggiato; deve sentire che riceve la fiducia degli altri;
- chiarire o, ancor meglio, prevedere le diverse possibilità di interpretazione di un percorso e, quindi, insistere per un continuo confronto;
- rassicurare tutti che il progetto rimane aperto a revisioni e riconsiderazioni.

Scheda di lavoro n. 36

Procedura: Continuità di assistenza

Definizione

L'assistenza ostetrica *one to one* è basata sulla continuità d'assistenza durante la gravidanza, il travaglio, il parto e il post-partum da parte della stessa ostetrica o dello stesso piccolo team di ostetriche. L'ostetrica conosce la donna, pianifica e progetta insieme a lei l'assistenza alla gravidanza e al parto.

Evidenze

La continuità dell'assistenza ostetrica riduce i cesarei e gli altri interventi durante il travaglio e aumenta la soddisfazione materna.

Raccomandazioni

A ogni donna dovrebbe essere assicurata un'assistenza *one to one* durante tutto il percorso nascita, travaglio-parto e puerperio.

Riferimenti scientifici

- WHO Recommendations, *Intrapartum care for a positive childbirth experience*, OMS, 2018.
- Hodnett E.D., *Continuity of caregivers for care during pregnancy and childbirth*, Cochrane Database of Systematic Reviews, 2008, issue 4. Art. N.: CD000062. DOI: 10.1002/14651858.CD000062.pub2.
- Page L. et al., *Clinical interventions and outcomes of one-to-one midwifery practice*, in 'Journal of Public Health med.', 1999 sep; 21(3)243-8.

Scheda elaborata da Susanne Houd, ostetrica e psicoterapeuta

Scheda di lavoro n. 37

Procedura: Curva di Friedman e Partogramma

Evidenze

La ricerca che il dottor Friedman ha fatto nel 1955 su 500 donne in età fra i 20 e 30 anni e su cui ha basato la sua teoria non è più rilevante oggi. Nel tempo attuale le donne, se lasciate in pace, hanno travagli più lunghi, il doppio rispetto a 50 anni fa, senza un'aumentata morbilità. Una revisione della Cochrane non ha trovato sufficienti evidenze per dimostrare che l'uso del partogramma migliori l'*outcome* clinico.
La dilatazione di 1 cm all'ora nel travaglio attivo non è realistica e per molte donne troppo rapida; la definizione non è raccomandata per definire la normalità di progressione del travaglio.
La nuova definizione di travaglio attivo è dai 5 cm alla dilatazione completa, sia per le donne alla prima esperienza sia per le pluripare.

Raccomandazioni

La variabilità del tempo in travaglio deve essere compresa come un ritmo soggettivo per le diverse donne e non come una potenziale patologia. Un travaglio più lungo non significa un travaglio distocico. Le visite vaginali dovrebbero essere limitate. Dovrebbero essere utilizzati altri metodi per constatare la progressione del travaglio.
L'assistenza a un travaglio prolungato dovrebbe dare priorità al sostegno psicofisico prima di utilizzare procedure mediche.
Le linee guida di ciascun Punto Nascita dovrebbero rivedere le indicazioni per le visite vaginali in travaglio alla luce di queste raccomandazioni e il partogramma dovrebbe essere abbandonato.

Riferimenti scientifici

- WHO Recommendations, *Intrapartum care for a positive childbirth experience*, OMS, 2018.
- Lavender T. et al., *Effects of different partogram action lines on birth outcomes: A Randomised controlled trial*, in 'Obstetrics and Gynecology', 2006, 108(2): 295-302.
- Enkin M. et al., *A guide to Effective Care in Pregnancy and Birth*, Oxford University Press, 2000.
- Lavender T. et al., *Effects of partogram use on outcomes for women in spontaneus labor at term*, Database Cochrane of Systematic Reviews, 2012, issue 8. Art. N.: CD005461.

Scheda elaborata da Susanne Houd, ostetrica e psicoterapeuta

Scheda di lavoro n. 38

Procedura: Monitoraggio elettronico fetale continuo. Cardiotocografia (CTG)

Contesto

Il benessere fetale in travaglio può essere valutato mediante l'auscultazione intermittente del battito cardiaco dopo le contrazioni uterine materne oppure con la cardiotocografia (CTG). Quest'ultima registra, su un foglio che scorre, la frequenza cardiaca fetale e le contrazioni uterine. Essa è largamente usata nelle gravidanze a rischio aumentato di complicanze e durante il travaglio.

Evidenze

- La CTG in gravidanza non migliora gli esiti fetali e materni.
- La CTG in travaglio a basso rischio, alto rischio o pretermine, continua o intermittente, con analisi visiva o computerizzata, non riduce i danni neurologici e la mortalità neonatale e determina l'aumento dei parti operativi (tagli cesarei, ventosa, forcipe) rispetto all'auscultazione intermittente.

Raccomandazioni

- Nei travagli normali, valutare il benessere fetale con l'auscultazione intermittente e la presenza costante dell'ostetrica. Nei travagli ad alto rischio dovrebbe essere fornito lo stesso tipo di assistenza perché la CTG non sembra fornire vantaggi.
- In caso di anomalia dell'auscultazione intermittente, occorre passare alla CTG.

Riferimenti scientifici

- WHO Recommendations, *Intrapartum care for a positive childbirth experience*, OMS, 2018.
- Alfirevic Z., *Continuous CTG as a form...*, Cochrane Systematic Review, 2017.
- Ayres-de-Campos D..., *Physiology of fetal oxygenation ...*, in 'Int J Gynecol Obstet', 2015; 131:5.
- Campanile M..., *CTG with and without computer...*, in 'J Matern Fetal Neon Med', 2020; 33:2284.
- Devane D., *CTG versus intermittent auscultation...* Cochrane systematic review, 2017.
- *Monitoraggio cardiotocografico in travaglio.* SIGO, AOGOI, AGUI 2018, pag. 40.
- *Recommendations on antenatal care for a positive experience.* WHO, 2016, pag. 53 e 57.

Scheda elaborata dal dottor Pietro Lombardo, medico ostetrico

Scheda di lavoro n. 39

Procedura: Movimento e posizioni libere e spontanee in travaglio e durante la fase espulsiva

Evidenze

Il movimento e le posizioni libere riducono il dolore intenso; prevengono e correggono posizioni anomale del feto. Riducono i parti assistiti attivamente, le anomalie del battito fetale, il tempo della fase espulsiva, lo sforzo nella spinta, il ricorso all'episiotomia.

Raccomandazioni

Le donne possono muoversi liberamente durante il travaglio e assumere le posizioni che preferiscono durante la fase espulsiva.

Riferimenti scientifici

• WHO Recommendations, *Intrapartum care for a positive childbirth experience*, OMS, 2018.
• Gupta J., Hofmeyr G., *Positions for women during second stage of labour for women without epidural anaestesia*, Cochrane Database of Systematic Reviews, 2012, issue 5. Art. N.: CD002006.
• MacLennan A. et al., *Does the option to ambulate during spontaneous labour confer any advantage or disadvantage?*, in 'Journal of Maternal-Fetal and Neonatal Medicine', 1994 3(1): 43-48.
• Shorten et al., *Birth position, accoucheur and perinatal outcomes informing women about choices for vaginal birth*, in 'Birth', 2002, 29(1): 18-27.

Scheda elaborata da Susanne Houd e Piera Maghella

Scheda di lavoro n. 40

Procedura: Sostegno emotivo continuo

Evidenze

Il sostegno emotivo *one to one* in travaglio e parto offerto dalla presenza empatica e continua di una persona ha i seguenti effetti:

- travagli più veloci;
- più parti vaginali spontanei;
- minore ricorso all'analgesia intrapartum;
- maggiore soddisfazione dell'esperienza del parto.

Questi benefici sono stati ancora più significativi quando la persona che offriva sostegno non era un operatore sanitario e quando il sostegno iniziava precocemente in travaglio e in un luogo dove l'epidurale non veniva offerta di ruotine.

Raccomandazione

La presenza di una persona scelta dalla donna è raccomandata per tutte le donne durante il travaglio e il parto.

Riferimenti scientifici

- WHO Recommendations, *Intrapartum care for a positive childbirth experience*, OMS, 2018.
- Cochrane Database of Systematic Reviews, 2007, issue 3 (Revisione di 16 studi che hanno coinvolto 13.391 donne.)

Scheda elaborata da Susanne Houd e Piera Maghella

Scheda di lavoro n. 41

Procedura: Travaglio e parto in acqua

Evidenze

Uso dell'acqua in travaglio: l'acqua è un ottimo metodo per la riduzione del dolore, riduce l'utilizzo dell'analgesia farmacologica, ci sono meno lacerazioni, meno episiotomie, meno emorragie post partum (500-999 ml), non aumentano le infezioni rispetto a un parto a secco e ci sono meno neonati trasferiti in Terapia Intensiva.
Uso dell'acqua per il parto: al presente non ci sono studi randomizzati sulla scelta delle donne di partorire in acqua. Studi retrospettici sostengono che il parto in acqua è una possibilità sicura.

Raccomandazioni

Per una donna con un travaglio normale dovrebbe essere possibile usare l'acqua sia nella fase dilatante che in quella espulsiva. Le ostetriche e i medici dovrebbero avere familiarità con i protocolli più recenti internazionali, nazionali e locali per assicurare la migliore assistenza clinica quando una donna sceglie l'immersione in acqua sia per il travaglio che il parto.

Riferimenti scientifici

- Cluett E.R., Burns E., *Immersion in water in labour and birth*, Cochrane Database of Systematic Reviews, 2008, issue 5.
- RCM, *Midwifery Blue tap Guidance*, n. 1, nov. 2018.
- *Prospective Observational Study in Italy*, 2014, BMC.
- *Midirs Informed choice review on the use of water during childbirth*, MIDIRS 2008, 2014.
- Geissbuehler V. et al., *Waterbirths compared to landbirths, an observational study of 9 years*, in 'Journal of Perinatal Medicine', 2002, 32(4):308-14.

Scheda elaborata da Susanne Houd e Piera Maghella

Scheda di lavoro n. 42

Procedura: Analgesia peridurale

Contesto

Il dolore in travaglio dipende molto dallo stato emozionale della donna. Il supporto continuo, *one to one*, fornisce rassicurazione e riduce il dolore: incoraggiare a camminare, cambiare posizione, usare tecniche di respirazione, di rilassamento, fare un bagno caldo o la doccia. Se questo non è sufficiente, si ricorre agli oppioidi (morfina) o alla peridurale a basse dosi, che permettono di mantenere la capacità di muoversi. La peridurale è un'iniezione, eseguita a livello lombare, di oppioidi e anestetici locali vicino ai nervi che trasmettono il dolore del travaglio.

Indicazioni della peridurale

• Patologie internistiche nelle quali è necessario evitare lo stress del travaglio.
• Ansia estrema e paura del dolore del travaglio.
• Casi con supporto continuo del travaglio in cui subentra una sofferenza fisica percepita come intollerabile.

Evidenze

• La peridurale è analgesico più efficace degli oppioidi, con tassi simili di tagli cesarei, parti operativi vaginali, esiti neonatali. Essa però prolunga il travaglio (primo e secondo stadio), determina maggiore uso dell'ossitocina; ha tassi maggiori di ipotensione arteriosa, cefalea, ritenzione urinaria.
• Il confronto fra peridurale e supporto continuo non è chiarito dagli studi clinici perché, nel solo studio che lo ha previsto, molte donne con supporto continuo hanno ricevuto antidolorifici (Dickinson, 992 partecipanti).
• Il travaglio in acqua riduce il ricorso all'analgesia peridurale.

Raccomandazioni

• Assistenza *one to one* e travaglio in acqua.
• Incoraggiare le donne con peridurale a muoversi e assumere posizioni verticali.

Riferimenti scientifici

• Anim-Somuah M., *Epidural versus non-epidural...*, Cochrane Syst Review, 2018.
• Cluett ER., *Immersion in water during labour...*, Cochrane Systematic Review, 2018.
• Dickinson JE., *The impact of intrapartum analgesia...*, in 'Aust N Z J Ob Gyn', 2002; 42:59.
• *Intrapartum care for healthy women and babies*, NICE, 2017, pag 30-33.
• *Intrapartum care for women with existing medical conditions*, NICE, 2019.
• *Managing complications in pregnancy and childbirth...*, WHO, 2017, pag. C-55, 86.
• Smith CA., *Relaxation techniques...*, Cochrane Systematic Review, 2018.

Scheda elaborata dal dottor Pietro Lombardo, medico ostetrico, 2020

Scheda di lavoro n. 43

Procedura: Accelerare il travaglio

Contesto
L'accelerazione del travaglio si ottiene con l'aumento delle contrazioni uterine, mediante la somministrazione dell'ormone ossitocina e/o amnioressi (rottura artificiale delle membrane amniotiche) in caso di distocia, cioè quando gli operatori valutano vi possa essere un rallentamento della progressione del travaglio.

Cause di distocia
La distocia del travaglio è causata da svariati fattori. Può essere dovuta a riduzione dell'efficienza delle contrazioni, a presentazione anomala del feto. Essa è associata all'incremento dei parti operativi.

Modificazioni dell'ossigenazione in travaglio
Nell'accelerazione con ossitocina, l'intervallo fra le contrazioni per mantenere normale l'ossigenazione del feto deve essere di circa 2' e 20", con massimo 3 contrazioni in 10'. L'eccesso di contrazioni provoca carenza di ossigeno al feto.

Evidenze
- L'accelerazione con ossitocina riduce la durata del travaglio, non aumenta i parti operativi (taglio cesareo, ventosa, forcipe), aumenta l'esperienza negativa della donna rispetto al parto.
- L'accelerazione eccessiva con ossitocina causa incremento dei parti operativi e dei casi di ossigenazione fetale ridotta.
- Il supporto emozionale continuo in travaglio riduce il tasso di parti operativi.
- Programmi di formazione riducono le diagnosi di distocia e l'uso di ossitocina.

Raccomandazioni
- Incoraggiare la mobilità della donna, le posizioni verticali e la presenza costante dell'ostetrica per prevenire la distocia e l'uso ingiustificato dell'accelerazione.
- Comprendere la possibile causa della distocia per intervenire adeguatamente. Procedere all'accelerazione mediante amnioressi e ossitocina solo in caso di contrazioni inefficienti.

Riferimenti scientifici

- Ayres-de-Campos D., *Physiology of fetal oxygenation*, in 'Int J Gyn Obstet' 2015; 131:5-8.
- Helbig S., *Inter-institutional variations...*, in 'BMC Pregn and Childbirth' 2019; 19:238.
- Gaudernack LC., *De-medicalization of birth...*, in 'BMC Pregn and Childbirth' 2018; 18:76.
- *Managing complications in pregnancy and childbirth...*, WHO, 2017, pag. S-83.
- Myers ER., *Labor Dystocia*. Agency for Healthcare Research and Quality 2020.

Scheda elaborata dal dottor Pietro Lombardo, medico ostetrico, 2020

Scheda di lavoro n. 44

Procedura: Rottura artificiale delle membrane (amnioressi) per abbreviare il travaglio

Contesto

La rottura artificiale delle membrane amniotiche (amnioressi) avrebbe l'obiettivo di rafforzare le contrazioni uterine e abbreviare la durata del travaglio. Alcuni studiosi pensano che l'amnioressi provochi l'incremento dell'azione degli ormoni del travaglio (prostaglandine e ossitocina). All'opposto, altri affermano che siano proprio le membrane integre a premere internamente sull'utero, a stimolare l'azione degli ormoni del travaglio e ad appianare e dilatare la cervice uterina.

Evidenze

L'amnioressi in travaglio non modifica la durata del primo e secondo stadio del travaglio, la soddisfazione materna, il tasso di tagli cesarei, di cardiotocografia patologica, di carenza di ossigeno fetale, di aspirazione di meconio (sostanza contenuta nell'intestino del feto), di rianimazione neonatale alla nascita, di ricovero in terapia intensiva neonatale.

Raccomandazioni

- Non eseguire l'amnioressi di routine nella gestione del travaglio.
- Non eseguire l'amnioressi precoce da sola o con l'ossitocina per prevenire il travaglio prolungato; neanche nelle donne con analgesia peridurale.
- Non eseguire l'amnioressi da sola per il trattamento del travaglio prolungato.
- Incoraggiare la mobilità, le posizioni verticali e la presenza costante dell'ostetrica.
- Considerare l'amnioressi insieme all'infusione di ossitocina se sopravviene e persiste la distocia da contrazioni inefficienti.

Riferimenti scientifici

- Lothian JA., *Healthy Birth Practice: Avoid Interventions...*, in 'J Perin Educ', 2019; 28: 94-103.
- WHO Recommendations, *Intrapartum care for a positive childbirth experience*, OMS, 2018.
- *Managing complications in pregnancy and childbirth...* WHO, 2017, pag. P-28-30.
- Myers ER., *Labor Dystocia*, Agency for Healthcare Research and Quality, 2020.
- Recommendations for Augmentation of Labour. Highlights... WHO, 2015, pag. 1-4.
- Smith R., *Amniotomy for shortening...*, Cochrane Systematic Review, 2013.
- Worthley M., *Does amniotomy shorten...*, in 'J Fam Pract', 2018; 67:787-788.

Scheda elaborata dal dottor Pietro Lombardo, medico ostetrico, 2020

Scheda di lavoro n. 45

Procedura: Parto vaginale dopo cesareo (VBAC)

Contesto

Il parto vaginale dopo cesareo è una scelta più sicura di un secondo cesareo. Esso è promosso in molti paesi per contenere i rischi materni associati a cesarei multipli ed è più conveniente economicamente. Sono diffusi programmi di promozione per le donne, i medici e le ostetriche. Le donne che hanno scelto il travaglio dopo cesareo valutano in modo positivo l'esperienza del secondo parto.

Evidenze

- Il parto programmato dopo cesareo, sia che avvenga per via vaginale sia addominale, è associato a rischi materni maggiori e rischi perinatali simili di quello delle donne al primo parto.
- Oltre il 70% delle donne che scelgono il travaglio programmato dopo cesareo partorisce per via vaginale.
- La frequenza di lacerazione della cicatrice trasversa bassa durante un travaglio assistito dopo un cesareo è circa il 0,5%.

Raccomandazioni

- Travaglio di prova dopo uno o due cesarei con incisione trasversa bassa dell'utero, gravidanza con feto unico, feto in presentazione cefalica.
- Almeno 18 mesi fra cesareo e successivo parto.
- Valutare il benessere fetale e materno nel travaglio dopo cesareo con la presenza costante dell'ostetrica e la cardiotocografia continua.
- Sollievo dal dolore con supporto continuo, travaglio in acqua, peridurale.
- Accesso immediato a cesareo, trasfusione, terapia intensiva neonatale.
- Indurre il travaglio dopo cesareo con catetere a palloncino e amnioressi.
- Accelerare il travaglio con amnioressi e ossitocina a basse dosi se c'è lenta progressione da contrazioni uterine inefficienti.

Riferimenti scientifici

- ACOG Practice Bulletin. *Vaginal Birth After Cesarean Delivery.* 2017, n. 184.
- Clarke M. *OptiBIRTH... after caesarean section*, in 'BMC Pregnancy Childbirth' 2020; 20:143.
- Hutcheon JA., *Short interpregnancy intervals...*, in 'Paediatr Perinat Epidemiol.' 2019; 33:48.
- *Intrapartum care for women with... obstetric complications.* NICE 2019, pag 52.
- Lindblad Wollmann C., *Risk of negative birth experience...* PLoS ONE 2020; 15: e0229304.
- *Managing complications in pregnancy and childbirth...* WHO, 2017, pag S-107, P-22.
- Ye L., *Systematic review of the effects of birth spacing...*, in 'Int J Gyn Obstet' 2019; 147:19.

Scheda elaborata dal dottor Pietro Lombardo, medico ostetrico, 2020

Scheda di lavoro n. 46

Procedura: Spinta

Evidenze

Si deve abbandonare la modalità di esortare la donna a spingere indicandole come farlo.
Dirigere le spinte causa eccessiva stanchezza materna, aumenta l'assistenza attiva nel parto vaginale; aumentano le episiotomie e le lacerazioni perineali; vi è un eccessivo sforzo al perineo con conseguente incontinenza urinaria.

Raccomandazioni

Le donne dovrebbero essere incoraggiate e sostenute a seguire il proprio impulso a spingere.
Non devono venir date istruzioni e indicazioni. L'ostetrica e gli altri operatori possono offrire incoraggiamento empatico e apprezzamento, ma non istruzioni.

Riferimenti scientifici

- WHO Recommendations, *Intrapartum care for a positive childbirth experience*, OMS, 2018.
- Gupta J., Hofmeyr G., *Positions for women during second stage of labour*, Cochrane Database of Systematic Reviews, 2012, issue 5. Art. N.: CD 002006.
- Bloom S. et al., *A randomised trial of coached vs uncoached maternal pushing during the second stage of labour*, in 'American Journal of Obstetrics and Gynecology', 2006, 194; 10-13.
- Caldeyro-Barcia R. et al., *Influence of maternal bearing down efforts and their effects on fetal heart rate, oxygeneration and acid bearing down balance*, in 'Journal of Perinatal Medicine', 1979, 9: 63-67.

Scheda elaborata da Susanne Houd e Piera Maghella

Scheda di lavoro n. 47

Procedura: Manovra di Kristeller

Contesto

La manovra di Kristeller si pratica spingendo sul fondo dell'utero verso il canale del parto, nel tentativo che si verifichi il parto vaginale. Può essere esercitata, a donna supina o in posizione verticale, dalle mani o dal gomito di un operatore o con cintura gonfiabile. La spinta può variare da pressione gentile con una mano sul fondo a forza vigorosa a colpi successivi con il corpo dell'operatore che pesa sul gomito e sull'utero.
Sono numerose le segnalazioni di fratture costali, rotture d'utero e lacerazioni anali della madre, di fratture e danni cerebrali del neonato. La Kristeller è imputata di distacco di placenta, trasfusione ematica madre-feto, immunizzazione Rh, trasmissione di HIV ed epatite B, distocia di spalla del feto.
Nella pratica ostetrica, la Kristeller è usata largamente, nonostante le opinioni cliniche e legali contrarie e malgrado sia considerata non rispettosa delle donne. Per tali motivi, gli operatori sovente non la registrano sul foglio del parto.
È impiegata nel taglio cesareo, quando l'estrazione del feto risulta difficile.

Evidenze

Negli studi clinici, la manovra di Kristeller non abbrevia il periodo espulsivo, non aumenta il numero dei parti vaginali, non riduce i parti operativi, non migliora gli esiti neonatali.

Raccomandazioni

- Non usare la manovra di Kristeller per il parto vaginale. È rischiosa per madre e feto. Non è rispettosa delle donne.
- Non usarla nella distocia di spalla del feto.
- Incoraggiare le donne ad assumere le posizioni che trovano più confortevoli.

Riferimenti scientifici

- WHO Recommendations, *Intrapartum care for a positive childbirth experience*, OMS, 2018.
- Asefa A., Service providers' experiences of disrespectful..., in 'Reproductive Health', 2018; 15:4.
- Downe S., *Effectiveness of respectful care...*, in 'Reproductive Health', 2018; 15:23.
- Hofmeyr GJ., *Fundal pressure during the second stage...*, Cochrane Syst Review, 2017.
- *Managing complications in pregnancy and childbirth...*, WHO, 2017, pag S-99, P-95.
- Marit SG., *...traumatic experiences of labour and birth*, PLoS ONE 2020; 15: e0233114.
- Ukke GG., *Disrespect and abuse of women during...*, PLoS ONE 2019; 14: e0205545.
- Waterfall H., *...assisting difficult delivery at caesarean*, Cochrane Syst Review, 2016.

Scheda elaborata dal dottor Pietro Lombardo, medico ostetrico, 2020

Scheda di lavoro n. 48

Procedura: Episiotomia

Contesto

I parti vaginali, con o senza episiotomia (taglio di vagina e perineo), sono associati a lacerazioni vaginali e dei tessuti circostanti, a volte gravi fino al retto, con infezione, dispareunia, incontinenza e fistole urinarie e anali, prolasso genitale.

È eseguita selettivamente, su indicazione degli operatori, per affrettare la nascita in caso di battito anomalo, per dare spazio alla manipolazione in caso di distocia di spalle del feto, per allargare l'ostio vaginale nei parti operativi vaginali.

Evidenze

- L'episiotomia provoca un numero maggiore di lacerazioni gravi.
- La probabilità di episiotomia è minore nelle donne che programmano il parto fuori dall'ospedale, partecipano agli incontri di accompagnamento alla nascita, che in travaglio hanno supporto continuo, fanno il bagno o la doccia, hanno posizione verticale in periodo espulsivo.

Raccomandazioni

- Non eseguire l'episiotomia di routine per facilitare l'uscita della testa fetale.
- Eseguirla in caso di battito anomalo quando la testa fetale preme sul perineo e nei casi di distocia di spalle nei quali occorre entrare in vagina con le mani.
- In caso di ventosa o forcipe, può essere indicata se il perineo teso interferisce con l'asse di trazione.
- Quando è indicata, eseguire la tecnica medio laterale destra a partenza dalla forchetta vaginale, a 45-60° dall'asse verticale.
- Promuovere la formazione degli operatori e l'episiotomia selettiva.

Riferimenti scientifici

- Bergendahl S., Lateral episiotomy versus no episiotomy…, in 'BMJ Open' 2019; 9: e 025050.
- WHO Recommendations, *Intrapartum care for a positive childbirth experience*, OMS, 2018.
- *Intrapartum care for healthy women and babies.* NICE, 2017, pag. 62.
- Jiang H., *Selective versus routine use of episiotomy…*, Cochrane Syst Review, 2017.
- *Managing complications in pregnancy and childbirth…*, WHO, 2017, pag C-99, S-99.
- Marschalek M., *Risk and protective factors for obstetric…*, in 'Birth', 2018; 45:409.
- Zaami S., *Routine and selective episiotomy…*, in 'Eur Rev Med Pharm Sci', 2019; 23: 1847.
- Zimmo KM., *Impact of animated instruction on tablets…*, in 'Int Urogyn J', 2019 30:1343.

Scheda elaborata dal dottor Pietro Lombardo, medico ostetrico, 2020

Scheda di lavoro n. 49

Procedure: Clampaggio del cordone ombelicale

Definizioni

- *Clampaggio immediato del cordone (ICC):* il cordone ombelicale è clampato al momento della nascita.
- *Clampaggio precoce del cordone (ECC):* è clampato entro 30 secondi dalla nascita del bambino o prima dell'inizio della respirazione.
- *Clampaggio ritardato del cordone (DCC):* è clampato dopo 2-3 minuti o dopo che ha smesso di pulsare; il cordone sarà molle e bianco.
- *Clampaggio fisiologico del cordone (PhCC):* è clampato dopo il secondamento.
- *Clampaggio del cordone coordinato dal bambino (baby-DUCC):* Il cordone rimane collegato fino allo scambio gassoso nei polmoni del bambino (neonati > 32 sett.).
- *LOTUS birth:* la placenta rimane attaccata al bambino fino a che il cordone si secca e si stacca autonomamente.

Per tutte le nascite è raccomandato il clampaggio ritardato o fisiologico del cordone ombelicale.

Evidenze

Nei neonati a termine

Aumento dello stato di ferro. Riduzione della prevalenza della mancanza di ferro a 4 mesi di vita (1 vs 10). Riduzione della prevalenza dell'anemia neonatale (2 vs 10). Miglioramento della stabilità cardio-respiratoria. Aumento della saturazione/aumento punteggio Apgar 5-min. Aumento del contenuto mielinico del cervello.

Il clampaggio ritardato apporta un rialzo nella bilirubina sierica. L'ittero fisiologico è il risultato dell'aumentata emolisi dei globuli rossi contenenti emoglobina fetale e di una limitata capacità di coniugare e smaltire la bilirubina. Non richiede trattamento. La bilirubina è un importante antiossidante.

Si pensava che Il clampaggio precoce riducesse l'incidenza dell'emorragia post-partum, ma la ricerca ha dimostrato il contrario. Il clampaggio precoce può aumentare il rischio dell'emorragia post-partum e ritenzione di placenta ostruendo la placenta con il sangue del bambino e rendendo più difficoltosa la contrazione dell'utero e l'espulsione della placenta stessa. Il clampaggio ritardato del cordone permette il drenaggio della placenta ed è ora raccomandato come parte del secondamento attivo.

→

Nei neonati prematuri
• *Revisioni sistematiche.* Riduzione mortalità in ospedale. Miglioramento punteggio Apgar 1 minuto. Riduzione del numero di trasfusioni. Riduzione emorragia intraventricolare.
• *Studi singoli.* Miglioramento della stabilità circolatoria e la perfusione cerebrale. Riduzione dei danni neurologici gravi.

Raccomandazioni
Il clampaggio ritardato del funicolo (non prima di 1 minuto dopo la nascita) è raccomandato per tutte le nascite per migliorare la salute materna e infantile e per *outcomes* nutrizionali.

Riferimenti scientifici
• WHO Recommendations, *Intrapartum care for a positive childbirth experience*, OMS, 2018.
• WHO Guideline, *Delayed Umbilical Cord Clamping for Improved Maternal and Infant Health and Nutrition Outcomes.* Geneva: World Health Organization; 2014.
• *WHO recommendations for the prevention and treatment of postpartum haemorrhage.* Geneva: WHO; 2012. Brouwer et.al, 2018 ; Blank et.al, 2018; Andersson O 2011 / 2015/ 2019; Katheria 2017; Erickson-Owens 2018; Fogarty, 2018; Rabe H 2019; Lodha 2019; Bhatt, 2014.

Scheda elaborata da Elisabeth Saether, ostetrica, ricercatrice sull'argomento

Scheda di lavoro n. 50

Procedura: Contatto pelle a pelle

Definizione

Immediato contatto pelle a pelle alla nascita fra madre e bambino, senza interruzioni, senza limitazioni di tempo e in sicurezza per agevolare l'espressione delle reciproche competenze e l'avvio dell'allattamento.
Questa pratica va assicurata a tutte le madri, indipendentemente dalla modalità di parto e dalle intenzioni sulla modalità di alimentazione del proprio bambino.

• Asciugare tamponando delicatamente il bimbo con un telo di cotone morbido a eccezione delle mani;
• adagiarlo nudo e prono in mezzo alle mammelle della madre che si troverà in una posizione semireclinata (testa, collo e spalle ben sostenuti e senza tensioni);
• coprire madre e bambino con un telo caldo e pulito;
• coprire la testa del neonato con un cappellino morbido;
• assicurare il contatto pelle a pelle continuo e prolungato tra la madre e il neonato fino al termine della prima poppata, offrendole aiuto, se necessario;
• evitare le procedure di routine fino a che la la prima poppata non è terminata.

Evidenze

Nel bambino
• Migliora la stabilizzazione della temperatura prevenendo stress termico e ipotermia;
• migliora la stabilità del metabolismo;
• migliora la stabilità glicemica;
• agevola la stabilità respiratoria;
• agevola e rinforza i riflessi di ricerca del seno e di suzione;
• favorisce la colonizzazione batterica 'amica' e lo sviluppo del microbiota;
• agevola l'emissione del meconio prevenendo il rischio di iperbilirubinemia;
• riduce gli episodi e la durata del pianto abbassando il livello di stress e il consumo energetico;
• favorisce uno stato di calma e permette la regolazione del sistema motorio.

Nella madre
• Agevola la contrazione dell'utero con conseguente più rapida espulsione della placenta, riducendo il rischio di emorragia;

→

→

- favorisce il legame (*bonding*) col bambino;
- favorisce il riflesso di emissione.

Per l'allattamento
- Maggiore durata ed esclusività.

Raccomandazioni

Posticipare l'iniezione di vitamina K, le misurazioni routinarie di peso e lunghezza e tutti gli eventuali controlli al termine della prima poppata. Anche la vestizione del bambino va rimandata dopo la prima poppata. Tutti questi interventi, infatti, interferiscono con l'interazione madre-neonato e ritardano l'avvio dell'allattamento.

Durante il contatto pelle a pelle, la prima poppata e nelle due ore successive alla nascita, il bambino va attentamente osservato dal personale sanitario al fine di individuare tempestivamente eventuali segni di sofferenza.

Anche i familiari e/o chi assiste la madre nel post-parto vanno istruiti nel riconoscere qualsiasi segno di sofferenza del bambino e segnalarlo immediatamente al personale sanitario.

Il bagnetto non è necessario.

Riferimenti scientifici

- I dieci passi dell'Ospedale Amico del bambino, passo 4: 'Mettere i neonati in contatto pelle a pelle con la madre immediatamente dopo la nascita per almeno un'ora e incoraggiare le madri a comprendere quando il neonato è pronto per poppare, offrendo aiuto se necessario'.
- World Health Organization, UNICEF.
- *Protecting, promoting, and supporting breastfeeding in facilities providing maternity and newborn services: the revised Baby-friendly Hospital Initiative*, 2018.
- *Implementation guidance*, scaricabile in www.who.int/nutrition/publications/infantfeeding/bfhi-implementation/en/
- ILCA (International Lactation Consultant Association), *Clinical Guidelines for the establishment of exclusive breastfeeding*, marzo 2014.
- American Academy of Pediatrics (AAP), *Policy statement: breastfeeding and the use of human milk*, 2012;129 (3)
- Moore ER, Bergman N, Anderson GC, Medley N, *Early skin-to-skin contact for mothers and their healthy newborn infants*, Cochrane Database of Systematic Reviews, 2016, issue 11.
- American Academy of Pediatrics (AAP), Lori FW, Jay PG, FAAP Committee on fetus and newborn, Task Force on Sudden Infant Death Syndrome, *Safe Sleep and Skin to skin Care in neonatal Period for Healty Term Newborns*, in 'Pediatrics', vol. 138, n. 3, settembre 2016: e20161889.
- Marshall K, *Skin to skin contact after birth*, in 'Pract Midwife', novembre 2012, 15(10):36-8.

Scheda elaborata da Tiziana Catanzani, IBCLC

Scheda di lavoro n. 51

Allattamento al seno in sala parto

Definizione
L'allattamento al seno costituisce la norma biologica per garantire una sana crescita e un sano sviluppo dei neonati ed esercita un'influenza biologica ed emotiva unica sulla salute sia delle madri che dei bambini. Uno stretto contatto fisico tra madre e figlio immediatamente dopo il parto e un frequente allattamento al seno sono lo stimolo migliore alla secrezione lattea.
Il primo latte, il colostro, ha un particolare valore nutritivo e sanitario per il neonato grazie al suo alto contenuto di proteine e vitamine liposolubili e alle sue proprietà antisettiche.
È la prima immunizzazione del neonato.

Evidenze
- Più rapido instaurarsi di suzione e comportamenti alimentari efficaci.
- Immediato riconoscimento e avvio relazione madre-bambino.
- Rilascio di ossitocina che favorisce l'involuzione uterina e l'emissione del latte stesso.
- Produzione di endorfine.
- Allattamento al seno più duraturo.

Raccomandazioni
Facilitare l'immediato e indisturbato contatto pelle a pelle per almeno un'ora e incoraggiare le madri a comprendere quando il neonato è pronto per poppare, offrendo aiuto se necessario. Anche immediatamente dopo un taglio cesareo.
Rimandare le misure profilattiche di routine alla fine della prima poppata. Incoraggiare l'allattamento al seno a richiesta tutte le volte che il neonato lo richiede.

Riferimenti

- I dieci passi Unicef-OMS per l'allattamento al seno: www.unicef.it.
- WHO-UNICEF, *Baby Friendly Hospital Initiative Training Course*, 2020
- Adattato da ILCA (International Lactation Consultant Association), *Linee guida per l'attuazione dell'allattamento al seno esclusivo.*
- Inch S., Garforth S., Renfrew M., *Effective care in pregnancy and childbirth*, Review dal Cochrane Pregnancy and Childbirth Database, pag. 363, pag. 350.

Scheda elaborata da Tiziana Catanzani, IBCLC

Scheda di lavoro n. 52

Procedura: Somministrazione di liquidi o alimenti diversi dal latte materno per integrazione in assenza di indicazione medica

Evidenze

Dieci passi per l'allattamento, passo 6: Non somministare ai neonati allattati alimenti o liquidi diversi dal latte materno, a meno che non vi siano ragioni mediche accettabili per l'uso di sostituti del latte materno.
L'OMS raccomanda l'allattamento esclusivo per i primi sei mesi di vita e la sua continuazione dopo l'introduzione di alimentazione complementare, per due anni e oltre, se madre e bambino lo desiderano.
Somministrare al neonato qualcosa di diverso dal latte materno prima dei sei mesi compiuti comporta rischi potenziali per sua la salute come alterazioni del microbioma intestinale, patologie gastro-intestinali, intolleranze, così come l'esposizione a potenziali patogeni presenti negli alimenti sostitutivi. Offrire sostituzioni alimentari al latte materno aumenta inoltre il rischio di interruzione dell'allattamento entro le prime sei settimane di vita del bambino.
La somministrazione di integrazioni dovrebbe quindi avvenire solo in presenza di precisa indicazione medica o se la madre, debitamente informata e supportata, ha fatto una scelta consapevole.

Raccomandazioni

Incoraggiare la madre a: rimanere in stretto contatto con il suo bambino; fare contatto pelle a pelle; riposare e nutrirsi adeguatamente; riconoscere i segnali precoci di fame e rispondere adeguatamente a essi; allattare a richiesta e senza restrizioni di tempo per la poppata; provare posizioni diverse per allattare. Ove si renda necessaria l'integrazione, è importante fare riferimento al documento OMS e UNICEF *Ragioni mediche accettabili per l'uso di sostituti del latte materno*.

Riferimenti scientifici

- OMS-Unicef, *Iniziativa Insieme per l'allattamento Ospedali & Comunità Amici dei Bambini, Guida all'applicazione dei passi-Criteri per il passo 6*, BFHI, 2016.
- Kellams, A., Harrel, C., Omage, S., Gregory, C., Rosen-Carole, C. (2017), ABM Clinical Protocol #3: *Supplementary Feedings in the Healthy Term Breastfed Neonate*, Revised 2017.
- American Academy of Pediatrics, *Breastfeeding and the use of human milk*, in 'Pediatrics', 2012.
- Di Girolamo, A.M., Grummer-Strawn, L.M., Fein, S.B. (2008). *Effect of maternity-care practices on breastfeeding*, in 'Pediatrics', 122 (Supplement 2).
- Pacheco, A.R., Barile, D., Underwood, M.A., & Mills, D.A., *The Impact of the Milk Glycobiome on the Neonate Gut Microbiota*, in 'Annu Rev Anim Biosci', 2015.
- Bäckhed F. et al., *Dynamics and Stabilization of the Human Gut Microbiome during the First Year of Life*, in 'Cell Host Microbe', 2015.
- WHO/Unicef, *Ragioni mediche accettabili per l'uso di sostituti del latte materno*, 2009.

Scheda elaborata da Tiziana Catanzani, IBCLC

Tecniche per migliorare l'appropriatezza

Per facilitare l'attuazione di progetti, all'interno di istituzioni, ospedali e reparti, sono state da tempo adottate (in Danimarca, Svezia, Inghilterra e Giappone) alcune tecniche, conosciute con il nome di *Quality Circle* e DART (per citare le più diffuse). Queste tecniche, ampiamente usate a partire dagli anni Sessanta, sono risultate efficaci e accettabili dai gruppi di lavoro.

La differenza tra il *Quality Circle* (Cerchio di qualità) e il DART sta soprattutto nel tempo e nella profondità di valutazione e ricerca. Infatti il DART viene usato in tempi brevi (in una riunione) e per l'immediata risoluzione di alcune difficoltà.

Quality Circle

Questa tecnica, usata per apportare cambiamenti e migliorare la qualità e l'efficacia di una procedura o di un servizio, è inizialmente utilizzata nell'industria e nel commercio, e a partire dagli anni Settanta è stata adottata anche dalle istituzioni sanitarie.

In sintesi, la tecnica si articola nelle fasi che seguono.

- Si forma un gruppo di lavoro che desidera lavorare per il cambiamento, possibilmente omogeneo per professionalità e numero di partecipanti, da 4 a 8.
- Si propongono incontri a cadenza quindicinale della durata di 2 o 3 ore ciascuno. Ogni progetto non dovrebbe richiedere più di 3 mesi.
- Nel primo incontro ogni persona elenca le procedure o gli aspetti che vorrebbe vedere migliorati, eliminati o modificati. Il gruppo confronta i vari elenchi, predisponendo una lista unica in ordine di priorità. Si affronterà un argomento ogni 3 mesi; si comunica il progetto al direttore (primario) e alla capo-ostetrica;
- Dopo questo primo incontro, i partecipanti hanno 2 settimane per cercare tutta la letteratura disponibile, favorevole o contraria, sull'argomento scelto.
- Nel secondo incontro si visiona tutto il materiale raccolto e lo si distribuisce tra i partecipanti. Ognuno dovrà leggere un articolo o un capitolo, per poterlo poi riassumere al resto del gruppo, sintetizzandone per iscritto i punti essenziali.
- Nel frattempo, una persona del gruppo raccoglie i dati interni relativi all'argomento scelto, esprimendoli percentualmente, un altro operatore fa una piccola indagine attraverso un breve questionario sull'argomento

alle donne, e un altro operatore chiede alle strutture dell'area i loro dati e le loro percentuali sulla procedura scelta dal gruppo.

- Nell'ultimo incontro si procede alla stesura del commento del gruppo di lavoro rispetto alla letteratura e ai dati interni, alle preferenze delle donne e ai dati delle strutture limitrofe, stilando anche raccomandazioni e una proposta di protocollo iniziale.
- A questo punto il gruppo di lavoro chiede al direttore di organizzare un incontro generale, con la partecipazione di tutti gli operatori del reparto, inclusi primario e capo-ostetrica. In questo incontro il gruppo espone i risultati della ricerca e le proposte operative. Apre la discussione e richiede la loro partecipazione e il confronto continuo.
- Il gruppo promotore continua a esaminare le proposte e la situazione pratica.
- Dopo altri 3 mesi si indice una nuova riunione generale, raccogliendo commenti e predisponendo il protocollo definitivo.
- Lo stesso o un altro gruppo si ritrova e sviluppa con la stessa metodica un diverso argomento.

Questa tecnica è sicuramente efficace e molto arricchente per i partecipanti.

Il ruolo del leader nel Quality Circle

Il leader o facilitatore dell'équipe di lavoro ha responsabilità molto precise:

- organizzare gli incontri (è necessaria ogni volta la partecipazione di tutte le persone che volontariamente si sono proposte);
- mantenere gli incontri all'interno delle 3 ore massimo, con gli obiettivi dell'incontro esplicitati e condivisi;
- munirsi di cartelloni e scrivere le parole o i concetti chiave di tutto quanto emerge;
- mantenere la discussione sull'argomento scelto, evitando di divagare in altri campi.

Gli incontri del *Quality Circle* dovrebbero essere riconosciuti dall'istituzione, come progetto interno di valutazione qualitativa del servizio.

DART

Questa metodologia è nata nell'ospedale di South Bend (Gran Bretagna) dopo 3 anni circa di attuazione del *Quality Circle*.

La procedura è stata elaborata allo scopo di dare un'immediata risoluzione ai problemi interni di un reparto. Va sottolineato, però, che questa tecnica non può rimpiazzare il *Quality Circle,* che è la sola tecnica che può affrontare argomenti di ampia dimensione e trarne una proposta operativa dopo un'attenta valutazione.
Il DART permette la partecipazione di un numero maggiore di persone del reparto, che vengono attivamente coinvolte nell'identificazione di un problema e nella risoluzione. Inoltre, richiede un unico, breve incontro.
Il termine DART è l'acronimo creato a partire dalle iniziali, in inglese, delle diverse fasi del percorso:

D (*Departure point and destination,* punto di partenza e destinazione):
- Dove siamo ora (rispetto a un determinato problema)?
- Dove vogliamo arrivare?

A (*Alternative routes,* percorsi alternativi):
- Come possiamo arrivare, da dove siamo, e dove vorremmo essere?

R (*Roadblocks and removal,* ostacoli e rimozione):
- Quali ostacoli possiamo incontrare per raggiungere l'obiettivo, se seguiamo questo percorso?
- Come possiamo rimuovere o oltrepassare questo ostacolo?

T (*Travel plan and timetable,* piano di viaggio e tempi):
- Chi farà che cosa?
- Quando iniziare ogni singolo gradino?
- Quando incontrarci di nuovo?

Il ruolo del leader nel DART

Il successo del metodo sta anche nell'abilità del facilitatore. I cartelloni sono un elemento essenziale per poter raccogliere e mettere in evidenza i concetti chiave esposti.

- Per il punto D è necessario scrivere per esteso non solo le parole chiave ma anche i concetti. I cartelloni dovranno rimanere appesi alla parete per tutto il tempo dell'incontro.

Il leader deve contenere il tempo concesso a ogni singola fase: 20-30 minuti per fase.

Anche in questo caso, ci sarà una lista dei problemi, o le diverse sfaccettature di un problema e, quindi, la visione o il problema più sentito da tutto il gruppo.

- Per il gradino A, il leader chiederà ai partecipanti di iniziare i loro interventi dicendo: «Possiamo...»
Quando non c'è accordo, il leader chiederà di votare su ogni singola frase.

- Per il gradino R, il leader chiederà quale, secondo i partecipanti, è l'ostacolo più grosso, più serio, più reale. Se c'è disaccordo, si voterà.
Per la rimozione, si partirà dall'ostacolo più condiviso. Il leader chiederà da dove si vuole cominciare e poi si raccoglieranno le opinioni emerse.

- Per la fase T, il leader chiederà chi si prende la responsabilità di ciascuna azione e proposta emersa. Vicino a ciascuna proposta o azione verrà scritto il nome della persona che la realizzerà. Il leader chiederà inoltre, alle persone che si propongono, come ed entro quale tempo verrà conclusa l'azione, segnando la data vicino a ciascun nome.
Se nessuno si propone volontario, si ritorna al gradino A e si individua una situazione più realistica, più condivisa o una diversa strada da percorrere.
L'ultimo gradino è la data di ritrovo per continuare il percorso.

Quando il gruppo si incontra nuovamente, verranno riappesi i cartelloni originali: il leader chiedera a ciascun volontario di commentare e di dare il resoconto di quanto fatto. Se la rimozione degli ostacoli risulta inattuabile, si riselezioneranno le strade da prendere.

Vita con il bambino e gruppi di sostegno dopo la nascita

La nascita di un bambino porta con sé grandi cambiamenti. E c'è un divario tra la rappresentazione comune, stereotipata, idealizzata, semplificata e i reali vissuti, che sono molto più articolati e complessi.
È un periodo di adattamento, carico di stress, nel quale i genitori si trovano a doversi confrontare con nuovi ruoli, sia nella relazione tra loro sia con il nuovo nato e nelle attività quotidiane.
Questo periodo è particolarmente intenso per le coppie al primo figlio, ma lo è anche per i nuclei familiari con più figli, in quanto viene sempre sconvolto l'equilibrio domestico. È necessario, anche in questo caso, un periodo di assestamento, per l'inserimento del nuovo arrivato, l'accoglienza e l'accettazione da parte di tutti i membri della famiglia: a volte sorgono problemi di gelosia, fonte di preoccupazioni e ulteriore stress.
I primi mesi con il nuovo bambino sono carichi di ansie e di gratificazioni. Il parto è sentito come il momento cruciale della vita di una donna. È un'esperienza, in effetti, molto importante, che influenzerà molti aspetti della vita e la percezione di sé.
Spesso la nascita è percepita come la fine del percorso; infatti, si sente spesso dire: «Finalmente, ora è fatta, tutto è finito!». In realtà, è l'inizio di una lunga storia, che durerà tutta la vita!
All'uscita dall'ospedale, o dopo un parto in casa, quando tutti se ne vanno, i genitori si trovano da soli ad affrontare l'ignota avventura di accudire una piccola nuova persona totalmente dipendente. Un'avventura

Stati d'animo delle madri nel primo mese di vita del bambino

Abbiamo chiesto a 90 mamme di indicare quali tra i seguenti stati d'animo fossero stati prevalenti nel primo mese di vita del loro bambino.

- Felice
- Tranquilla
- Sola
- Competente
- Fiduciosa
- Serena
- Senso di colpa e ansia
- Stanca
- Preoccupata
- Sostenuta
- Disorientata
- Euforica
- Irritabile
- Frastornata
- Facile al pianto

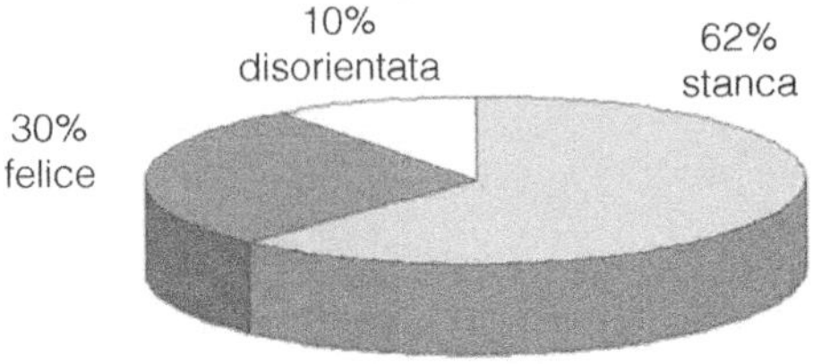

Alla domanda: «Cosa ti ha o ti avrebbe aiutata?» le risposte più frequenti sono state:

- Avere la possibilità di un maggiore aiuto domestico.
- Avere maggior sostegno da parte del mio compagno.
- Avere alcuni momenti per me (per dormire, per farmi la doccia tranquillamente, magari per uscire a fare la spesa...)

In tutte le culture tradizionali, e fino a pochi decenni fa anche nella nostra, la 'quarantena' garantiva un sostegno pratico alla neomadre da parte della cerchia femminile della famiglia o della comunità, consentendole di riposarsi e riprendersi dalla fatica del parto, alimentarsi con cibi caldi e allattare.

nella quale ci si trova, spesso in solitudine, senza appoggio o conforto per gran parte della giornata. Per molte donne, si tratta del primo bimbo che provano a prendere in braccio. Nella famiglia nucleare, la stragrande maggioranza dei neogenitori non riceve alcuna informazione sul dopo parto e su come affrontare questo importante periodo di transizione a livello fisico, psicologico ed emozionale, oltre che pratico.
La classica frase che si sente dire negli incontri tra neogenitori è: «Nessuno mi aveva mai detto che potesse essere così! Quando mi va bene, riesco appena a vestirmi! Siamo fuori dal mondo! Perché il nostro bimbo

non è come gli altri che mangiano e dormono?» C'è spesso un abisso tra le aspettative e la realtà.

Rispondere ai bisogni del bambino richiede più tempo di quanto, in genere, si era immaginato.

Le prime settimane dopo il parto sono il periodo di transizione tra il fantasticato e gli aspetti concreti.

Il vissuto della gravidanza e della vita con il bambino non è, per entrambi i genitori, né un percorso rettilineo, né un cerchio, ma un processo a spirale, un percorso continuo che si allarga in prospettiva. Emergono sentimenti ambivalenti (ed è fisiologico): gioia, ansia, condivisione, senso di inadeguatezza, affaticamento, preoccupazione, sensi di colpa; ci si sente intrappolati, schiacciati dalla responsabilità; ma ci si sente anche gratificati e incredibilmente orgogliosi.

La coppia cerca di trovare un equilibrio tra l'inizio e lo sviluppo della relazione con il bambino (che include anche la necessità di capire e soddisfare i suoi bisogni), la relazione con gli altri figli (con i loro bisogni e le loro nuove esigenze), i bisogni della coppia e quelli personali, spesso posposti alle altre richieste. Il ruolo di genitore è nuovo sia per la madre sia per il padre.

Condizioni della donna dopo il parto in base ai Rapporti dell'ISS

Dalle recenti indagini dell'Istituto Superiore della Sanità (Rapporti Istisan 12/39 pubblicati nel 2013) su 7000 donne intervistate quattro volte a distanza di tempo (a 24 ore dal parto, 3, 6 e 12 mesi di vita del bambino) emerge un'interessante fotografia della situazione.

Circa la metà delle donne dichiara, a 3 mesi dal parto, di non riuscire a riposare abbastanza, ma la percentuale rimane simile anche a 6 e 12 mesi.

Tra le italiane i problemi più frequentemente insorti al rientro a casa sono stati quelli legati all'allattamento, 33,4%, al dolore provocato dai punti di sutura, 27,5%, e poi all'organizzazione della casa e della vita familiare (rispettivamente 24,7% e 18,3%). Problemi di incontinenza urinaria sono stati indicati dall'8,3% delle donne. In generale le straniere dichiarano meno problemi rispetto alle italiane.

A 3 mesi dal parto il 69,8% delle donne italiane dichiara che il proprio partner partecipa alla gestione del bambino in modo significativo, mentre per il 26,7% delle donne la partecipazione del partner è modesta.

Per quanto riguarda l'aiuto ricevuto in casa nelle prime settimane di vita del bambino, il 55,5% delle italiane indica il partner, il 31,7% indica i nonni del bambino, mentre il 5,7% dichiara di non aver ricevuto aiuto da nessuno.

Anche per le straniere l'aiuto in casa è stato dato principalmente dal partner, 54,4%, seguito dai nonni del bambino, 17,2%; rispetto alle donne italiane, vengono citati di più i parenti, 8,0%, e la voce 'nessuno', 12,4%.

Allattamento

L'allattamento al seno rappresenta un argomento di sanità pubblica importante sul quale si misurano la qualità di un sistema assistenziale e l'efficacia di interventi volti a promuovere un'alimentazione corretta del bambino. Il latte materno rappresenta la norma biologica per un bambino, per questo istituzioni nazionali e internazionali, come l'OMS, l'Unicef, l'Unione Europea e il Ministero della Salute sono concordi e attivi nel raccomandarlo secondo le seguenti modalità: allattamento 'esclusivo' al seno dalla nascita fino a 6 mesi di vita; allattamento al seno fino a 2 anni e oltre secondo il desiderio della madre e del bambino.

Il 96% delle donne ha dichiarato prima del parto che era loro intenzione allattare al seno.

Gli interventi attraverso i quali è possibile proteggere l'allattamento al seno sono diversi e fanno riferimento a tutte e tre le fasi assistenziali di un percorso nascita.

- L'assistenza in gravidanza, per esempio con informazioni corrette date dal singolo operatore sanitario che segue la gravidanza o con una informazione strutturata tramite l'organizzazione dei corsi di accompagnamento alla nascita o ancora la divulgazione di materiale informativo ecc.
- L'assistenza in ospedale, di nuovo attraverso la trasmissione di informazioni corrette, il sostegno all'allattamento, l'attenzione verso quelle pratiche ospedaliere che sono riconosciute come favorenti l'allattamento al seno, quali il contatto pelle a pelle, l'attaccamento al seno entro le prime ore dal parto, l'osservazione della poppata, il *rooming-in* ecc.
- L'assistenza nel puerperio, con l'organizzazione di gruppi di sostegno dell'allattamento al seno, di gruppi di auto-aiuto, di visite domiciliari, sostegno in consultorio e il contenimento da parte dei pediatri della prescrizione del latte artificiale ecc.

Il 30% delle donne dichiara di aver ricevuto informazioni sull'allattamento in gravidanza. A pochi giorni dal parto (ancora in reparto) allattano in modo esclusivo al seno il 59,9% delle italiane, il 68% delle

straniere e in modo complementare (con aggiunte di latte formulato) il 25% delle italiane e il 19% delle straniere.
Subito dopo il parto, l'allattamento esclusivo al seno tra le italiane è significativamente più frequente per le donne occupate, pluripare, che hanno avuto un parto spontaneo; pur non raggiungendo la significatività, appaiono inoltre fattori importanti l'essere stata seguita da CF e l'aver partecipato a un corso di accompagnamento alla nascita.
Tra le straniere l'allattamento esclusivo al seno è più frequente per le donne più giovani, coniugate, che hanno partorito con parto spontaneo. Le donne asiatiche hanno una minore probabilità di allattare in modo esclusivo al seno.
Al 21,4% delle donne allattanti al seno in modo completo è stata prescritta la formula alla dimissione dall'ospedale.
L'allattamento esclusivo a 3 mesi scende al 50% per le italiane e al 7,4% per le straniere. L'alimentazione artificiale sale al 28% per le italiane e al 32% per le straniere.
A 6 mesi dal parto il quadro è drammatico, l'allattamento esclusivo è attorno al 7% sia per le italiane sia per le straniere, mentre l'allattamento complementare (latte materno + latte artificiale) sale al 50%. A 6 mesi il 43,6% delle donne italiane e il 40,5% delle donne straniere non allatta più al seno.
A 6 mesi dal parto le donne italiane che allattano al seno sono più frequentemente di istruzione superiore, occupate non ancora rientrate al lavoro, di età più avanzata, coniugate, hanno partorito con parto spontaneo, hanno partecipato a un corso di accompagnamento alla nascita, hanno partecipato a gruppi di sostegno in puerperio e hanno partecipato a gruppi di incontro tra mamme.
Per le straniere, le variabili associate con l'allattamento esclusivo al seno sono tendenzialmente le stesse delle italiane, tranne che per lo stato occupazionale. Le straniere occupate infatti, e in particolare le donne che entro i 3 mesi sono già rientrate al lavoro, hanno una minore probabilità di allattare. Le donne asiatiche in particolare, ma anche le donne africane, a 3 mesi dal parto allattano meno frequentemente in modo esclusivo al seno. In particolare si osserva, anche per le straniere, il ruolo protettivo svolto dalla partecipazione agli IAN (incontri di accompagnamento alla nascita) e ai gruppi di sostegno dopo la nascita.
Nei primi mesi dopo il parto, hanno avuto problemi di allattamento il 37,7% delle italiane e il 25,6% delle straniere. La figura principale di riferimento per i problemi nell'allattamento è il pediatra di libera scelta,

Il rischio di idealizzare e semplificare la maternità

I miti e i 'sentiti dire'

• Sarà il più bel periodo della tua vita.

• La coppia si lega di più.

• È la realizzazione più grande.

• Passa tutto in sei settimane.

• Il corpo della donna ritorna esattamente come prima.

• È istintivo: saprai esattamente cosa fare.

• Amore a prima vista per il bambino.

• Mamma felice. Quante storie, tutte le donne l'hanno fatto! Le donne possono occuparsi del bimbo, della casa, del marito... e col sorriso sulle labbra!

• Dovrai stare attenta perché i bimbi sono furbi! Attenzione a non viziarlo.

• La vita sessuale ritornerà come prima e le coppie devono fare sesso regolarmente.

Le possibili realtà

• Sorpresa nel percepire emozione tanto diverse

• Tempo per la ripresa, passaggio dallo stato di gravida a non gravida, senso di vuoto interno.

• Incontrare l'aspetto reale del bimbo, le sue caratteristiche, i suoi segnali, i suoi bisogni. Quando emergono difficoltà di salute del bimbo tutto diventa molto faticoso. Processo di attaccamento col bambino.

• Esperienza del parto e bisogno di elaborare e sistemare Il vissuto. Sentimento di potenza o di inadeguatezza

• Il corpo dopo: perdite ematiche, suture, episiotomia, emorroidi, seno pieno, montata lattea, inizio dell'allattamento, incontinenza iniziale, mal di schiena...

• Immagine corporea, peso, pancia molle.

• Accettare il bimbo affettivamente, praticamente.

• Fatica: 24 ore al giorno per 7 giorni la settimana! La fatica fisica, quella dovuta all'assenza di condivisione e supporto sociale, la fatica degli incastri e delle continue scelte.

• Perdita del senso di padronanza («Mi sento un'imbranata!»).

• Identità: cambia l'immagine di sé, si richiedono nuove responsabilità, nuove abilità.

• Isolamento: mancanza di contatto con adulti, perdita di amicizie e di relazioni nell'ambito lavorativo, scarso riconoscimento sociale.

• Ritradizionalizzazione dei ruoli nella gestione domestica.

• Gestione della casa e degli altri figli.

• Diventare madre significa doversi adattare a molti cambiamenti fisici, emotivi e sociali.

• Nella vita di coppia significa misurarsi con aspettative e ruoli diversi, ritmi e tempi, priorità, limiti all'intimità e alla sessualità, contraccezione.

consultato dal 40% circa delle donne di entrambe le cittadinanze. A seguire c'è l'ostetrica del CF, citata dal 17,7% delle italiane e dal 24,4% delle straniere.

A sostenere la donna nell'allattamento al seno, una volta rientrata a casa, è stato il marito/partner per il 30,7% delle italiane e il 26,5% delle straniere. Il 35,2% delle straniere *vs* il 27,1% delle italiane dichiara di non aver ricevuto alcun sostegno.

Hanno partecipato a gruppi di sostegno per l'allattamento solo il 12% delle donne e il 18% a incontri con altre mamme.

La ragione principale per la quale al bambino è stato somministrato latte artificiale entro i 3 mesi è la mancanza di latte per circa il 34% delle donne di entrambe le cittadinanze. Le altre motivazioni sono state nel 17% dei casi la mancanza di adeguato accrescimento del bambino e un 8% perché il bimbo non si attaccava.

Risaltano in modo significativo le ragioni di lavoro per le straniere, 22,1% *vs* il 2,4% delle italiane. La ragione principale per cui è stato somministrato latte artificiale entro 6 e entro 12 mesi è sempre la mancanza di latte per entrambe le cittadinanze.

A consigliare il latte artificiale è stato soprattutto il pediatra; per le straniere si tratta di una decisione presa autonomamente nel 24,1% dei casi *vs* il 7,7% delle italiane. La stessa domanda posta a 6 e a 12 mesi mostra come aumenti il riferimento al pediatra di libera scelta per entrambe le cittadinanze.

Percezione di peggioramento del proprio stato a 3 mesi dal parto

Sulla base della valutazione di come sono cambiate 7 condizioni di vita in seguito alla nascita del bimbo, è stato creato un punteggio dato dal numero di condizioni peggiorate. Sia le italiane sia le straniere riportano a 3 mesi un numero di condizioni peggiorate leggermente più elevato rispetto a quanto riportato a 6 e 12 mesi. Le italiane tendenzialmente riportano un maggior numero di condizioni peggiorate rispetto alle straniere.

Un punteggio di condizioni peggiorate da 4 a 7 è stato assunto come indicatore di una percezione di condizione di disagio: a 3 mesi dal parto il 10,2% delle italiane e 7,3% delle straniere percepisce uno stato di disagio. A 6 mesi e 12 mesi le percentuali corrispondenti rimangono uguali.

Tra le italiane, i fattori che risultano significativamente associati con questa condizione di disagio sono l'età più avanzata, il parto con taglio cesareo, la non partecipazione a gruppi di sostegno nel puerperio e il non allattare in modo completo al seno.

- Cambiamento di vita in peggio.............3,8
- Meno serena.......................................11,4
- Più stanca..67,3
- Meno tempo per sé stessa....................82,0
- Minore attenzione nei suoi riguardi.....31,8
- Meno compresa da chi le sta vicino........8,5
- Minore aiuto da chi le sta vicino...........2,8

I disagi emotivi

Si parla sempre più spesso della depressione *post-partum*. Ultimamente sul grande schermo sono stati proiettati alcuni film sulla depressione e le coppie arrivano agli incontri impauriti e confusi.
Nelle Linee guida del NICE 2007-2010-2014-2020 viene raccomandato di evitare l'uso generalizzato del termine 'depressione postnatale' in quanto manca di specificità e viene usato abitualmente per definire un ventaglio di condizioni molto vasto.
Le scienze psicosociali hanno tentato di classificare i diversi umori e le diverse intensità dei disagi emotivi del dopo nascita. Le condizioni principali sono le seguenti:

Baby-blues o maternity blues

È l'ambivalenza iniziale, dai primi giorni dopo il parto alle prime settimane di vita del bambino. È funzionale, è un meccanismo di protezione. È attribuibile al grande cambiamento, alla ripresa fisica dopo il parto. È l'adattamento alla nuova situazione. In questa normale altalena di emozioni ci sta la gioia, ma anche il pianto o la tristezza.
Spesso, quando le donne non sono a conoscenza di questa transizione fisiologica e affettiva, si possono sentire disorientate, non capiscono la motivazione di ciò e dubitano della propria adeguatezza e salute mentale.

Sindrome da stress post-traumatico

Questa classificazione è riferita a quelle donne che hanno vissuto in modo traumatico il parto: un travaglio troppo doloroso, un cesareo, un parto operativo, un imprevisto vissuto male, problemi per la salute del bambino, l'aver vissuto un forte senso di impotenza di fronte ad

aspettative diverse, una difficile interazione con il personale sanitario, la perdita del bimbo.
La sindrome da stress post-traumatico si può manifestare con pensieri ricorrenti, incubi, panico, la necessità di evitare di parlare della situazione o delle persone coinvolte nell'esperienza, rabbia, insonnia.

Depressione post-partum

I dati suggerirebbero che ne soffre l'8-12% delle donne, nei primi 12 mesi di vita del bambino e fino ai 4 anni, ma con maggior incidenza nelle prime 4-6 settimane dalla nascita. Nella maggior parte dei casi si ha un remissione spontanea nell'arco di 4-6 mesi.
Il fenomeno costituisce una risposta a un intenso cambiamento fisiologico accompagnato da significativi problemi ambientali, psico-sociali e con antecedenti. I sintomi possono essere: incapacità di gestire la vita quotidiana, senso di inadeguatezza, timore di far male al bambino, estrema stanchezza, insonnia.
Le cause della depressione post-partum sembrano essere multifattoriali e interagenti. Il modello medico considera il disturbo causato da uno squilibrio transitorio del sistema ormonale e dalla personale tendenza alla depressione. Le scienze socio-psicologiche sostengono che la regressione che avviene in gravidanza e nei primi mesi dal parto possa evocare conflitti specialmente se ci sono state esperienze particolarmente difficili o traumatiche. Le condizioni ambientali come quelle economiche, domestiche e relazionali rendono le donne vulnerabili alla depressione.

Come la esprimono le donne

- «Piangerei sempre... Non sono capace di fare niente.»
- «Perché sto così male ora che ho un bambino bellissimo?»
- «Sono stanca, tanto stanca. Tutto quello che faccio è una fatica.»
- Ansia e attacchi di panico.
- Forte preoccupazione per la propria salute e quella del bimbo..
- «Sto per diventare matta?»
- Perdita di interesse in ciò che si fa.
- Desiderio di non vedere nessuno.
- Ridotta capacità di concentrazione e di prendere anche semplici decisioni.
- Sensazione di avere la mente annebbiata.
- Disturbi del sonno.
- Disturbi dell'appetito: mangiare troppo o troppo poco.

- Instabilità emotiva.
- Pensieri sulla morte. «Devo nascondere tutte le cose pericolose. Ho tanta paura di fare una pazzia.»

La depressione materna e il suo effetto sui bambini

- Riduzione dell'allattamento materno.
- Minore interazione verbale, vengono presi meno in braccio.
- Minore interazione ludica, minore contatto visivo con il bambino.
- Disturbi delle funzioni cognitive, che produce difficoltà di apprendimento.
- Irritabilità e depressione.
- Disturbi del comportamento.
- Esposizione a rischi di maltrattamento.

Esiste la depressione per i padri?

Anche per i padri il cambiamento e la necessità di doversi adattare è intenso. Per alcuni papà può essere più faticoso e trovano:

- Difficoltà a seguire il lavoro e le esigenze della famiglia.
- Confusione su ciò che sta succedendo alla compagna e alla loro relazione di coppia.
- Sensazione di essere tagliato fuori, escluso, criticato.
- Incapacità di gestione dei lavori domestici e difficoltà nell'accudimento del bambino.
- Forte ansia per responsabilità economiche.
- Questioni riguardanti le famiglie d'origine.

Psicosi puerperale

È una condizione molto grave con un'incidenza dell'1-2 per mille. Alto rischio di suicidio (5%) e di infanticidio (4%). Può manifestarsi dopo il parto, fino a 6 settimane dal parto, con sintomi come allucinazioni, manie, ossessioni accompagnate da distorsioni della realtà, crisi mistiche, perdita di contatto con la realtà. È indispensabile un intervento immediato con farmaci e/o ricovero, e psicoterapia.

Il sostegno dopo il parto

Negli incontri di accompagnamento alla nascita non viene dato molto spazio alla vita con il bambino e ai tanti cambiamenti che subentrano dopo il parto. I corsi sono spesso troppo limitati nel tempo e offrono po-

Immaginazione e realtà

Ecco il racconto di una donna.

La mia fantasia

Musica dolce di sottofondo, giochini appesi alla parete, il bimbo dorme nella sua culla beato. Un bel bambino paffutello, ben vestito, che si sveglia ogni 4 ore per succhiare al mio seno pieno di latte. Mi immagino di stringerlo, sentirlo, parlargli. Mi riconosce, mi tocca con la manina. Mangia bene, fa il ruttino, lo cambio e gli massaggio le gambette scalcianti. Lo coccolo e poi ritorna nella culla.

Amici che mi aiutano, mia madre che mi porta gli indumenti lavati e stirati, parenti non troppo invadenti.

Il mio addome piatto, posso riprendere a dormire a pancia in giù e posso indossare gli abiti di prima.

Mio marito ritorna a casa dal lavoro e trova la casa pulita e una calda e deliziosa cena. Fa il bagnetto al bambino e se lo culla sul sofà.

Messo a letto il bambino, è tempo soltanto per noi due.

La realtà

Dopo 3 settimane dalla nascita, mio marito va al lavoro senza aver fatto colazione e con la camicia non stirata. I piatti sono da lavare dalla sera prima. Indosso ancora tute da gravidanza. Non riesco nemmeno a pettinarmi e devo programmarmi una doccia. Devo pulire un po' la casa perché vengono gli zii a vedere il piccolo. Il bimbo piange: l'ho appena cambiato e già devo ricambiarlo, si è sporcato tutto fino alla schiena, che schifo! A volte guardo la finestra.

Stanchissima, avrei bisogno di andare a dormire senza bimbo.

Tette all'aria, perdo latte e puzzo! Mio marito arriva a casa, trova caos ovunque. Io piango con il bambino, lui corre in rosticceria per comprare qualcosa per cena. Mio marito scuote il bambino vigorosamente sulle spalle finché, finalmente, si addormenta. Crolliamo anche noi dal sonno e ancora niente sesso perché farà sicuramente male.

chi incontri per poter affrontare anche questo periodo. In molti corsi il dopo parto si limita alla lezione del pediatra; in un solo incontro, vengono date informazioni relative all'allattamento e ai metodi contraccettivi. Se gli operatori potessero capire l'estrema importanza dei corsi fatti in gravidanza per preparare alla vita con il bambino, sicuramente in più realtà di quanto succeda attualmente si organizzerebbero corsi con più incontri prima e dopo la nascita. Più strutture o gruppi organizzerebbero reti di sostegno, incontri, servizi telefonici per supporto e informazioni, spazi per incontri tra le nuove famiglie.

Gli incontri di accompagnamento alla nascita sono una fantastica occasione per far emergere le aspettative, per esplorare le possibili realtà e trovare strategie. Per realizzare questi obiettivi si devono dedicare alcuni incontri a queste tematiche e utilizzare una conduzione dinamica e attivante. Più la vita con il bambino è lontana nel tempo, più la facilitatrice deve utilizzare strategie interattive (sottogruppi, orologio, fotografie, incontri con altre coppie...) per indurre i futuri genitori a proiettarsi avanti nel tempo, alla vita col bambino. Ci si procurino filmati, foto, storie, diari dei primi giorni, vignette, bambolotti, materiale per accudimento del bambino. Si invitino alcune coppie entro le prime tre settimane del dopo parto a parlare della recente esperienza.

I bisogni dei neogenitori

I nuovi genitori hanno bisogno di informazioni, di abilità e di appoggio. È importante iniziare a far emergere questi contenuti fin dagli incontri in gravidanza, in quanto spesso è difficile per i neogenitori tornare a far parte di gruppi subito dopo la nascita del bambino. Spesso, quando riescono a organizzarsi per ritornare, circa un mese dopo la nascita, è ormai troppo tardi per risolvere alcune difficoltà o situazioni pratiche.

L'allattamento

Gli IAN sono una fantastica occasione per condividere miti e sentiti dire, offrire informazioni e competenze per facilitare l'avvio e il mantenimento dell'allattamento che è:
1. il desiderio dell'98% delle donne in gravidanza (indagine ISS 2011);
2. uno degli indicatori di salute più potenti per il bambino e per la madre;
3. un intervento di promozione, supporto e protezione di salute pubblica;
4. un argomento da approfondire già in gravidanza perché non trattato a sufficienza, secondo il parere delle coppie intervistate dopo aver frequentato gli IAN.

In queste interviste il 30% delle donne a 3 mesi dalla nascita riporta che i loro compagni le hanno sostenute a continuare ad allattare nonostante le difficoltà incontrate. Alcune delle difficoltà incontrate avrebbero potuto facilmente essere prevenute con informazioni adeguate e qualche abilità pratica offerte durante gli IAN.
Molti percorsi organizzano un solo incontro sull'allattamento alla fine del corso. Un solo incontro non basta! Nell'organizzazione degli IAN è importante prevedere dai 2 (condizione minima) ai 4 incontri sull'allatta-

mento, oppure proporre 15 minuti di un aspetto di questo grande tema in ogni singolo incontro. Le raccomandazioni OMS-UNICEF suggeriscono di proporre i tanti temi dell'allattamento entro la 32ª settimana di gravidanza in modo che le donne possano integrare e acquisire ciò che serve loro prima di qualsiasi possibile data presunta di nascita. Periodicamente si possono organizzare cicli di incontri solo sull'allattamento.

La Guida per l'applicazione dei passi per gli Ospedali e le Comunità Amiche dei bambini, delle bambine e delle madri (Unicef 2018) ha inserito anche una check-list (Scheda di lavoro 53, a pag. 317) con gli argomenti e le abilità pratiche da proporre nei gruppi in gravidanza. In particolare gli argomenti da trattare/offrire sempre coinvolgendo il gruppo e utilizzando le strategie pratiche sono i seguenti.

- Capire l'anatomia e la fisiologia: com'è fatto il seno e come avviene la produzione di latte.

In gravidanza avvengono grandi cambiamenti del seno e del capezzolo ed è grazie ad alcuni ormoni prodotti dalla placenta che si completa lo sviluppo della ghiandola mammaria. Infatti già nei primi mesi di gravidanza i dotti si moltiplicano sotto effetto dell'estrogeno e il seno comincia a produrre il prezioso colostro da metà della gravidanza. Il ruolo di ormoni come la prolattina è essenziale per l'avvio e il mantenimento della produzione di latte. È importante che le donne abbiano l'informazione che ogni volta che allattano o stimolano il seno con la spremitura manuale, i livelli di prolattina nel sangue s'innalzano ulteriormente e questo spiega perché poppate frequenti stimolano la produzione di latte. L'altro ormone coinvolto è l'ossitocina, che permette la fuoriuscita del latte.

Sfatare alcuni miti come: *ho il seno piccolo, non avrò abbastanza latte*; *mia madre non ha allattato e molto probabilmente anch'io*; *allattare è comunque una questione di fortuna*; *è necessario aspettare alcune ore perché il seno abbia il tempo di riempirsi, quando il seno è bello turgido e duro, quello è il segnale che è pieno di latte.*

- Cosa si intende per allattamento esclusivo: solo latte materno al seno o spremuto o donato per i primi 6 mesi conclusi, senza aggiunta di altri liquidi, nemmeno l'acqua.
- Il latte materno contiene tutto ciò di cui il bambino ha bisogno per crescere in salute. È specie-specifico ed è calibrato alle esigenze di ogni singolo bimbo e di ogni poppata!
- Capire l'importanza di continuare anche dopo i primi sei mesi mentre si iniziano a offrire altri cibi, per continuare a proteggere contro molte malattie e per sostenere la crescita e lo sviluppo globale del bambino. Per

questo è raccomandato allattare fino ai due anni e oltre, se la coppia madre-bambino lo desidera.

- L'avvio dell'allattamento iniziando dal pelle a pelle subito dopo la nascita, sia con un parto spontaneo vaginale sia per un parto cesareo, mantenendo così il bimbo caldo e calmo perché possa esprimere i propri riflessi e incontrare il seno per la prima poppata. Avere il bimbo accanto è fondamentale per l'avvio e la durata dell'allattamento, perché permette alla madre di capire quando il bambino mostra di voler poppare. L'allattamento a richiesta significa che la frequenza e la durata delle poppate sono determinate dai bisogni e dai segnali del bambino. L'allattamento a richiesta e le suzioni frequenti (è stato osservato che il numero medio delle poppate giornaliere è di circa 8-12 volte nelle 24 ore) sono fattori indispensabili per il mantenimento dell'allattamento. Ci saranno bimbi che si nutrono più frequentemente di altri. Conoscere i segnali precoci di fame e saper riconoscere quando il bimbo è sazio.

È importante anche che il bimbo possa completare la poppata prima di offrire l'altra mammella.

E qui cadono molti miti come: *10 minuti per ogni lato, dagli un ritmo sennò lo vizi, non prima delle 3 ore altrimenti non lo digerisce, di notte si dorme...*

- Altri aspetti estremamente importanti sono la postura comoda della madre e la posizione del bimbo per facilitare un attacco efficace. Una postura comoda come per esempio quella semi-reclinata (*biological nurturing*) con il bimbo adagiato sul corpo della mamma che trova il seno.
- Spesso i neonati riescono ad attaccarsi al seno in modo confortevole senza che sia necessario alcun aiuto, se non lo stretto contatto con il corpo della mamma, così stretto che non vi sono spazi tra il corpo della mamma e quello del bambino. Il corpo del bimbo è in asse (orecchio-spalla-bacino) in modo che non debba ruotare la testa da un lato per poter poppare. Il capezzolo è orientato verso il naso del bambino in modo che questi possa spalancare la bocca e favorire un attacco profondo. La testa è libera. Il mento e il labbro inferiore del bimbo toccano il seno.
- Negli incontri di accompagnamento alla nascita è importante sperimentare anche altre posizioni: a culla, incrociata, a rugby, sdraiata.
- Una suzione efficace previene alcune difficoltà come dolore, ragadi, dotto ostruito, ingorgo mammario.
- Negli incontri è importante, dopo aver interagito sulla fisiologia, parlare di alcuni di questi problemi per saperli riconoscere e risolvere tempestivamente.

Scheda di lavoro n. 53

Check list prenatale: Alimentazione infantile

Tutti i seguenti argomenti dovrebbero essere presentati e discussi con le donne in gravidanza entro la 32ª settimana.
Negli IAN si dovrebbero organizzare almeno 2 incontri sull'allattamento oppure 15 minuti a ogni incontro.

Argomenti	✓
Ascoltare le idee delle madri, esperienze precedenti o aneddoti che riguardano l'alimentazione infantile, i tanti sentiti dire...	
L'importanza dell'allattamento esclusivo per il bambino Nessun altro cibo o bevanda per i primi 6 mesi – solo latte materno	
L'importanza di continuare l'allattamento dopo i 6 mesi mentre si offrono altri cibi (questo protegge contro molte malattie; aiuta il bambino a crescere e a svilupparsi bene; cambiamenti con i bisogni bimbo; i bimbi non allattati hanno un maggior rischio di malattie)	
L'importanza dell'allattamento per la madre (protegge contro tumore al seno e frattura all'anca in età più avanzata, aiuta nella relazione affettiva con il bimbo, l'alimentazione artificiale è costosa)	
L'importanza del pelle-a-pelle immediatamente dopo la nascita (mantiene il bimbo al caldo e calmo, promuove il *bonding*, agevola l'avvio dell'allattamento...)	
Precoce inizio dell'allattamento (aiuta a stabilire l'allattamento, il bimbo riceve il prezioso colostro)	
L'importanza della posizione e dell'attacco (posizione e attacco efficaci aiutano il bambino a ricevere latte e la madre a evitare ragadi e dolore al seno; provare le posizioni e l'attacco con una bambola; indicare dove trovare supporto nella comunità)	
Per un buon inizio (allattamento a richiesta, guidato dal bambino; saper riconoscere quando il bimbo è sazio; importanza del *rooming-in* in ospedale, di avere il bambino accanto; rischio dell'utilizzo di tettarelle, biberon e ciuccio)	
Rischi del non allattamento (mancata protezione rispetto a malattie e condizioni croniche; contaminazione intrinseca, errori nella preparazione; rischi derivanti dall'uso delle tettarelle e biberon; difficoltà a tornare indietro rispetto alla decisione di non allattare)	
Altri argomenti trattati, follow-up e necessità di riferimento a...	

Scheda tratta da *Guida all'applicazione dei Passi*, Unicef, 2020

- Serve saper fare, sperimentando con un palloncino o un modellino di seno una pressione inversa, il massaggio che precedere la spremitura manuale.
- Grande richiesta da parte dei genitori è conoscere quanto deve crescere un bimbo, quanti pannolini bagnati e sporcati nella giornata, quanto aumento ponderale.
- È necessario fornire una mappa dei servizi e dei professionisti che possono fornire supporto e dove trovare possibilità di incontri con altre mamme e i loro bambini, anche alla pari.
- Serve parlare dei rischi degli interferenti, come i ciucci, le tettarelle...
- Qualora in un gruppo una mamma esprimesse la scelta di non voler allattare al seno, le raccomandazioni suggeriscono di proporre un incontro individuale per confrontarsi con empatia sulla sua scelta e provare a fare insieme una corretta ricostruzione del latte in formula per evitare i frequenti errori di preparazione e contaminazione.

Altri temi e competenze importanti

Oltre al tema dell'allattamento, i nuovi genitori hanno bisogno di informazioni, di confronto e di abilità pratiche su questi temi.

- **Accudire il bambino**: il suo aspetto fisico, i suoi riflessi, le sue competenze, i suoi bisogni, il cordone ombelicale nei primi giorni, i ritmi sonno-veglia, il pianto, le diverse cacche (colore e consistenza), cambiarlo, pulizia e bagnetto, vestirlo, dove e come dorme, trasporto, scegliere il pediatra, tocco, massaggio, vaccinazioni...
- **Il corpo della mamma dopo la gravidanza**: lochiazioni, eventuali suture, sentire il corpo dopo il parto, perineo, il seno, tornare in bagno...
- **Emozioni del dopo**, umori, bisogni, qualità del sostegno e chiedere appoggio (per cosa, a chi, dove...)
- **Come cambierà la nostra vita dopo**? Vissuti, ruoli, priorità... semplificando la vita il più possibile!
- **Diventare genitori e famiglia**. Noi come coppia, sessualità e contraccezione.
- **Diritti e servizi.**

Occasioni per trovarsi

È l'aspetto più importante e quello per cui i consultori familiari, le strutture o i gruppi possono fare veramente molto.

Ecco alcune idee di attività che è possibile organizzare:

- Visite domiciliari per offrire ascolto, sostegno, consigli sull'allattamento, aiuto pratico nell'accudimento.

- Almeno due incontri con le coppie che hanno partecipato al corso in gravidanza.
- Incontri per le mamme con i bambini per parlare e per fare anche un po' di lavoro corporeo, con un orario più dilatato per arrivare senza stress (per esempio, dalle 9,30 alle 13 o dalle 14,30 alle 17,30).
- Colloqui individuali con molto ascolto.
- Incontri sull'allattamento (due volte al mese, con possibilità di partecipazione anche per il partner).
- Un giorno dedicato alla pesata come possibilità per incontrarsi ed evitare che affittino o comprino una bilancia.
- Incontri sullo svezzamento.
- Incontri sul massaggio al bambino.
- Servizio telefonico di SOS!
- Incontro per attivare una rete di mutuo aiuto tra le donne.
- Incontri al parco; al mercato.
- Incontri per le nonne/i nonni.
- Casa aperta: luogo in cui in certi giorni è possibile recarsi con il bambino per parlare, chiedere consigli, stare con altre donne.
- Assistenza domestica: fornire indirizzi di persone che possano, per un determinato periodo di tempo, pulire la casa e fare la spesa.
- Sostegno pratico ed emotivo da parte di una donna con formazione specifica (assistente alla madre, doula).
- Scambio di equipaggiamento (seggiolini, lettini, carrozzine e così via) e vestiario per bambini.
- Feste: ritrovo per i compleanni con gli altri del gruppo.
- Spazio-giochi per bambini.
- Incontri serali su temi specifici (le prime malattie, lo svezzamento, le vaccinazioni ecc.).
- Incontri per imparare le manovre della disostruzione pediatrica.
- Supporto specialistico in caso di disagi emotivi.
- Opuscoli sulla legislazione in tema di maternità, diritto di famiglia, legislazione del lavoro, iscrizione all'asilo nido, ai servizi pediatrici
- Trasmissioni radiofoniche sui vari argomenti.
- Online, incontri settimanali per raccontarsi, ricevere informazioni e suggerire brevi proposte corporee. Gli incontri online, a differenza di quelli in presenza, avranno una durata più contenuta (per esempio un'ora o un'ora e mezzo).

Strumenti di valutazione delle attività

Se volessimo intraprendere un viaggio in barca, oppure se fossimo il capitano di una nave adibita al trasporto pubblico che garantisce periodicamente il servizio per accompagnare i cittadini da un luogo all'altro, procederemmo insieme all'équipe nel seguente modo:

1. Definiamo l'obiettivo del viaggio (perché, per chi e come informiamo in tempo i passeggeri).

2. Stabiliamo da dove partiamo (porto di partenza) e dove dobbiamo arrivare (porto di arrivo).

3. Tracciamo la rotta (considerando: coste, isole, correnti, fortunali, risorse...).

4. Prevediamo la durata del viaggio.

5. Discutiamo della progettazione operativa: equipaggio, sicurezza, risorse, sistemazioni, eventuali soste, carburante, alimenti, materiale, attrezzature, intrattenimento...

Dopo aver progettato nei dettagli il viaggio, l'appropriatezza e la gradevole permanenza a bordo, il servizio viene proposto a tutti i cittadini di quell'area (offerta attiva). Se le informazioni sono state efficaci e hanno incontrato l'interesse e i bisogni delle persone, si potrà formare il gruppo dei passeggeri e iniziare così la traversata.

Durante il viaggio il capitano e gli ufficiali utilizzano costantemente strumenti come la bussola per orientarsi (indicatori) rispetto alla direzione («Stiamo andando nella direzione giusta?»), il timone per mantenere la rotta (discussione in équipe, aggiornamento, adattamento...), altri strumenti (radar, antenne, motori accessori, vele, eliche...) e modalità per raggiungere la destinazione in sicurezza, nel tempo desiderato e nella piena soddisfazione di tutti (passeggeri ed equipaggio).

6. Utilizziamo periodicamente (prima, durante e dopo) strumenti di valutazione per misurare gli effetti e i risultati delle nostre azioni.

Ogni viaggio diventa occasione per migliorare il servizio!
Il dottor Grandolfo afferma che «il continuo processo di identificazione degli obiettivi, di attivazione degli interventi e conseguente valutazione di efficacia dovrebbe rappresentare un atteggiamento culturale prima che professionale di tutti gli operatori coinvolti nel percorso nascita al fine di migliorare e promuovere la salute delle donne e dei bambini».
Per valutare il raggiungimento degli obiettivi, la qualità del modello operativo adottato e l'effetto del progetto abbiamo bisogno di identificare dei dati misurabili, gli indicatori.
Gli indicatori sono uno strumento per misurare un fenomeno o un'attività che ci interessa. Sono numeri, con un numeratore (l'attività o il fenomeno che si vuole controllare) e un denominatore (la popolazione di riferimento).
Esempio: Quante donne hanno partecipato ai nostri incontri (in un anno) rispetto al numero di donne che hanno partorito nell'area di riferimento? Questo stesso indicatore va calcolato per condizioni sociali, per primipare-pluripare, per cittadinanza...

Gli indicatori

Gli indicatori di processo

Gli indicatori di processo ci permettono di verificare se e in quale misura le attività programmate sono state effettivamente realizzate. Misurano le azioni messe in atto per raggiungere dei risultati.
Esempio: Quante donne abbiamo informato, all'inizio della loro gravidanza, invitandole agli incontri di accompagnamento alla nascita rispetto al totale delle donne che hanno partorito nell'area di riferimento?
Per poter risalire a questo indicatore di processo, che misura l'efficacia della nostra offerta attiva, avremo bisogno di:

- chiedere alle persone incontrate e informate di lasciarci il loro telefono o di compilare un modulo con i loro dati per essere (a breve) contattate sulle date degli incontri;
- prevedere una scheda conoscitiva con nome, istruzione, occupazione... e fonte dell'informazione sugli incontri;
- conoscere il numero dei nati (donne partorienti) annuale riferito all'area di riferimento.

Per un breve approssimativo calcolo, la popolazione totale che vive nell'area di riferimento è, per esempio, 50.000 abitanti, l'1% dei quali è potenzialmente in gravidanza (500 donne), e nel 50% dei casi potrebbero essere alla prima gravidanza (250 donne); gli standard di riferimento minimi ottimali riferiti alla partecipazione agli incontri in gravidanza ci indicano l'80% delle donne al primo figlio come un buon indicatore e quindi dovremmo tendere a coinvolgere 200 donne (secondo questo esempio) all'anno nei nostri corsi, che differenzieremo per istruzione e occupazione.
Questo indicatore ci mostra la qualità delle nostre azioni, delle nostre informazioni. Più riusciamo a informare e poi a coinvolgere quelle donne che sono meno abituate a cercare i servizi o a usare internet, più ci proponiamo attivamente e più contribuiamo attraverso gli incontri a migliorare la salute di madre e bambino come la letteratura ha dimostrato.

Gli indicatori di risultato

Gli indicatori di risultato ci mostrano se abbiamo lavorato bene, sono predittivi di qualità. Ci mostrano se i nostri incontri/corsi sono efficaci. Vediamo alcuni esempi.

Per gli incontri di accompagnamento alla nascita

- N. donne che partecipano agli incontri *sul n. delle donne che partoriscono residenti nell'area di riferimento.*
- N. padri presenti agli incontri dedicati *sul n. donne partecipanti agli incontri.*
- N. padri che dichiara alto gradimento (80%) per gli incontri *sul n. padri partecipanti agli incontri.*
- N. donne che partecipano al 70% degli incontri *sul n. donne partecipanti agli incontri.*
- N. donne che dichiara alto gradimento (80%) per gli incontri *sul n. donne partecipanti agli incontri.*

Per la gravidanza, grazie alle informazioni negli incontri

- N. donne con gravidanza a basso rischio seguite dall'ostetrica *sul n. totale delle donne partecipanti agli incontri.*
- N. donne con gravidanza a basso rischio che effettuano < 2 ecografie *sul n. donne con gravidanza a basso rischio.*
- N. donne che assumono acido folico nel periodo periconcezionale *sul n. totale delle donne partecipanti agli incontri.*

Per il parto, grazie a informazioni, condivisione, sostegno e abilità pratiche attivate negli incontri

- N. donne che partoriscono spontaneamente (più alto possibile) *sul n. totale delle donne partecipanti agli incontri.*
- N. donne che partoriscono con taglio cesareo (più basso possibile compatibile con la sicurezza) *sul n. totale delle donne partecipanti agli incontri.*
- N. donne che partoriscono in posizioni libere (più alto possibile) *sul n. totale delle donne partecipanti agli incontri.*
- N. donne che esprimono una percezione del dolore terribile/atroce a 24 ore dal parto (differenziato per modalità di parto) (più basso possibile) *sul n. totale delle donne partecipanti agli incontri.*
- N. donne *con induzione* (più basso possibile compatibile con la sicurezza) *sul n. totale delle donne partecipanti agli incontri.*
- N. donne che partoriscono spontaneamente con epidurale (più basso possibile) *sul n. totale delle donne partecipanti agli incontri.*
- N. donne che partoriscono spontaneamente con episiotomia (più basso possibile compatibile con la sicurezza) *sul n. totale delle donne partecipanti agli incontri.*

Per l'allattamento e il dopo, grazie alle informazioni, sostegno e abilità pratiche attivate negli incontri

- N. donne che hanno potuto effettuare il contatto pelle a pelle e la prima poppata entro le 2 ore dalla nascita *sul n. totale delle donne partecipanti agli incontri.*
- N. donne che hanno avuto l'osservazione della poppata *sul n. totale delle donne partecipanti agli incontri.*
- N. donne che hanno effettuato il *rooming-in* (24 ore) sul n. totale delle donne partecipanti agli incontri.
- N. donne che allattano in modo esclusivo al seno (in reparto, a 3 mesi, a 6 mesi) *sul n. totale delle donne partecipanti agli incontri.*
- N. donne che dichiarano di aver avuto problemi di allattamento (in reparto, a 1 mese, a 3 mesi) *sul n. totale delle donne partecipanti agli incontri.*
- N. donne che partecipa agli incontri dopo la nascita sul n. totale delle donne partecipanti agli incontri.
- N. donne a cui viene offerta la visita domiciliare in puerperio *sul n. totale delle donne partecipanti agli incontri.*
- N. donne che accettano la visita domiciliare in puerperio *sul n. totale delle donne partecipanti agli incontri.*

Gli indicatori di esito

Gli indicatori di esito rappresentano l'obiettivo finale in termini di salute pubblica, che può essere l'aumento (allattamento al seno) o la riduzione di un fenomeno (mortalità e morbilità). L'esito deve produrre un miglioramento sull'intera popolazione considerata.
Non è immediata la distinzione tra gli indicatori di risultato e quelli di esito. Pensiamo alle partite di calcio: alcuni indicatori di risultato sono rappresentati dal pareggio o dalla vittoria nelle singole partite, mentre l'indicatore di esito è la vincita del campionato!
Indicatore di esito a distanza è rappresentato dalla percentuale di donne allattanti al seno in modo esclusivo a 6 mesi e allattanti comunque al seno a 2 anni, se madre e bambino lo desiderano. Quindi cercheremo il numero delle donne che allattano in modo esclusivo al seno a 6 mesi *sul n. totale delle donne che hanno partorito.*

Abbiamo ora bisogno di definire gli strumenti per raccogliere i dati e le informazioni necessari alla costruzione degli indicatori per la valutazione periodica.
La raccolta delle informazioni deve essere:
1. *Iniziale.*
   a) domanda di partecipazione agli incontri.
   b) scheda anagrafica e richiesta di aspettative al primo incontro.
2. *Intermedia.* A metà del corso attraverso una scheda anonima per chiedere a che punto si sentono rispetto ai loro desideri o scheda graduata.
3. *Finale.* Alla fine della serie di incontri in gravidanza.
4. Scheda conoscitiva sul *parto e sul puerperio.* La scheda può essere compilata attraverso intervista telefonica, o visita domiciliare, o durante gli incontri dopo la nascita.
5. Scheda conoscitiva a *3 mesi e/o a 6 mesi* di vita del bambino.

Le informazioni dovranno poi essere raccolte. Esistono programmi standard per la raccolta di dati che si personalizzano al bisogno oppure si possono predisporre fogli Excel.

Scheda di lavoro n. 54

Domanda di partecipazione agli incontri di accompagnamento alla nascita

Cognome ....

Nome ....

Prima gravidanza ☐ Sì ☐ No

Se non è la prima gravidanza, ha seguito un corso nella precedente?
☐ Sì ☐ No

Data prevista per il parto ....

Istruzione:
☐ media inferiore ☐ diploma ☐ laurea

Lavora ☐ Sì ☐ No Occupazione ....

Nazionalità. .... Età: ....

Residenza ....

Tel .... Email ....

Preferisce partecipare a incontri:
☐ al mattino ☐ al pomeriggio ☐ alla sera

Preferisce partecipare con il compagno, un'amica o una parente?
☐ Sì ☐ No

Come ha saputo degli incontri di accompagnamento alla nascita?

....

Data ....

Scheda di lavoro n. 55

Valutazione intermedia

1. Bigliettini anonimi

Considerando gli incontri fatti finora, sento di aver acquisito, chiarito:

....

....

....

Ho ancora bisogno di:

....

....

2. Scala graduata

A questo punto del nostro percorso insieme, come ti senti rispetto ai desideri con cui sei arrivata?
(0: come all'inizio – 10: completamente soddisfatta)

Come all'inizio — Completamente soddisfatta

0 1 2 3 4 5 6 7 8 9 10

P. Maghella, *Incontri di accompagnamento alla nascita*, edizioni red!

Scheda di lavoro n. 56

Gradimento degli incontri di accompagnamento alla nascita

1. Hai partecipato:

☐ a tutti gli incontri ☐ a metà ☐ a poco più della metà

2. Dai un punteggio cerchiando uno dei seguenti numeri:

1 Da migliorare 2 Adeguato 3 Ottimo

Organizzazione, luogo	1	2	3
Durata del corso, orario degli incontri	1	2	3
Rispetto alle mie aspettative	1	2	3
Coinvolgimento del gruppo	1	2	3
Incontri dedicati alla coppia	1	2	3

3. In base alla tua esperienza esprimi un parere sulla qualità delle attività.

	Adeguato	Non adeguato	Non trattato	Non ricordo
Informazioni sulla gravidanza				
Informazioni su travaglio e parto				
Informazione sui punti nascita disponibili				
Informazioni sull'allattamento				
Informazioni sulle cure al bambino				
Informazioni sulla vita dopo col bambino				
Lavoro corporeo massaggi, posizioni, movimento				
Rilassamento				
Informazioni sulla contraccezione				
Informazioni sulle normative/diritti				
Informazioni sulle vaccinazioni				

4. Età .... Nazionalità ....

Scolarità ☐ Media ☐ Diploma ☐ Laurea Lavora ☐ Sì ☐ No

P. Maghella, *Incontri di accompagnamento alla nascita*, edizioni red!

Scheda di lavoro n. 57

Scheda conoscitiva sul parto e sul puerperio

1. Luogo del parto:
□ Ospedale pubblico □ Clinica privata
□ Casa da parto □ Casa

2. Se non a casa, sei arrivata:
□ prima dei 5 cm di dilatazione (periodo prodromico)
□ dopo i 5 cm di dilatazione (travaglio attivo) □ a dilatazione completa

3. Durante il travaglio e il parto hai potuto avere qualcuno vicino?
□ Sì □ il mio compagno □ mia madre o parente □ un'amica
□ No, non mi è stato concesso □ No, per scelta

4. Durante il travaglio hai potuto assumere posizioni libere?
□ Sì □ No

5. Il parto è stato: (possibili più risposte)
□ Spontaneo □ Operativo: ventosa, forcipe, Kristeller (spinte su pancia)
□ TC d'urgenza □ TC programmato

6. Il tuo parto è avvenuto:
□ Sul lettino □ Carponi □ Sullo sgabello
□ In acqua □ Altra posizione, Quale? ....

7. È stata praticata l'episiotomia?
□ Sì □ No □ Non so

8. È stata praticata l'anestesia? (possibili più risposte)
□ No □ Epidurale
□ Sì locale, per episiotomia □ Sì, ma non so quale
□ Sì locale, per lacerazioni spontanee ai genitali □ Sì generale

9. La tua percezione del dolore è stata:
□ 0 /3 assente / lieve □ 4/7 fastidioso / penoso
□ 8/10 massimo dolore possibile

10. Esprimi un giudizio complessivo sull'esperienza del parto:
□ Buona / ottima □ Soddisfacente □ Pessima

11. Qual era la tua intenzione prima del parto rispetto all'allattamento?

□ Al seno sicuramente □ Al seno preferibilmente
□ Non al seno □ Non so

12. Quanto tempo dopo il parto hai attaccato il bambino al seno per la prima volta?

□ Subito □ Entro due ore □ Dopo più di due ore
□ Mai, perché ho deciso di non allattarlo al seno

13. Età del bambino

□ ora ha meno di 30 giorni □ ora ha più di 30 giorni

14. Come è stato alimentato il tuo bambino nelle ultime 24 ore?

□ Al seno in modo esclusivo (solo latte materno)
□ Al seno in modo predominante (latte materno + acqua / tisane o altri liquidi non nutritivi)
□ Al seno in modo complementare (latte materno + latte artificiale)
□ Non al seno

15. Hai avuto problemi con l'allattamento?

□ Sì,
perché: □ non si attaccava □ ragadi □ non avevo latte
□ non cresceva □ ingorghi □ mastite
□ No, non ho avuto problemi

16. Il rientro a casa è stato:

□ facile
□ ho ricevuto sostegno □ dal compagno □ da mia madre
□ da altro familiare
□ difficile
□ ero sola □ non sapevo bene cosa fare □ ho chiesto visita domiciliare

17. Le informazioni ricevute durante gli incontri di accompagnamento alla nascita ti sono state utili?

□ Sì □ per la gravidanza □ per il travaglio □ per il dopo parto
□ per l'allattamento
□ No, non mi sono state utili

Data del parto .... Data di compilazione ....

Scheda di lavoro n. 58

Scheda conoscitiva a 3 e/o 6 mesi dal parto

1. Nel periodo successivo alla nascita hai avuto difficoltà? (possibili più risposte)

□ Difficoltà / dolore ai punti di sutura
□ Incontinenza urinaria (perdita di pipi)
□ Difficoltà con l'allattamento
□ Difficoltà nell'accudimento del bambino
□ Difficoltà di organizzazione della casa
□ Difficoltà nella relazione con il partner
□ Altro tipo di difficoltà ....
□ Non ho avuto difficoltà

2. Nell'ultima settimana tuo figlio/a: (possibili più risposte)

□ È stato allattato esclusivamente al seno
□ Ha bevuto acqua, tisane o altri liquidi diversi dal latte materno
□ Ha preso un'aggiunta di latte artificiale
□ Ha bevuto solo latte artificiale
□ Ha preso cibi solidi o semisolidi

3. Se al bambino è stato somministrato latte artificiale, qual è il motivo principale? (possibili più risposte)

□ Non avevo più latte
□ Il bambino cresceva poco
□ Il bambino non si attaccava bene
□ Problemi di allattamento (ragadi, ingorghi, mastite)
□ Problemi di salute della mamma (malattie) □ Prendevo farmaci
□ Problemi di salute del bambino
□ Dovevo riprendere il lavoro
□ Altro motivo ....

4. In questi primi mesi di vita hai avuto problemi con l'allattamento al seno?

□ No
□ Sì, risolti da sola
□ Sì, risolti grazie all'aiuto di amici / parenti
□ Sì, risolti grazie all'aiuto di operatori sanitari (specificare ....
....)

□ Sì, non risolti ma proseguito con l'allattamento
□ Sì, non risolti e interrotto l'allattamento

5. Se non allatti al seno in modo esclusivo, a che mese hai iniziato con latte artificiale
.... mese

6. La persona che più ti offre sostegno è: (possibili più risposte)
□ Nessuno □ Marito / partner □ Nonni
□ Figli maggiori □ Altri parenti
□ Amici □ Altro

7. Da quando c'è il bimbo mi sento: (possibili più risposte)
□ serena □ meno serena □ più stanca □ meno tempo per me
□ la mia vita è cambiata in peggio
□ la mia vita è cambiata in meglio
□ sono meno compresa da chi mi sta vicino
□ ricevo meno aiuto da chi mi sta vicino

8. Alla ripresa dei rapporti sessuali hai scelto di utilizzare un metodo di procreazione consapevole per evitare la gravidanza?
□ No, sono contraria
□ No, non penso di essere a rischio di gravidanza in questo periodo
□ No, non sono informata
□ Sì

9. Hai la possibilità di partecipare a incontri di sostegno con altre mamme e bambini? (possibili più risposte)
□ Sì, col gruppo di gravidanza
□ Sì, incontri specifici di sostegno all'allattamento
□ Sì, incontri di massaggio al bambino
□ Sì, in piscina
□ Sì, al parco
□ No, non ce la faccio a organizzarmi
□ No, non ci sono possibilità di incontri nella mia zona

Data ....

Ti ringraziamo per la collaborazione. Le risposte contenute nel questionario verranno utilizzate esclusivamente a fini statistici e per migliorare i nostri servizi.

P. Maghella, *Incontri di accompagnamento alla nascita*, edizioni red!

Bibliografia

G. Baglio, A. Spinelli, S. Donati, M. Grandolfo, J. Osborn, *Valutazione degli effetti dei corsi di preparazione alla nascita sulla salute della madre e del neonato*, Istituto Superiore della Sanità, vol. 36, n. 4, 2000.

G. Bestetti, A. Regalia, *Il dolore è nel parto*, Mimesis Edizioni, 2007.

G. Bestetti, A. Regalia. *Mani sul parto, mani nel parto*, Carocci, Roma, 2005.

L. Cunico, *La comunicazione nell'assistenza al paziente*, The McGraw-Hill Companies, Milano, 2002.

Education for Parenthood (146 articles), Midirs Data Base on line: cod. P49.

M. Enkin, M. Keirse, J. Neilson, *A Guide to Effective Care in Pregnancy and Childbirth*, Oxford University Press, 2000.

Evaluating Antenatal Education (60 articles, 1998-2003), Midirs Data Base on line: cod. P60.

Evidence Based Guidelines for Midwifery Led Care in Labour, Sheffield Teaching Hospitals, NHS Trust, 2003.

A.J. Gagnon, *Individual or Group Antenatal Education for Birth and Parenthood*, Cocrane Library, 2000, n. 4.

Grief, Seminario con Phyllis Klaus, MIPA, Brescia, 2000.

HOME (Home Obstetricial Mothercare Experiences), Commissione Europea - Regione Umbria, Perugia, 2002.

M.H. Klaus, J.H. Kennel, P.H. Klaus, *Dove comincia l'amore*, Bollati Boringhieri, Torino, 1998.

M. Knowles, *Quando l'adulto impara*, Franco Angeli, Milano, 1997.

L. Lauria, M. Grandolfo et al., *Percorso Nascita: promozione e valutazione della qualità di modelli operativi. Le indagini del 2008-2009 e del 2010-2011*, Rapporti Istisan 12/39, ISS 2012.

P. Maghella, *Movimento in gravidanza*, Numeri Primi Editore, 2011, 2016, 2020.
P. Maghella, V. Pola, *La Perdita*, Macro Edizioni, Cesena, 1999.
G. Mieli, *Il bimbo non è un elettrodomestico*, URRA, Milano 2009.
NCT, *Preparing for birth and parenthood*, NCT London 2011.
M. Nolan, *Antenatal Education. A Dynamic Approach*, Bailliere Tindall, Londra, 1998.
F. Nicholas, *Childbirth Education: Practice, Research and Theory*, W.B. Saunders Company, Filadelfia, 1988.
A. McMillan at al., *Birth and beyond: A review of the Evidence about Antenatal Education*, University of Warwick & Univesrity of Exford 2009.
J. Milgrom, P. Martini, L. Negri, *Depressione Postnatale*, Edizioni Erickson, Trento, 2003.
Il Percorso nascita: risultati dello studio in Toscana, Indagine conoscitiva sul percorso nascita, Istituto Superiore Sanità, 2002.
A. Regalia et al., *Pro-muovere il parto*, Carrocci, Roma, 2005-2011.
V. Schmid, *Venire al mondo e dare alla luce*, URRA, Milano, 2005.
SNLG, *LG 20 Gravidanza fisiologica*, ISS Ceveas, 2010.
A. Volta, *Mi è nato un papà*, URRA, Milano, 2010.
M. Wagner, *Creating your birth plan*, Perigee, 2006.
D. Walsh, *Evidence-based care for normal labour and birth*, Routledge, 2007.

Siti internet raccomandati

Diamo qui di seguito un breve elenco dei siti internet raccomandati per mantenersi aggiornati sulle evidenze scientifiche.

www.bfmed.org
www.cochrane.it
www.epicentro.iss.it
www.evidence.org
www.gimbe.org
www.ibfanitalia.org
www.mami.org
www.midirs.org
www.nice.org.uk
www.rcog.org.uk
www.regione.piemonte.it/sanita/agendagravidanza
www.saperidoc.it
www.snlg.it
www.unicef.it
www.who.int/topics/maternal_health

Sommario

Il parto in ospedale visto dai bambini di 10 anni

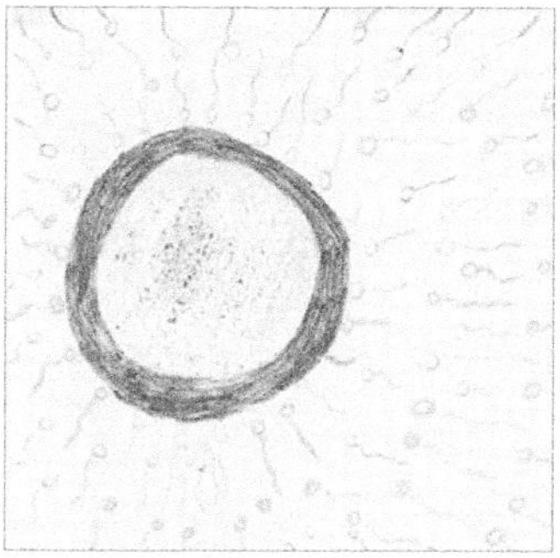

«Se un uomo e una donna vanno a letto insieme può capitare che gli spermatozoi del maschio si uniscano all'ovulo della femmina e da questo punto ha inizio la gravidanza...»

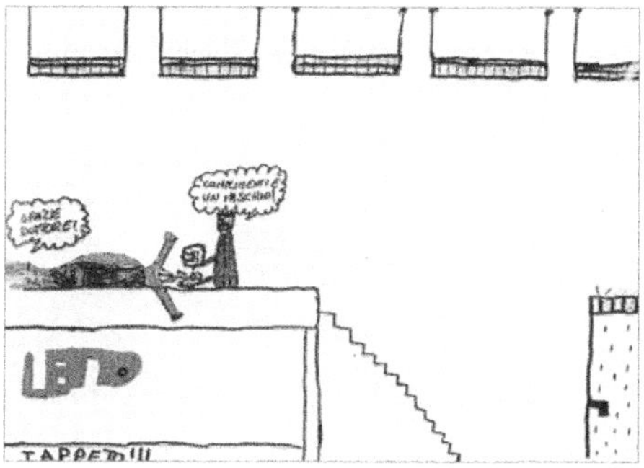

La sala parto è fortemente illuminata e ha un letto così scomodo che per accedervi è necessario una lunga scala. I bambini hanno interiorizzato il concetto di immobilità a letto, il fatto che è il medico ad accogliere il nuovo nato e che è giusto ringraziarlo. E ovviamente il neonato è un maschio!

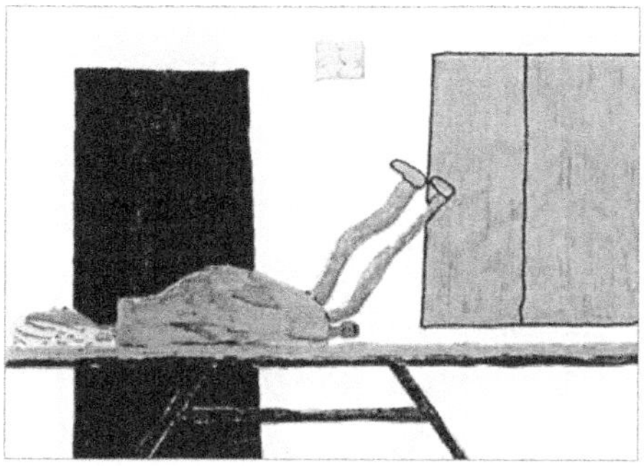

«Quando una donna deve partorire va in una stanza da sola perché credo dia fastidio alla gente e credo che non stia bene guardare la vagina di una persona. A me non piacerebbe partorire perché si fa fatica ma mi piacerebbe avere un figlio fino a quattro anni perché dopo fa il birichino...»

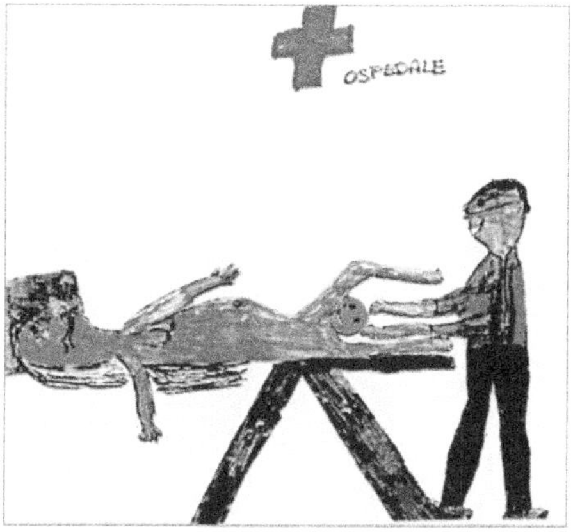

«Poi si vede la testa del bambino. Dopo che il bambino esce fuori dalla pancia, cuciono tutto il buco dove è uscito il bambino, cioè la vagina. Lavano il bambino perché è pieno di sangue della mamma e alla fine lo mettono a testa in giù e gli danno delle sculacciate e degli schiaffetti in faccia...»

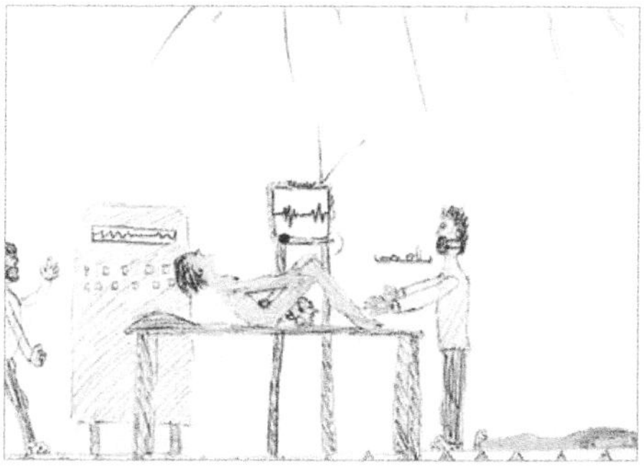

«A volte le mamme sparano fuori il bambino e il papà sviene...»

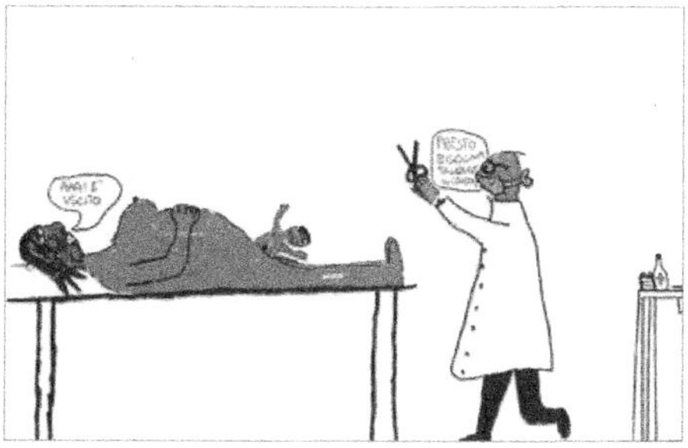

"Si deve andare in maternità, dove ti curano ben bene e dopo ti fanno partorire. In seguito viene tagliato il cordone e annodato al bambino e vengono date delle pacche sul sedere e questo non lo trovo giusto perché il bimbo ha uno shock...»

Il parto in casa visto dai bambini di 10 anni

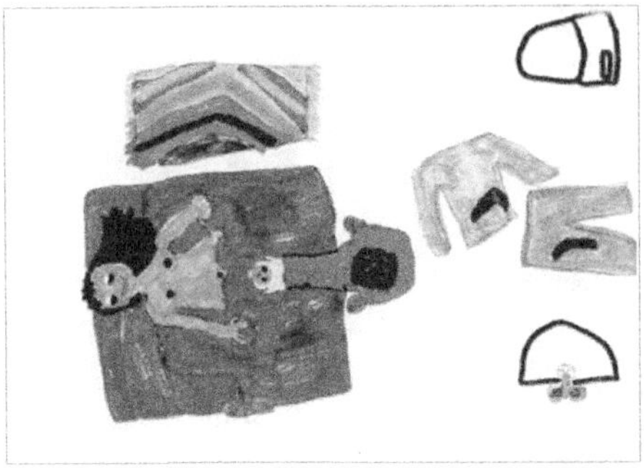

I disegni di questa pagina sono stati fatti da bambini la cui madre ha partorito a casa. L'ambiente umano e fisico è molto diverso. Le donne non sono sdraiate e alcune usano l'acqua. La madre è raggiante. Il bambino è con lei. Il padre è presente. E c'è l'ostetrica senza camice o mascherine!

«Dopo nove mesi di gravidanza, il bambino può nascere da un momento all'altro e la donna deve essere molto pronta. Si hanno le contrazioni che sono quella cosa che spinge il bambino, così nasce...»

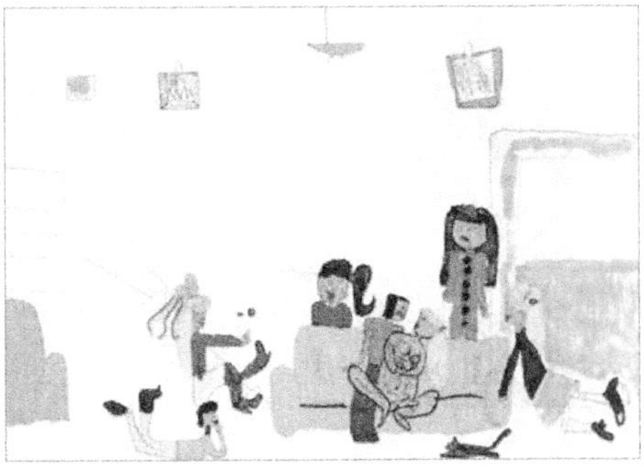

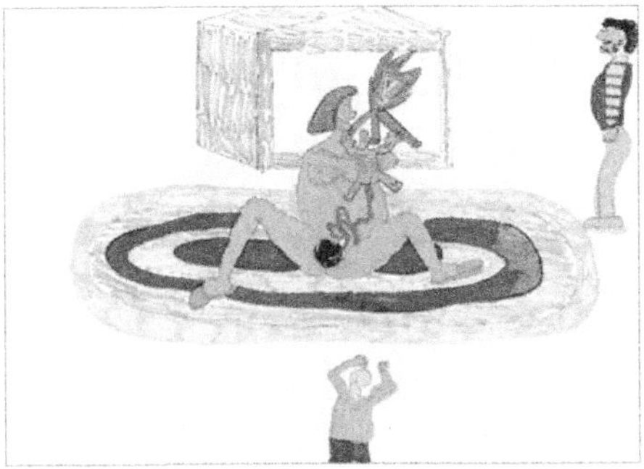

Ecco rappresentato il senso di conquista! Questi disegni ci dimostrano come la cultura del parto, le esperienze che si assorbono direttamente o indirettamente diventano parte del bagaglio personale e formano il proprio sistema di convinzioni.

«La madre ha un po' di dolori e fa un poco di fatica a muoversi. Il bimbo nasce dalla vagina e può nascere di testa, di piedi, col culetto e può anche nascere tutto d'un colpo. La mamma tira fuori la placenta, poi gli dà il latte al bambino e il papà fa il bagnetto...»

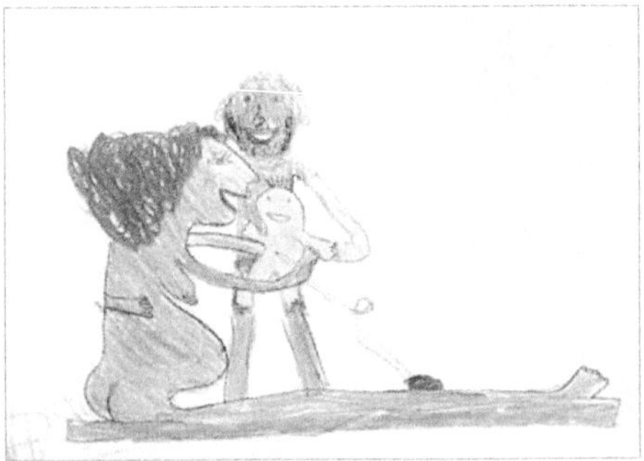

Preparare l'ambiente e il materiale per gli incontri

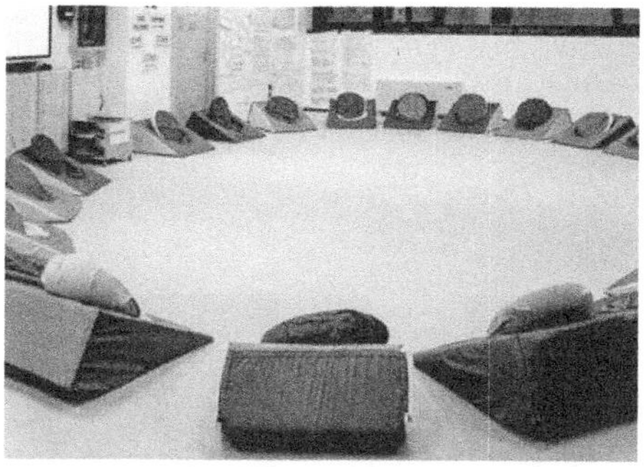

Un ambiente accogliente, pulito e confortevole aiuta a sentirsi a proprio agio. La stanza è spaziosa e adatta al movimento e i cuscini, di varie dimensioni e consistenza, permettono di star seduti comodamente. Il pavimento è stato ricoperto da tappeti quadrati incastrabili che si adattano facilmente alla dimensione della stanza.

In questa sala il pavimento è di legno, i tappetini permettono di fare movimento e rilassamento. Tutto il materiale didattico e audiovisivo di supporto agli incontri dovrebbe essere radunato in un angolo della stanza per non distogliere l'attenzione.

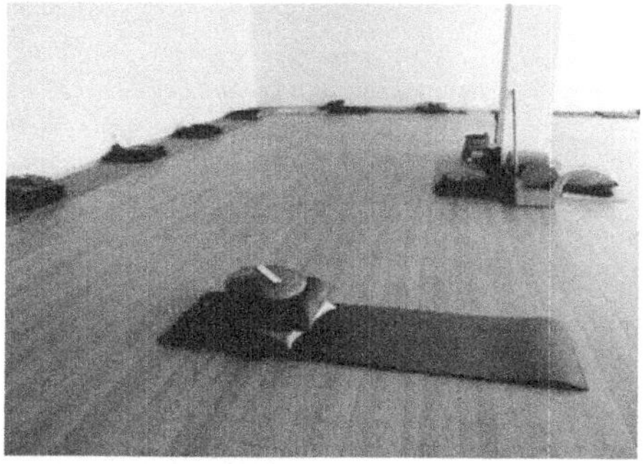

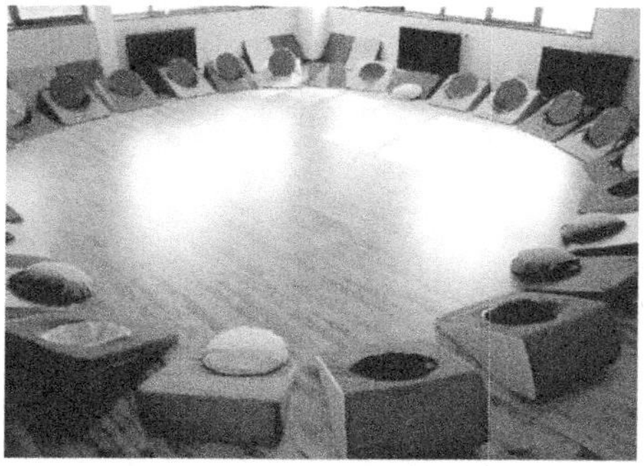

I cuscini collocati a cerchio ci danno l'idea della modalità di conduzione. Il cerchio permette una maggiore interazione.

In questo consultorio, la sala dedicata agli incontri è molto ampia ed è stato delimitato lo spazio per la parte teorica dell'incontro e quello per il lavoro corporeo, il rilassamento e per le attività con i bambini come il massaggio.

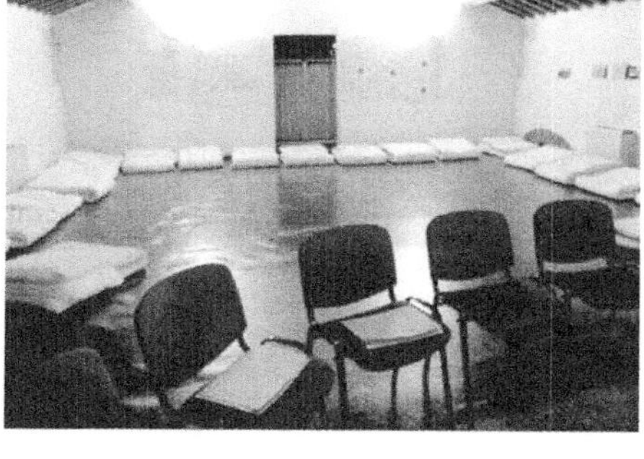

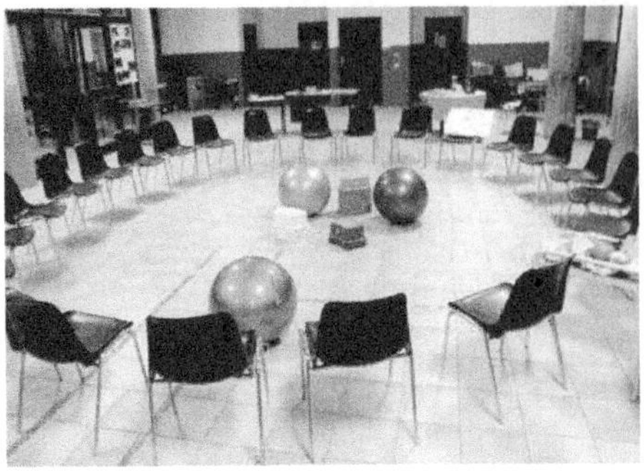

Gli atri delle scuole si prestano molto bene ad accogliere molte persone per gli incontri serali a tema. Il cerchio permette un incontro più dinamico.

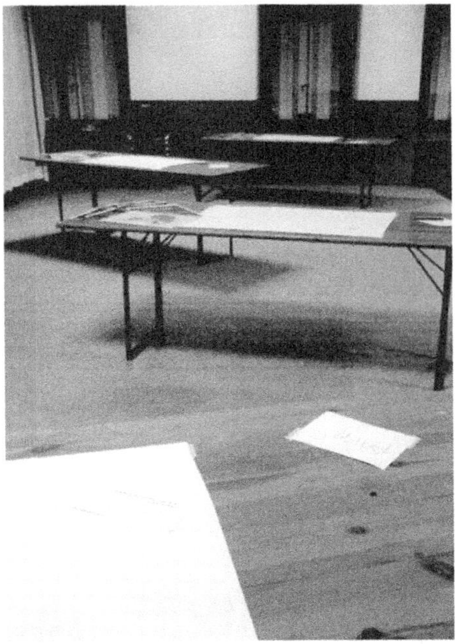

Si possono predisporre dei tavoli per il lavoro in sottogruppi. Ogni tavolo è apparecchiato con un foglio grande, pennarelli e stimuli per la discussione. Sull'angolo del tavolo è stato scritto: mamme, papà, coppie perché i partecipanti possano scegliere in quale gruppo stare.

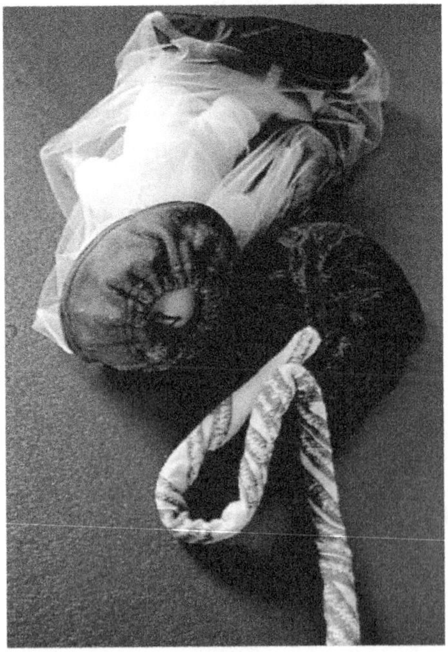

Un bambolotto in un sacchetto che simula il sacco amniotico e un modello di placenta aiutano a capire l'ambiente del bambino e a mostrare la dilatazione della cervice.

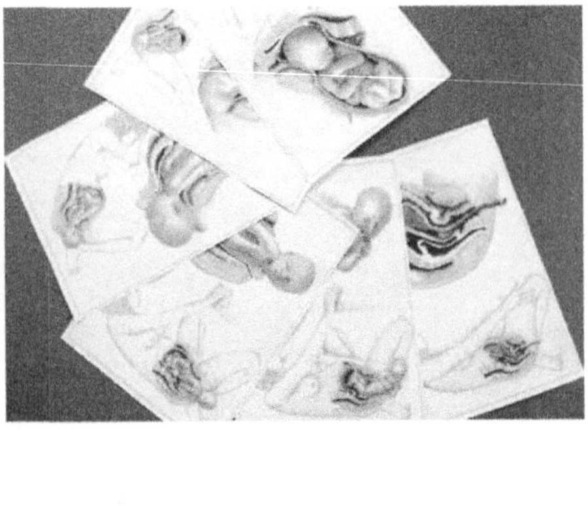

Cartelloni, atlanti illustrati, fotocopie ingrandite e plastificate sono un valido sostegno per aiutare a capire le dinamiche del percorso nascita.

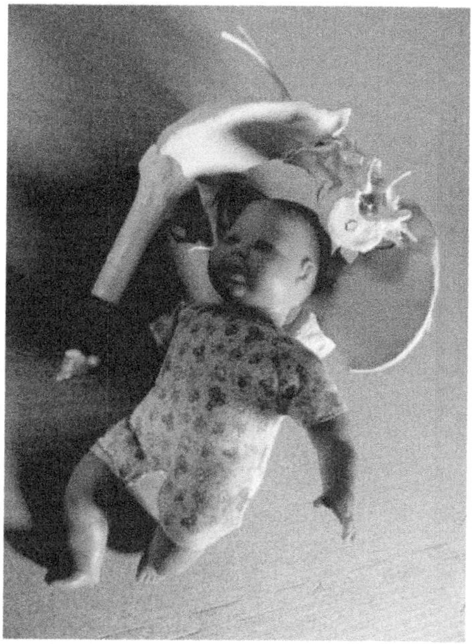

Un modello di bacino articolato o di materiale duro è utile per spiegare le caratteristiche della zona e la grande mobilità.
Per le dimostrazioni pratiche serve anche un bambolotto, che sarà trattato dall'ostetrica come se fosse realmente un bambino.

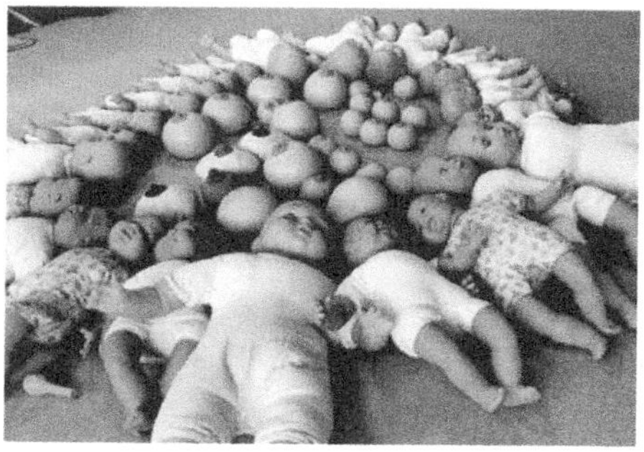

Per simulare le posizioni dell'allattamento e dell'accudimento pratico ogni partecipante dovrebbe avere un bambolotto, o almeno uno per coppia.

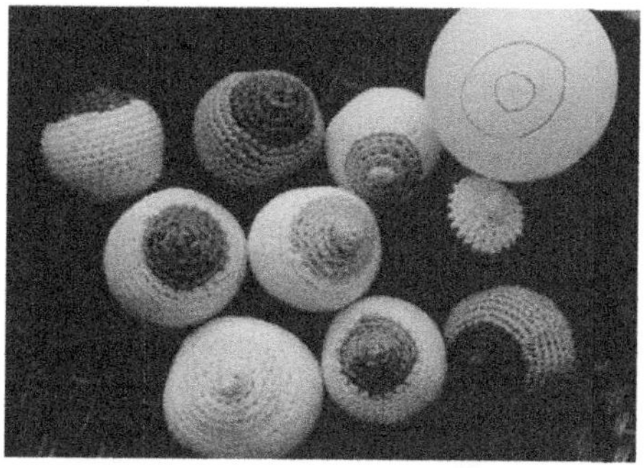

Esistono molti modelli di mammelle (si possono anche realizzare artigianalmente) che sono un valido strumento per sperimentare la spremitura manuale, il massaggio e l'attacco efficace al seno.

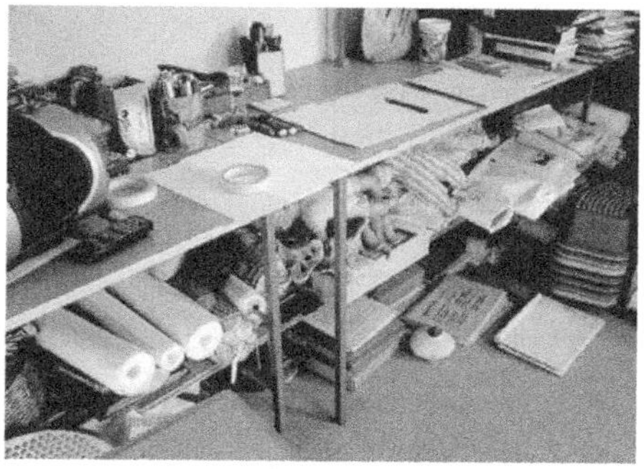

La cancelleria, i cartelloni illustrativi, i rotoloni di carta, la musica, gli stimuli preparati per il lavoro in sottogruppi, il timer per regolare i tempi, le eventuali fotocopie che il gruppo può portarsi via... tutto dovrebbe essere raggruppato in un angolo della stanza alle spalle del gruppo.

Svolgimento degli incontri di accompagnamento

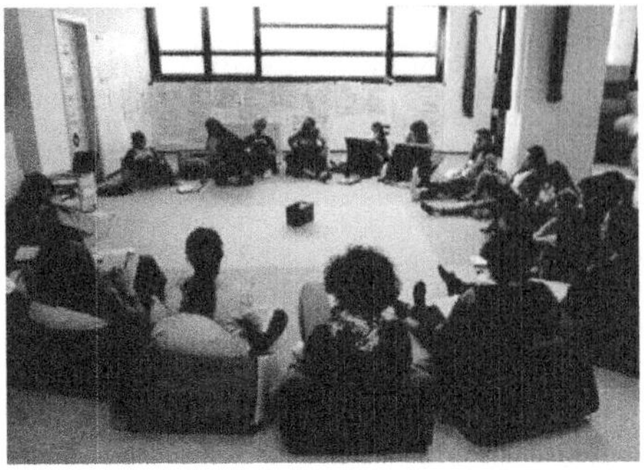

Disporsi a cerchio è il modo migliore per condividere e sviluppare insieme alcuni argomenti. L'accoglienza del gruppo è parte essenziale anche negli incontri di lavoro corporeo.

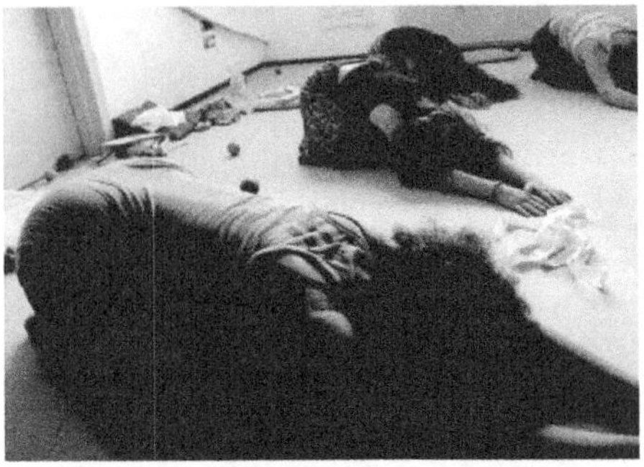

Il movimento permette di riconoscere e potenziare le proprie risorse, di prendere confidenza col corpo che cambia. Ogni donna viene incoraggiata a seguire i propri tempi e le proprie possibilità di movimento in un clima di non giudizio.

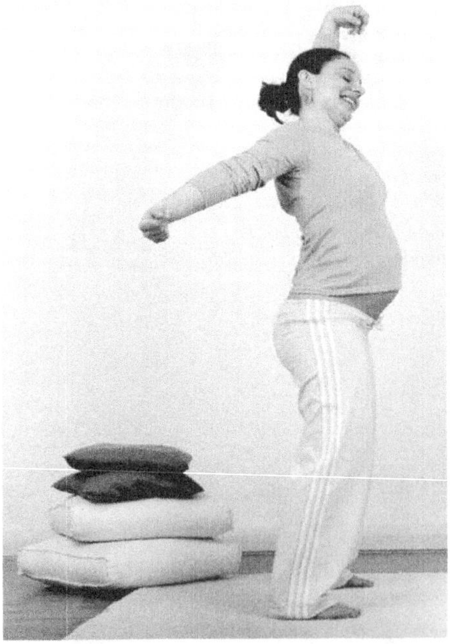

Stiracchiarsi, danzare spontaneamente seguendo una piacevole musica anche ritmata incoraggia le donne a muoversi senza timori sia in gruppo che a casa.

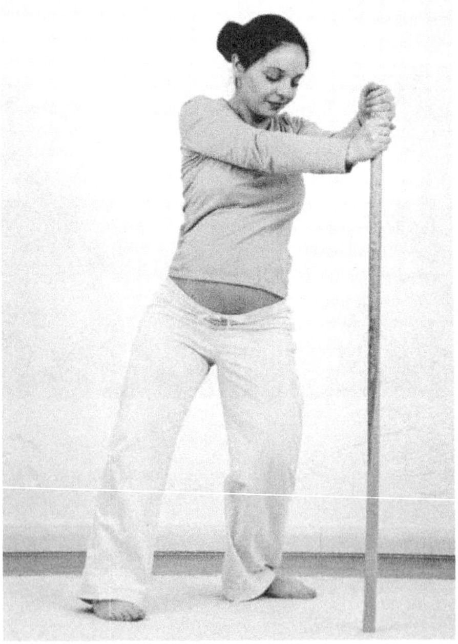

È molto importante mantenere mobile e flessibile il bacino, per favorire l'ottimale posizionamento del bambino prima della nascita, per facilitare il travaglio riducendone i tempi e il dolore. La danza del ventre è un'ottima proposta per la gravidanza e dopo il parto.

Le quattro posture principali

In questa pagina sono illustrate quattro posizioni che durante la gravidanza è consigliabile assumere a casa, integrandole nelle attività quotidiane, oppure in gruppo durante gli incontri che prevedono lavoro corporeo. Queste posizioni allungano la colonna vertebrale, sollecitano l'area del bacino e permettono di percepire, attivare e distendere il perineo. Sono raccomandate come preparazione al travaglio e al parto.

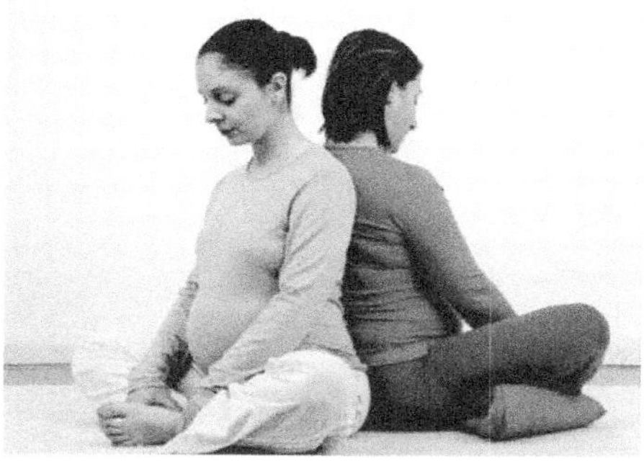

Anche in coppia, la posizione a farfalla dà sollievo alla colonna vertebrale e libera l'articolazione dell'anca.

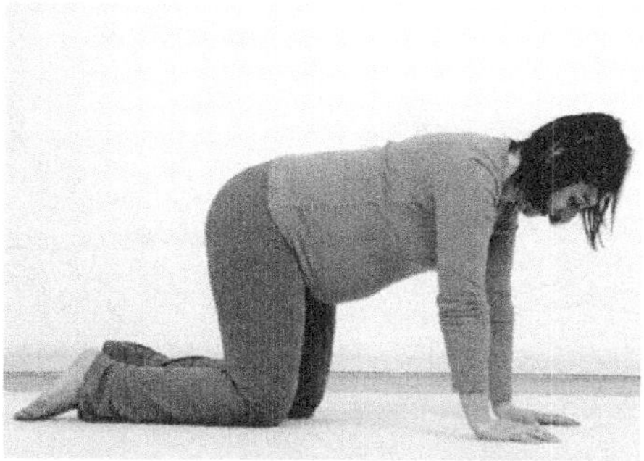

Carponi, con le mani alla stessa altezza delle spalle e le ginocchia alla stessa larghezza del bacino, è facile allungare la colonna vertebrale e muovere il bacino. Se diventa impegnativo per le braccia, ci si riposa appoggiandosi sugli avambracci.

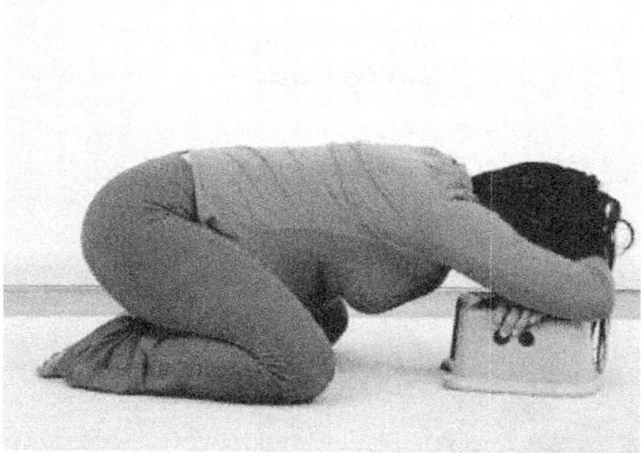

La posizione a rana, con o senza sostegno, distende la colonna vertebrale, previene e riduce il mal di schiena.

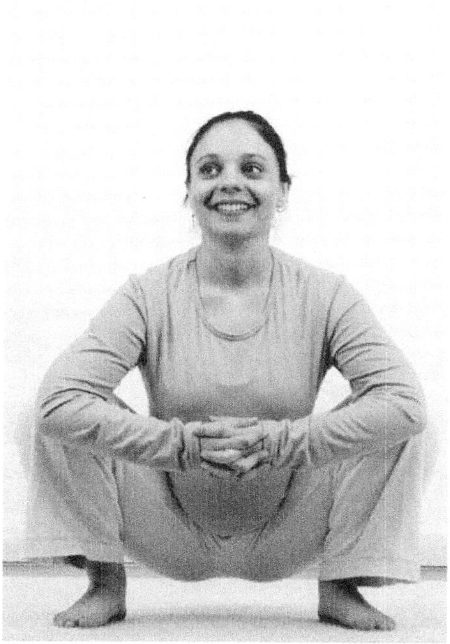

L'accovacciamento, con o senza sgabello e mantenendo la colonna vertebrale allungata, aiuta ad aumentare lo spazio pelvico.

Il rilassamento

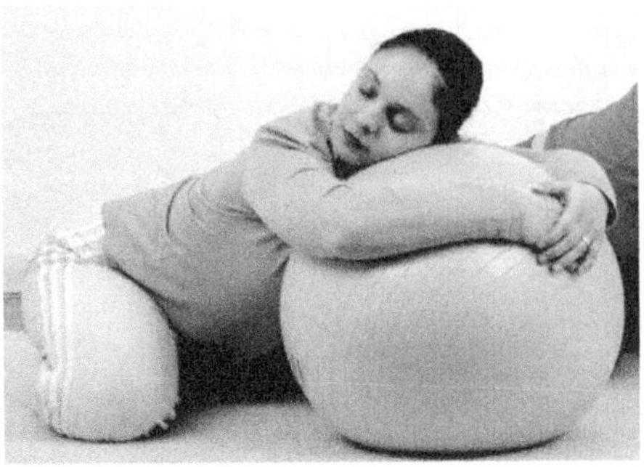

Il rilassamento è un aspetto importante del movimento creativo e consapevole. Un pallone o una sedia possono diventare comodi appoggi per dare sollievo alla schiena.

Durante il rilassamento proporre brevi visualizzazioni: un luogo piacevole immerso nella natura, il proprio corpo, il bimbo.

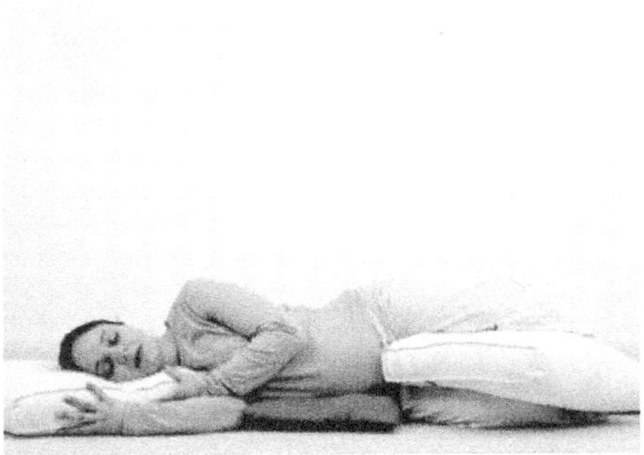

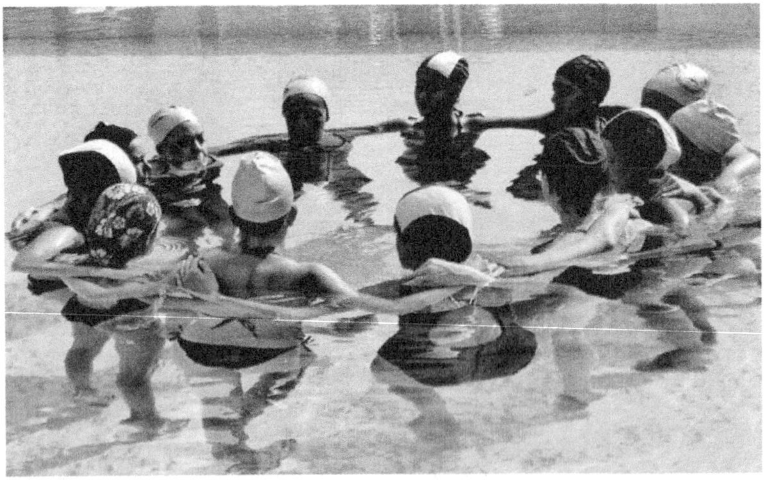

L'acqua è un elemento meraviglioso: avvolge, sostiene, fa sentire leggere, libera, facilita qualsiasi movimento. Favorisce l'interazione nel gruppo. La temperatura ideale per mantenere movimenti lenti e facili è di 32 °C.

Attività in acqua

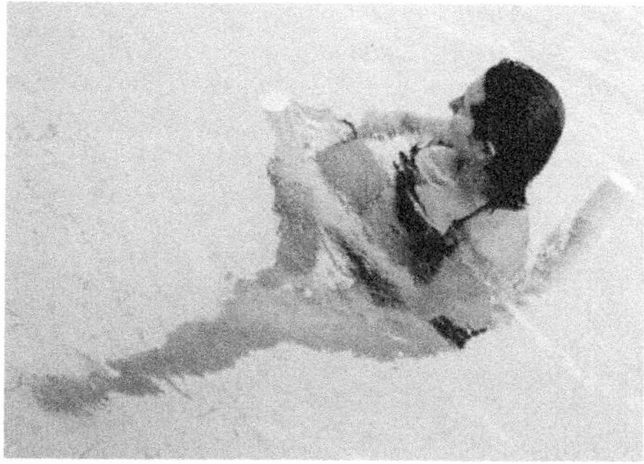

Molte piscine offrono incontri di acquaticità dall'inizio della gravidanza, utili anche per le donne che non sanno nuotare. L'altezza ideale dell'acqua è 110-130 cm. L'uso del tondoludo permette di sperimentare tanti movimenti stimolando tutto il corpo senza affaticare le articolazioni.

Sostenendosi al bordo della piscina è facile dondolarsi in accovacciamento. L'acqua aumenta la mobilità articolare, decomprime la colonna vertebrale, facilita la respirazione e migliora la circolazione.

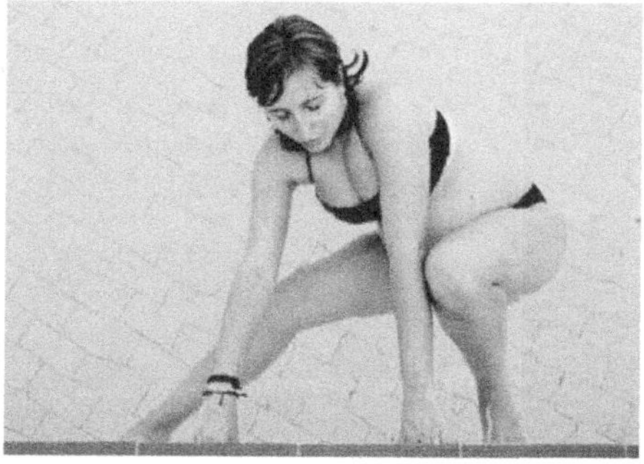

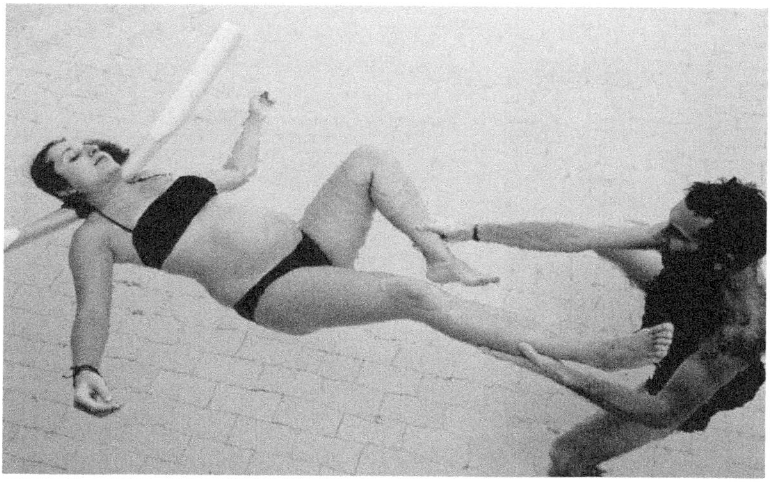

In acqua calda è molto piacevole e rilassante farsi portare, dondolare e muovere lentissimamente e in modo asimmetrico dal proprio compagno.

Incontri di coppia

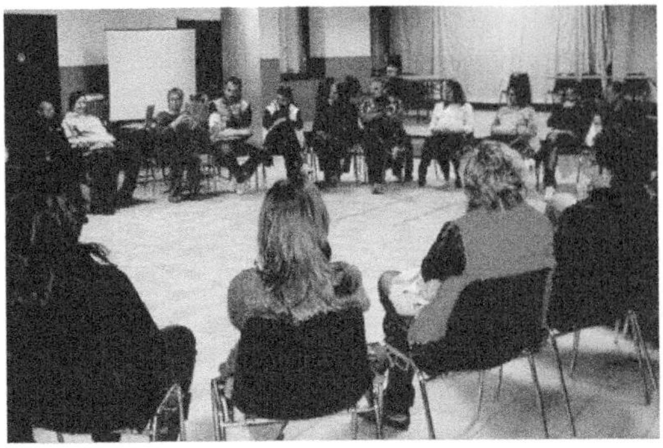

È importante alternare brevi esposizioni sui diversi argomenti ad attività di condivisione tra i sottogruppi o altre strategie. La partecipazione attiva del gruppo è un ingrediente irrinunciabile.

Persino durante un incontro a tema con tante persone è possibile mantenere l'alternanza e proporre uno stimolo per attivare la discussione che sarà stato preparato e scritto, con un tempo per produrre, seguito dalla condivisione nel gruppo allargato ed eventuali aggiunte da parte dell'operatore.

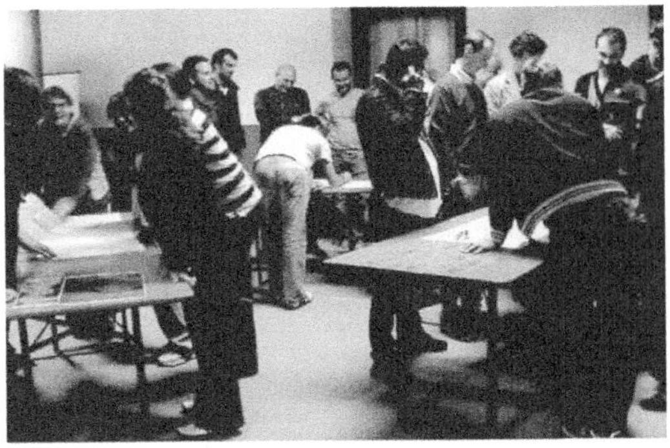

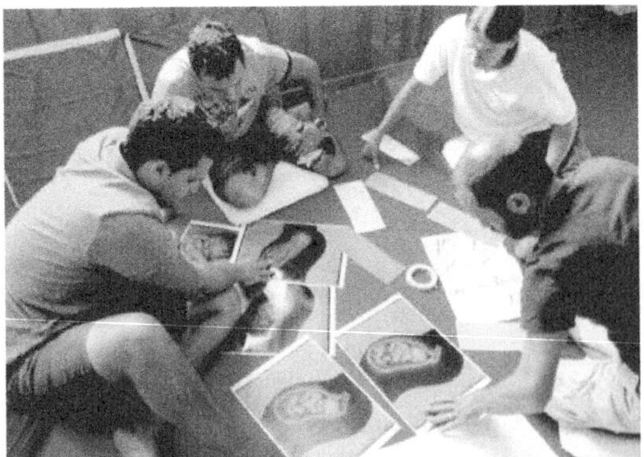

I sottogruppi di soli uomini offrono ai futuri papà la rara possibilità di condividere la propria esperienza e di discutere alcuni argomenti dal loro punto di vista.

Strategie pratiche

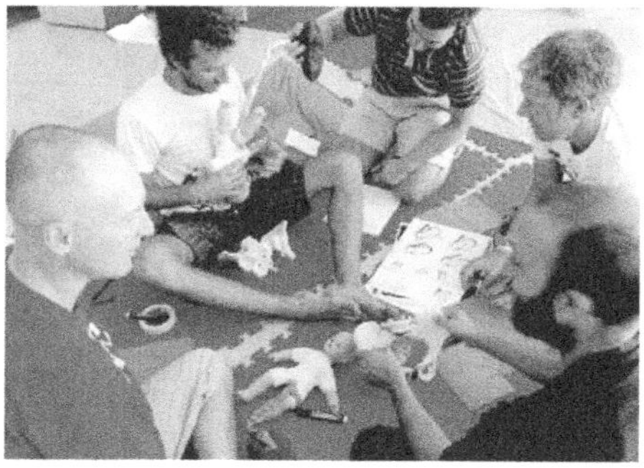

Anche gli aspetti più tecnici possono essere anticipati o ripresi in piccoli gruppi offrendo così tempo per capire, sedimentare, approfondire, personalizzare o sperimentare. Efficace e divertente.

Una strategia molto interessante per attivare un argomento è mettere a disposizione del gruppo tanti ritagli di riviste (paesaggi, animali, persone, azioni, oggetti...) chiedendo di comporre poi un collage sul tema proposto.

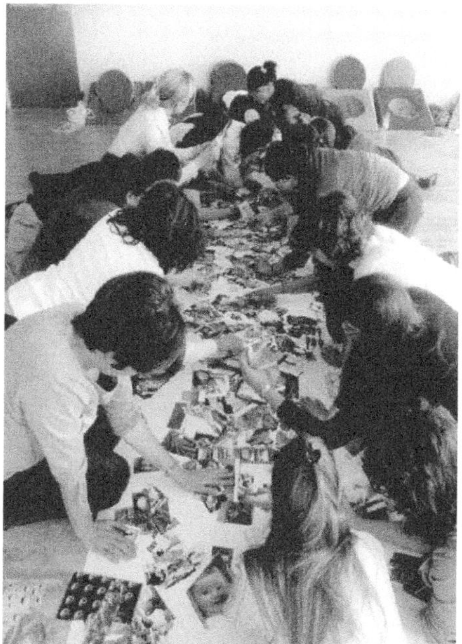

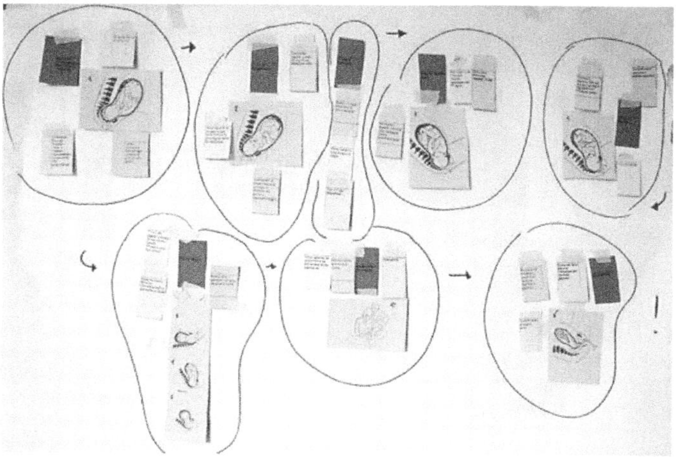

Per descrivere le fasi del travaglio e parto si possono preparare e ritagliare i nomi tecnici, la definizione, l'immagine, la dinamica... e ogni sottogruppo discutendone costruirà la sequenza incollandola su un cartellone. Nella condivisione allargata, in un clima non giudicante, ci saranno opportunità per approfondire.

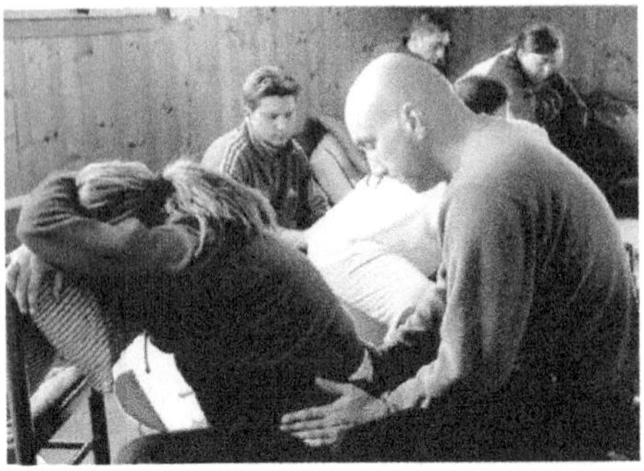

Un'aspettativa sempre presente nei corsi di coppia è quella di acquisire abilità pratiche, come il massaggio, da poter utilizzare in travaglio.

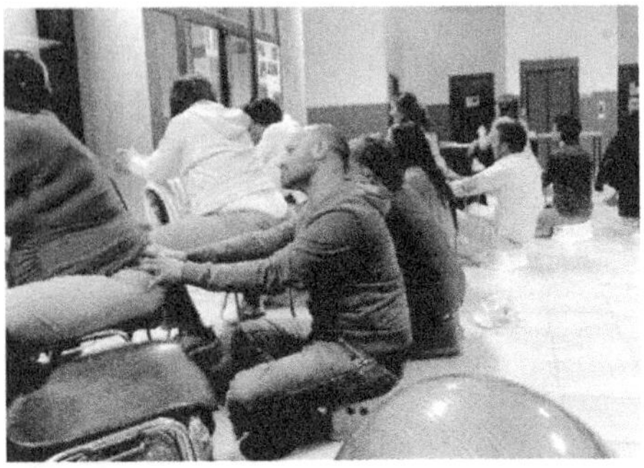

C'è sempre la possibilità, utilizzando sedie e sgabelli, di sperimentare alcuni massaggi per contenere il dolore del travaglio.

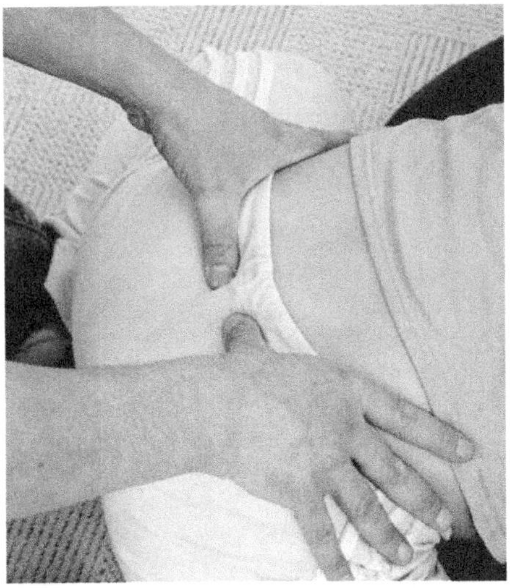

Seguire la struttura del sacro premendo sui forami fino alle fossette di Venere e ricominciare. La persona che riceve il tocco deve dare il permesso, guidare il partner rispetto all'intensità della pressione, al ritmo del tocco e all'area.

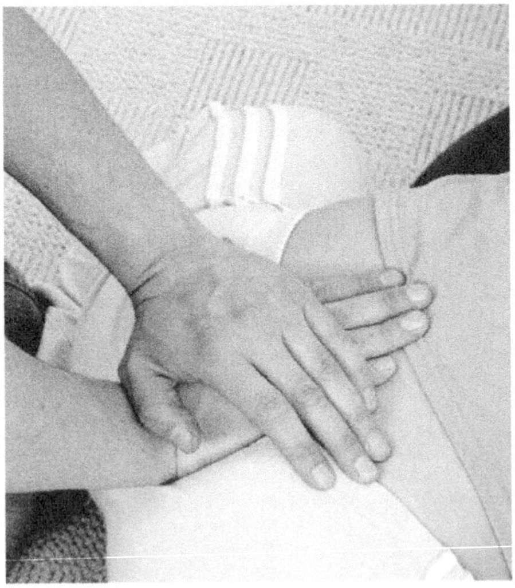

Il calore della mano e la leggera pressione sono molto utili anche durante il travaglio.

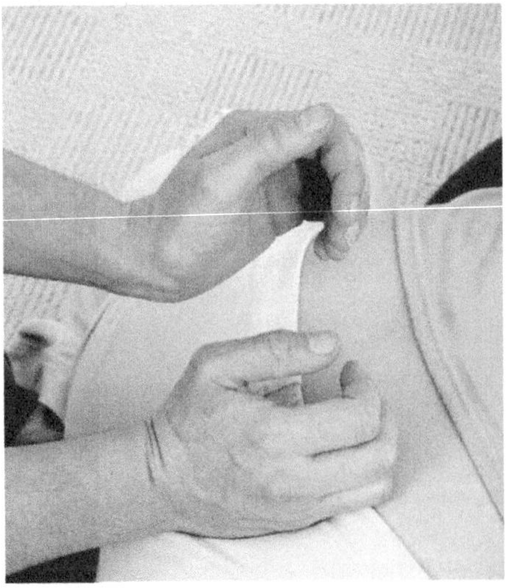

Una leggera percussione picchiettando, in modo alternato, con i pugni morbidi sull'area del sacro è molto gradita. Chi riceve il tocco indicherà tempi e pressione.

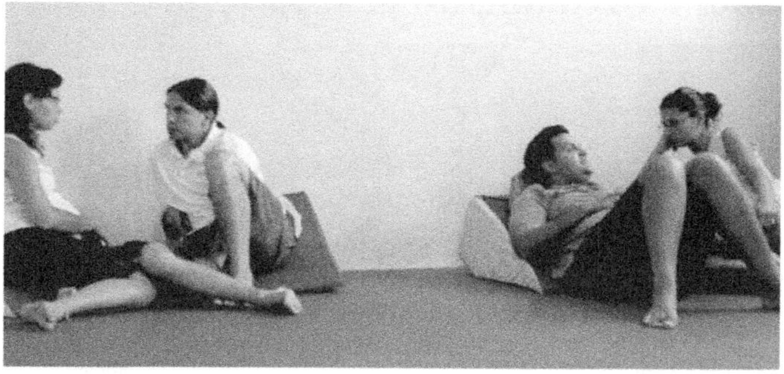

Durante gli incontri di coppia possono trovare spazio brevi riflessioni a due. Un bisogno, una richiesta, la propria opinione, una strategia specifica. Stabilire un tempo, col timer, durante il quale chi parla viene ascoltato senza interruzione, un altro tempo per restituire quanto ascoltato («Ho capito bene che mi hai detto...?») e cambio di ruolo.

La strategia dell'orologio offre importanti spunti di riflessione sui ritmi del dopo nascita, stimola il confronto con il gruppo e all'interno della coppia ed è molto efficace per ridurre lo spazio tra le aspettative e la possibile realtà.

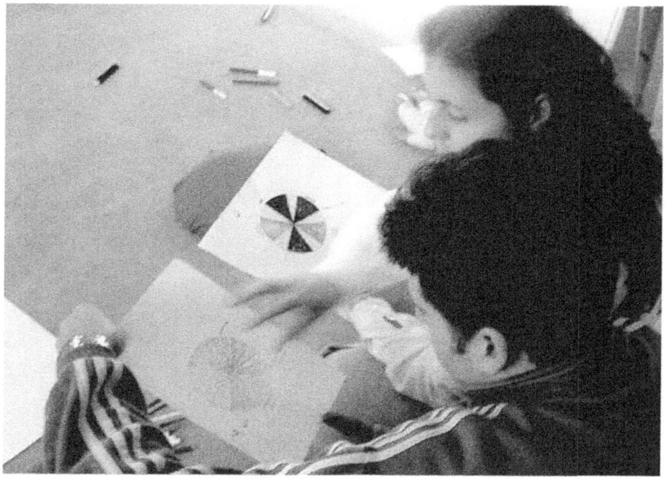

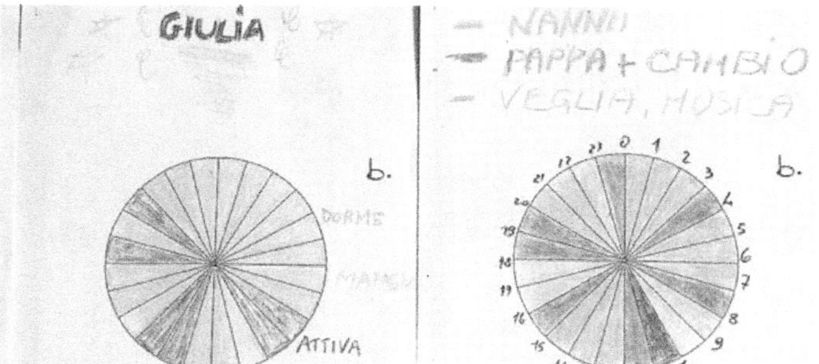

A ogni partecipante viene proposto di rappresentare, secondo una propria legenda, in un cerchio diviso in 24 spicchi una giornata del proprio bambino di circa 10 giorni. Questi orologi rappresentano i ritmi ipotizzati su cui discutere insieme. È utile poi mostrare orologi veri, diversi, riportati dalle mamme dei precedenti gruppi.

Strategie per l'allattamento al seno

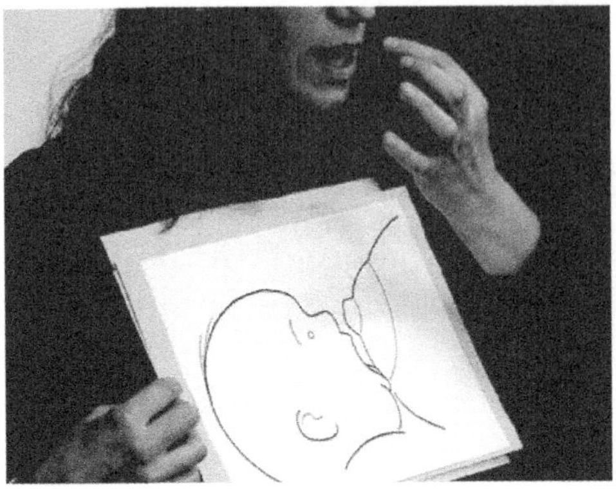

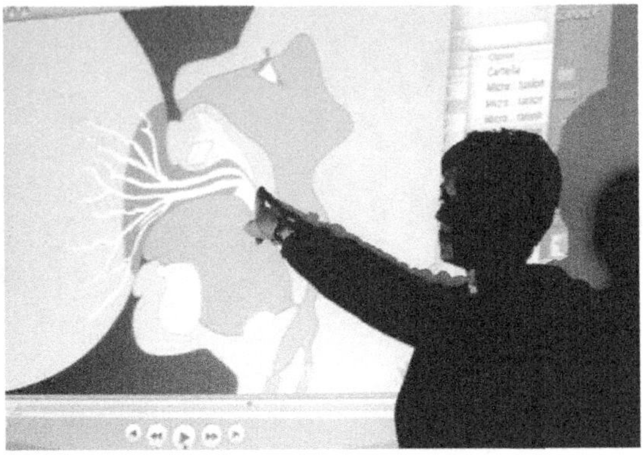

L'utilizzo di chiari disegni e immagini sulla suzione e l'adeguato attacco al seno favorisce l'avvio e il mantenimento dell'allattamento e previene alcune difficoltà come le ragadi.

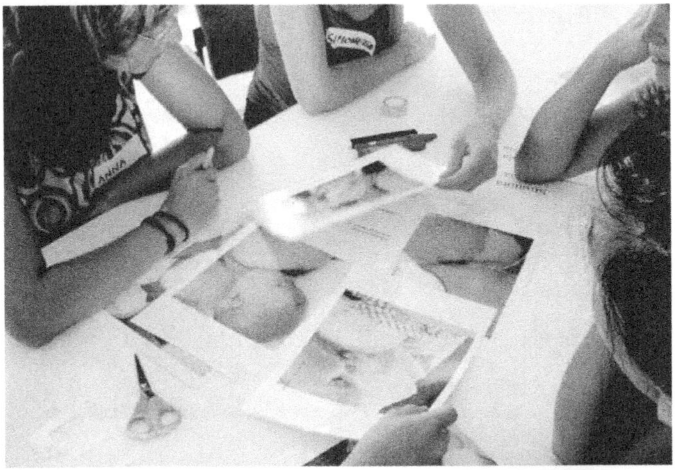

In piccoli sottogruppi si propone di osservare e riconoscere i segni di un buon attacco del bimbo al seno e le diverse posizioni per allattare.

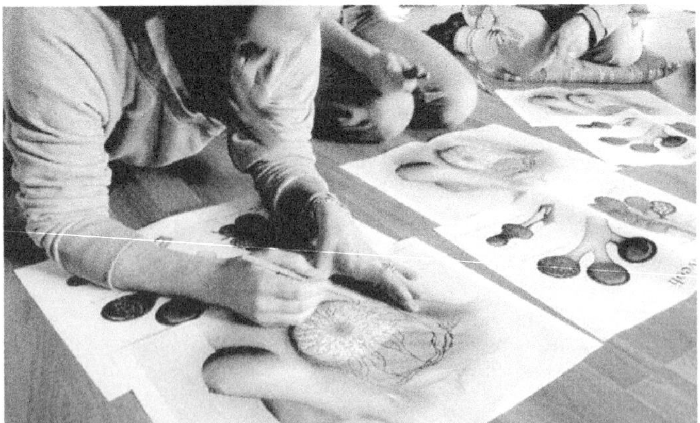

Capire la fisiologia dell'allattamento colorando le parti anatomiche permette di apprezzare e riconoscere le meravigliose competenze della coppia madre bambino.

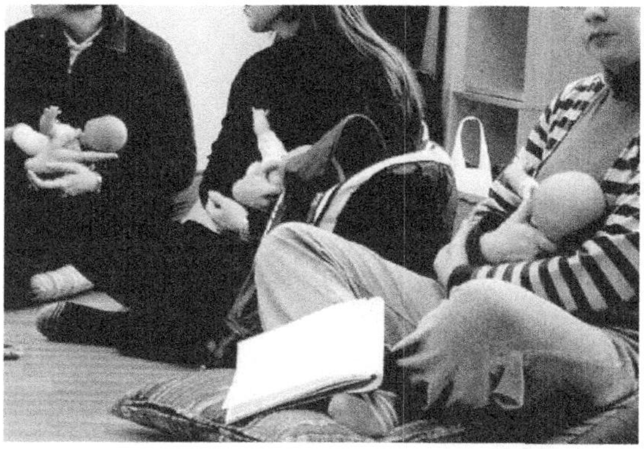

Provare le diverse posizioni per allattare è molto efficace. A ogni donna un bambolotto.

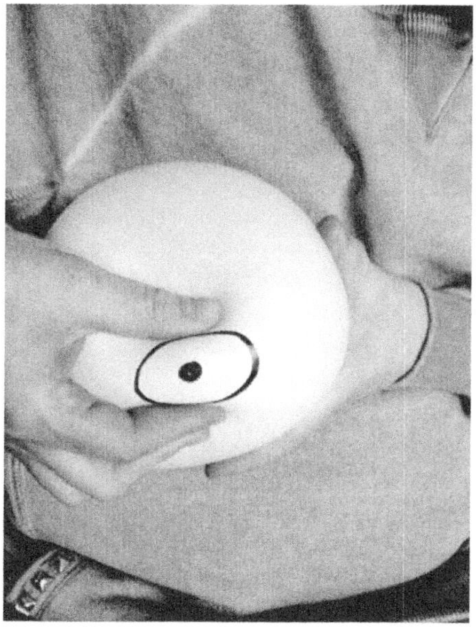

La spremitura manuale è una delle abilità più importanti per prevenire alcune difficoltà durante l'allattamento. Si sperimenta con un palloncino non troppo gonfio.

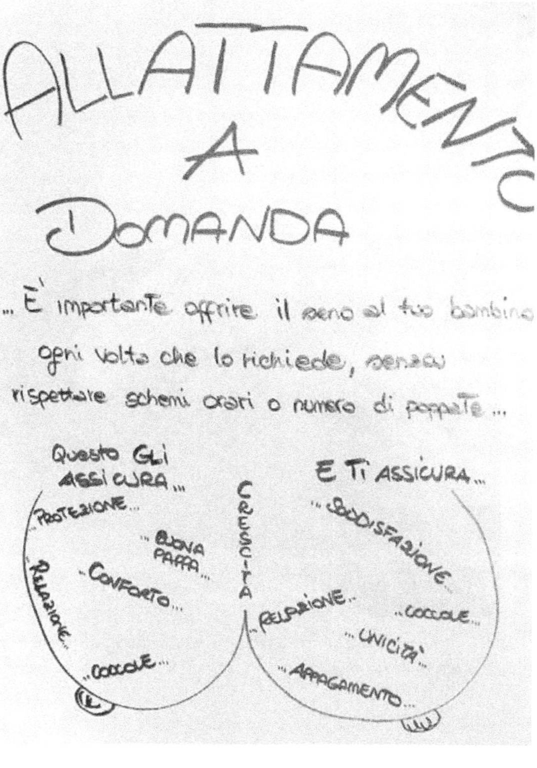

A ogni sottogruppo è stato dato un cartellone con il titolo, la definizione e la richiesta di scrivere all'interno di ogni mammella le parole chiave condivise sull'argomento.

Incontri dopo la nascita

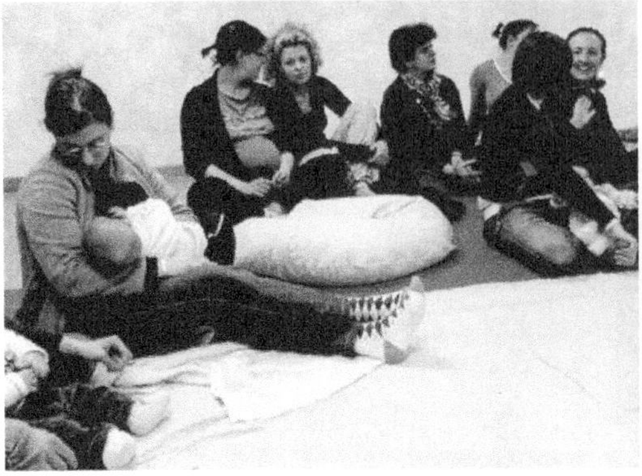

Le donne in gravidanza, soprattutto quelle alla prima esperienza, trovano molto interessanti gli incontri con le donne e i loro bambini. Vi è molto scambio. In questo incontro sono state invitate anche le nonne che rappresentano una grande risorsa.

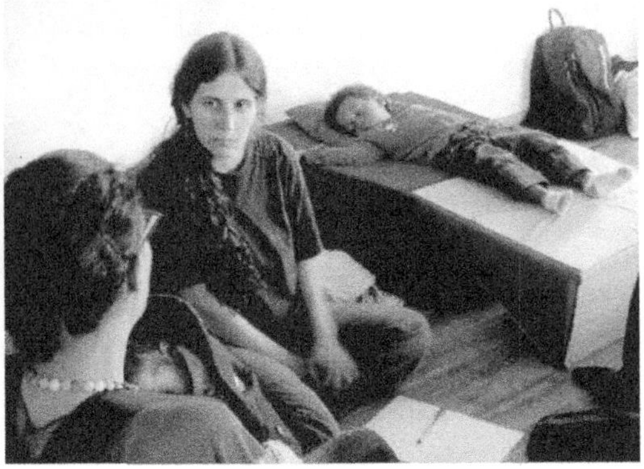

È importante proseguire gli incontri dopo la nascita per condividere e darsi reciproco sostegno. Un solo incontro non basta! Sarà quindi opportuno fissare un appuntamento dopo circa 15 giorni dalla data presunta di molte donne del gruppo.

Gli incontri successivi possono proseguire come spazio sociale tra mamme: incontri di auto-mutuo-aiuto.

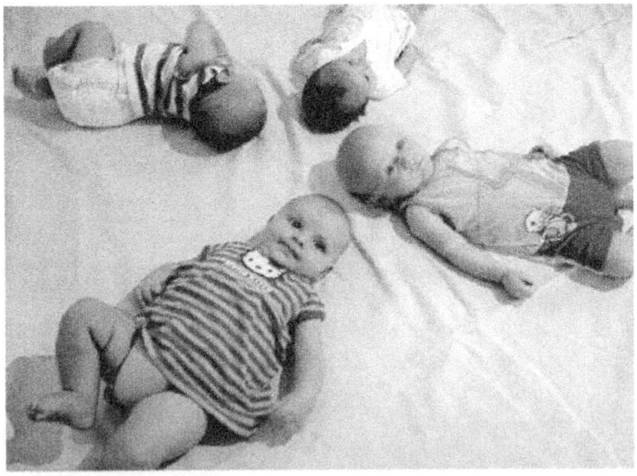

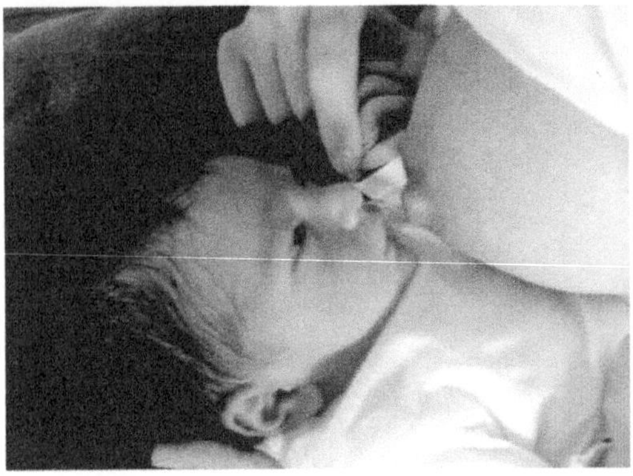

Le neomamme ricevono sostegno e consigli per l'allattamento.

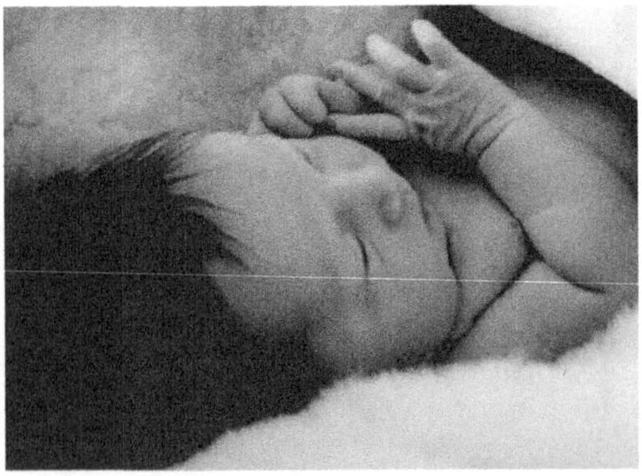

Gli incontri dopo il parto offrono la possibilità di proporre il massaggio al bambino.